走近中醫

走近中醫

走近中醫。

探索健康二十週年暢銷紀念版

唐雲◎著

目錄

走近中醫。

探索健康二十週年暢銷紀念版

中篇・探究疾病的本質

下篇・找尋治病的良方

探索中醫奧妙——新版推薦序

東亞漢字文化圈的醫藥衛生體系，在上個世紀初之前，一直是以所謂的中醫藥為主。從民國時期開始，陸續有教科書式中醫基礎書籍，如秦伯未《國醫基礎講義》（一九四四）、杜聰明《中醫藥學評論》（一九七一）、覃勤《中醫概論》（一九七九）、唐雲《走近中醫》（二〇〇四）。

《走近中醫》由廣西師範大學出版首版後，陸續推出繁體中文、簡體中文再刷版，迄今已廿年。作者唐雲先生認為中醫實質是什麼、它的科學性在哪裡？相比之下，中醫並未像西醫那樣劃分出解剖、生理、病理、藥理等專門領域，並分門別類研究，但中醫療效是很多人都體會過的。讓更多人來認識中醫、了解中醫，是其寫作初衷。唐雲先生在本書中分上、中、下三篇，依序分述中醫理論、診斷基礎、治療處方，敘述深入淺出。

海峽兩岸中醫藥發展均有進入《憲法》。中國大陸中醫入憲是一九八二年十二月四日第五屆全國人民代表大會制定之憲法第廿一條規定「發展現代醫藥和我國傳統醫藥」。台灣於一九九二年五月二十八日第二次憲法增修條文時，有「國家應推行全民健康保險，並促進現代和傳統醫藥之研究發展」內容，現為中華民國憲法增修條文第十條第五項。回顧百年台灣傳統醫藥概況，總督府施行漢醫漸減策略，控管漢藥商成長，減少民間持有漢藥業執照之數目（但未減少漢藥從業員數額）。

法律上漢醫日減，一九三〇年二月台灣仕紳提案〈擬提出漢方醫術繼續試驗法制定請願書案〉被否決後，傳統醫藥重心移往漢藥店地下化發展。一九三二年七月二十四日《日日新報》記載大稻埕乾元藥行寄贈平安散千包，協治廈門大疫；一九三五（昭和十年）台灣始政四十年博覽會，血清疫苗被大量應用；一九三七（昭和十二年）台南許水出版用台語漢文書寫《壹佰良方自療法》提及疫病治療；一九四五年台北帝國大學熱帶醫學研究所（前身為一九二一年成立之中央研究所衛生部）由國立台灣大學醫學院接管，設熱帶衛生學、熱帶病學、化學、國藥（漢藥）學、營養學、細菌血清（疫苗）學共六科。中藥、疫苗等一直都是公衛手段以外之配合介入治疫手段。

醫藥方術（中醫）治療生了病的人、西醫處理人所生的病，兩者標的不同，因此治療模式不一樣。華人使用中醫已久，隨著歷史演進下，有著豐富文獻紀錄與臨床實證，確認了中醫的安全、有效、具可近性。東亞先民的醫藥知識，大約在漢帝國末期總成，後來由遣唐使與鑑真和尚等人把這些知識帶去日本，到江戶時代發展出與當時流行的蘭醫（彼時風尚西洋荷蘭醫學）分庭抗禮的漢方，今天日本有「漢方醫學科」專門醫，是醫學系畢業生的執業選擇之一，跟內科、外科、眼科、兒科等專科並列。台灣與韓國，則是分別有自己的中醫學系、韓醫學系，中醫、韓醫，為與西醫共存於各自全民健康保險（National Health Insurance）架構下的系統。台灣與日本，更發展出特有的濃縮生藥細粒製劑科學中藥技術。

不管哪一種醫學，都是處理人的健康問題。目前世界衛生組織（World Health Organization, W.H.O.）推動傳統醫學，包含了東亞中醫 TCM、南亞印度生命吠陀 Ayurveda、歐非 Unani medicine（比如使用體操術、水療、芳療、精油等），《國際疾病分類第11次修訂本》（ICD-11）亦於二〇一九年五月二十五日第七十二屆世界衛生大會審議通過，將東亞傳統醫學「病症辨證系統」納入ICD-11第26章內。有中醫、印醫兩套主模式。

傳統醫學根源之一是豐富多樣的文獻，而其中更需要有白話解讀的基礎概論書，唐雲《走近中醫》是相當重要之參考著作，適逢出版暢銷紀念版，期許未來有更多這樣的好書問世，豐富中醫內涵、增益全民健康。

台灣中醫臨床醫學會理事長
國家考試用書中醫系列總召
陳麒方
二〇二四年末序於台北

序言

數十年來，中醫經過與西醫的碰撞和對話以後，其育人模式、用藥思路、診斷方式、醫理研究等已經越來越多地帶上了現代醫學的色彩。在這種形勢下，中醫自身的價值評價體系也發生了極大的變化，用動物和儀器做實驗、進行科學研究，似乎就提高層次，用西醫理論、西醫思維來研究中醫、分析中醫似乎就符合發展的潮流，在論文中運用現代的實驗數據、統計數據似乎就是科學的象徵。這些原本亦無可厚非，但這樣一來，使得中醫走上了一條日益西化的道路，越來越多的中醫臨床治病不求中醫醫理、中藥藥性，望聞問切成為形式，療效不顯著，病人不信任，形成了中醫現今無奈的局面，而在很多人眼裡，中藥西用、廢醫存藥似乎成了中醫最後的出路，誠可慨也。

另一方面，很多業中醫者，初入門覺中醫博大精深，但一到臨床，卻又或多或少地否定中醫，自覺不自覺地使用西醫理論來指導臨床用藥，直至行醫數十年後，當年屆四、五十歲時才猛然發覺西醫認識之偏、用藥之弊，然後再回過頭來重新認識中醫、研習中醫和肯定中醫，這成為中醫界一個有趣的四十歲現象和五十歲現象。唐雲醫師雖然年輕，但對中醫的執著和專注卻是同齡人中少有的，最初引起我注意的是他當時在浙江中醫學院就讀時在考卷上對考題引經據典、洋洋灑灑的闡述迥別於一般學生的照本宣科、機械刻板，而之後近十年的師友關係中，又讓我感到他對中醫的領悟和探究確實有很多獨到和深刻的地方，因此，當他拿著《走近中醫》的書稿問序於我時，我欣然應允。

展卷讀來，驚喜連連，書中通俗易懂、生動形象的文字揭示出來的是作者從學從醫十餘年來的心得體會和醫道至理，從中醫的基礎理論到中醫的診斷用藥，娓娓道來，既能讓不懂中醫者由此登堂入室，理解中醫診斷、用藥、治病的道理，體驗全新的健康與疾病觀，又能讓業中醫者從中領會中醫的深刻內涵、充滿智慧的探索方式以及極具遠見的思維模式，從而更加堅定中醫的信念。一氣讀來，心情為之一振，如飲佳茗，滿口含香，暢快之極也。雖不敢言字字珠璣，但也當為中醫書籍中不可多得之佳作。好學生，好文章，為師者有幸樂序之！

浙江中醫學院基礎醫學系主任
浙江中醫藥學會醫史分會主任委員
葉新苗
甲申季春序於杭州

引言。

【第一章】走出信任危機

魯迅：「中醫不過是一種有意的或無意的騙子。」
中醫是江湖術士、是慢郎中？
中醫的公衆信任度不斷下降，中醫該何去何從？
打造信任，重塑中醫

一提起中醫，很多人就會想到魯迅先生曾經說過的一句話：「中醫不過是一種有意的或無意的騙子。」據魯迅先生自己的描述，產生這種想法是由於兒時父親得病後請了當地最有名的中醫來診治，而名醫開的藥也很奇特，有「冬天的蘆根」、「經霜三年的甘蔗」、「原對的蟋蟀」以及「結子的平地木」等，幼年的他經常從高高的櫃台前遞方子進去，抓了藥回家，熬了給父親喝。但這些奇特的藥物並沒有達到神奇的效果，父親的病仍然日重一日，終於撒手西去。於是中醫在魯迅的心中便留下這麼個「騙子」的印象。

更有許多人視中醫為糟粕，對中醫橫加歧視和排斥。在余雲岫的主持和策畫下，於一九二九年提出「廢止中醫以掃除醫事衛生之障礙案」。雖然在眾多有識之士的反對和抗爭下，中醫得以保存和延續下來，但隨著西醫傳入中國，中醫日益式微，這卻是不爭的事實。「振興中醫」的口號提了好多年，「中醫現代化運動」也進行了不少年頭，但我們看到了什麼？恐怕只是自欺欺人的「形勢一片大好」吧！

在目前的求醫思維中，普遍存在著這麼一個「定論」：西醫見效快，中醫見效慢；西醫治標，中醫治本。中醫只能治慢性病，只能治療沒有生命危險的輕症，只能是西醫無法治療時無奈的選擇。誰願意把自己的生命和健康交給一個治不好病的醫生呢？是什麼造成了目前中醫如此無奈的局面？是中醫理論落後，是中醫已經被現代科學所逐漸淘汰，還是有別的原因？實際上，在西醫傳入中國以前，在幾千年的中華文明史中，正是中醫承擔著維護民族健康的重任，不管是急性病還是慢性病，中醫都有著切實的療效。從古人留給我們的醫案中可以看到，中醫在治療各種急、慢疾病時，往往能使病輕者速癒、病重者轉安。為什麼現在的中醫反而變得治不好病了？臨床拿不出療效，這是中醫不行，還是中醫從業者的水平不行？治病效果不好，是中醫理論不行，還是我們根本就沒有在用中醫理論治病？我想，這是一個值得深思的問題。

另一方面，中醫隊伍中存在著很多的「偽中醫」。他們並沒有理解和掌握中醫，但卻在使用中藥治病，在患者眼裡，他們是中醫師甚至是中醫專家。而這些「偽中醫」之所以有市場，最主要的一個原因就是我們對中醫的認識存在這樣一個誤解：不管你用的是哪一套理論，只要開的是中藥，那就是中醫；而患者只要是吃過中藥，不管這個中藥是不是按照中醫理論配成的，他都會認為是在接受中醫治療。可以這麼說，在絕大部分人心目中，中醫是一門很玄乎的醫學，說得不好聽一點，「玄」就是「稀里糊塗」的代名詞，什麼「陰陽五行」、「風寒暑濕」，聽著就讓人犯迷糊，醫生說什麼就是什麼吧。對那些「偽中醫」來說，既然大家都不清楚什麼是真中醫，那我當然就可以混水摸魚了。至於憑據嘛，古人不是說過：「醫者，意也。」這就是說，只可意會，不可言傳，還要什麼憑據？至於藥嘛，當然要耐心地吃，中藥嘛，總要吃個一年半載才會有效的，吃好了，是我本事好，吃不好，那是中醫沒用。這樣一來，中醫出現現在的局面就絲毫不值得奇怪了。曾幾何時，「中醫」又成了江湖術士的金字招牌，什麼病不好治就治什麼，報紙、電台廣告漫天飛，到處都是「中醫專家」、「中醫權威」，打著「祖傳中醫」或是「祖傳祕方」的幌子，大言不慚、信誓旦旦地說「××天治癒B型肝炎」，「××天攻克白癜風[1]」，甚至腫瘤也不在話下。若真如此，中國為什麼離諾貝爾醫學獎還那麼遙遠？為什麼中醫好騙人呢？就是因為公眾對中醫不了解、不認識，所以只要編些「風濕」、「血瘀」等名詞就能把病人給對付過去。

現代中醫耳鼻喉科的奠基人干祖望老先生就有過一段精闢的論述，讓我們來聽聽：

現在甚至把捏脊的、刮痧的、甩甩手、按摩腳底、取幾個阿是穴針刺一下、祖傳祕方等民間療法，甚至愚弄騙錢的東西，統統貼上一張「中醫」的招牌來哄人取巧。更滑稽的是連美容院都愛穿上「中醫」的外衣，這種污泥濁水四面八方向中醫身上潑來，中醫怎能不倒霉？但引以為遺憾和奇怪者，為什麼沒有人來登高一呼「這都是假的」呢？就是都沒有認識真正的中醫是怎樣的，不知其真，焉別其假。

江湖術士固然使中醫蒙受了不少的不白之冤，然而在所謂的「中醫現代化運動」下，中醫的精髓正在日益消亡，這更讓人痛心疾首。就是這個「中醫現代化」的模式，造就了一大批用中藥的醫生，在這些用中藥的醫生手中，中醫只剩西醫理論下中藥的簡單羅列和組合。在這裡，我稱他們為「用中藥的醫生」而不是「中醫師」，只有在中醫理論指導下運用中藥治療疾病，才能稱為中醫。而喪失了理論指導的中醫就像是一棵被砍了根的樹，當然無法煥發生命的活力，也就無法在臨床上取得令人滿意的療效，於是療程動輒經年累月，時間一長，在大眾的眼中，中醫就變成了「慢郎中」。如果你得了感冒或是急

1 白癜風為一種皮膚病，多因皮膚不能形成黑色素，而引起一片片白斑。亦稱「白斑」。

性腸胃炎，會首先想到看中醫嗎？我想，十個人中有九個半說不會。為什麼說「九個半」？因為其中一個看中醫的同時還會要求配合西藥治療。

中醫只能治慢性病的觀念在人們心中已經根深柢固，不是一句話就能改變的，中醫成了很多患者在西醫無法治療或療效不理想後「死馬當活馬醫」的選擇，甚至可以說，很多的病家選擇中醫並不是看中它的療效，而僅是在西醫缺乏好的治療方案時尋求的一種心理安慰。事實上，中醫治療多數急性病的療效確實可靠。在這裡，我可以講一些我治療的病例，事實總是有說服力的。

我一個朋友的兒子，三歲，體質偏差，經常感冒發燒，一般生病了就去兒童醫院打點滴，用些抗生素，有時打上兩、三天就好，有時要打一個禮拜才會慢慢好。那年夏天，因為高溫天氣持續時間長，家長擔心小孩被熱壞，因此家裡空調開得溫度較低，室內外溫差較大，一冷一熱，小孩自我調節能力差，於是感冒發燒，汗少而不暢。去兒童醫院就診，醫生診斷為上呼吸道感染，開了些抗生素和抗病毒的藥，打了三天點滴後體溫有所下降，可到第四天，體溫又突然升高，繼續用抗生素三、四天後，體溫仍不下降，並出現胃口減退、精神疲軟等症狀。於是朋友來向我諮詢。詳細地問了她兒子的症狀後，我說，你不妨試試中藥吧。我給她作了如下解釋：西醫認為發燒是病毒感染引起，那麼，你兒子這次生病是否是因為和病毒接觸特別多？我朋友說，當然不是。我說，在我們周圍的空氣中存在著大量的細菌、病毒以及各種微生物，平時我們並不會被它們感染，這是為什麼？這是因為我們人體是一個活體，具有免疫和調節的功能，能抵抗外來因素對人體的不利影響，因此，一般情況下微生物不會使人體產生疾病。而當人體免疫力或調節能力下降時，這些微生物才會成為致病因素，對人體的健康產生影響，導致疾病的產生。她說，這點我認同，但是當感染已經發生了，殺菌治療總是對的吧。我說，打個比方，你被人打了一拳，被打的地方出現青紫腫脹疼痛，這個時候你是去治療受傷的軟組織呢，還是去殺打你的人？她說，那當然是治療受傷的軟組織。我說，對感染性疾病也是這樣，細菌、病毒或其他微生物就像是打你的人，這些微生物所造成的人體體溫調節紊亂就像是你被打後損傷的軟組織，因而，我們治療時應該以恢復人體的體溫平衡為出發點，而不是以殺菌、抗病毒為出發點。像你兒子的情況應該是暑熱鬱在體內，外面又受到空調的冷風刺激，導致汗孔閉塞，人體產生的熱量不能通過出汗的方式得到散發，從而引起發熱。你前面用的抗生素、抗病毒藥物都無法改善人體的體溫調節功能，所以效果不好。

聽了我的解釋，朋友最後答應試試中藥治療。於是，我給她開了張方子：香薷5克，銀花6克，連翹3克，川朴花6克，白扁豆10克，扁豆花6克，生甘草3克。兩帖藥吃完，小孩子的體溫就恢復正常，只是在早晚或吹風後仍然有幾聲咳嗽。於是我又開了一張止咳化痰的方子：半夏6克，紫菀5克，款冬花5克，陳皮5克，桔梗6克，茯苓10克，生甘草3克。又吃了兩帖，所有症狀全部消失，這時，她才真正相信中醫的療效。

我還曾親歷過這樣一件事。我的親戚介紹一位肺膿瘍患者來我處看病。他說，其他地方都要求他住院進行支氣管鏡下沖洗治療，而且告訴他，這個病要完全恢復最起碼要半年時間。由於害怕做支氣管鏡下沖洗治療，他轉至我處。我告訴病人，肺膿瘍是肺部的化膿性感染，在中醫上稱為「肺癰」，唐代孫思邈的《千金方》[2]中就記載了有效的治療方劑，所以對這種疾病，中醫完全可以治療，而且效果很好。

我考慮到患者在胸片上已經有液平面出現，這就表明了肺部膿已形成，只要通過藥物排膿的方法，使膿液順利排出體外，疾病自然就會痊癒。於是，我就用《千金方》上的「葦莖湯」（蘆根、薏苡仁、冬瓜子、桃仁）為主，略微作了些藥物的增減。服至第三天，患者體溫恢復正常，服至第五天，患者咳嗽

2《千金方》為唐代著名醫家孫思邈之作，取「人命至重，有貴千金」之義，內容包含婦、兒、內、外、五官各科，總計二百三十二門，五千三百餘方，堪稱是最早的醫學百科全書。

明顯增加，並咯出大量的腥臭濁痰，這時患者有些擔心，來問我是不是中藥壓不住，疾病反而厲害起來了？我問他，現在體溫怎樣？他說，每天自己測量都正常。我接著診脈，他的脈象已從初診時的滑數勁急變為現在的軟弱平和。於是我對他說，現在咳嗽多、膿痰多是肺部膿液外排的好現象，不需要擔心，中藥繼續吃上五、六天，痰就會逐漸減少並消失，等痰沒了，病也就好了。果然，繼續治療一週後，患者咳嗽明顯減少，腥臭濁痰已幾乎沒有，複查胸片顯示液平面消失，僅發現肺紋理增粗。因患者尚有乏力、氣急感，我又改用生脈湯（黨參、麥冬、五味子）加減給患者調理了一週，肺膿瘍就基本治癒了。前後總共治療三週，未使用任何抗生素。由此可見中醫對急重症的治療還是有獨特療效的。

從這個例子也可以看出，中醫對疾病的治療往往是積極主動的，常常通過調動人體的能動性來實現治療疾病的目的。因此，中醫理論如果鑽透了，那你就會看到其中的智慧和遠見，就會在治療時毫不猶豫地信任和使用它。如果中醫工作者都不相信中醫，遇到疾病不敢用中藥，或是治病毫無主見，用藥毫無依據，那麼還有誰相信中醫，中醫還有什麼希望？

中醫要振興、要發展，喊幾聲口號是沒有用的，單純靠政府的扶持也是不夠的，作為一門醫學學科來說，真正要得到發展，就是要在醫療實踐中體現出它的存在價值和作用。對中醫來說，這個目標的實現，一方面需要中醫工作者堅定不移地在醫療實踐中運用真正的中醫理論治病，讓更多的人能體會到中醫帶來的真實療效；另一方面就是要逐步培養公眾對中醫的信任，只有公眾的信任，才能使中醫真正得到施展才能的機會。而要解決這個信任問題，最好的辦法就是讓更多的人了解中醫到底是如何治病的、中醫能治什麼樣的病、中醫為什麼能治療這些病，只有這樣，中醫才能為公眾所接受和信任。而了解中醫的途徑，就是要徹底打碎中醫頭上「玄」的帽子，將中醫的本質明明白白地呈現在大家面前，讓大家看清楚中醫的廬山真面目，這才是科學的態度。

中醫最後該何去何從？是不是像有人說的「中醫是遲早要被淘汰的」？我想，實踐是檢驗真理的唯一標準，作為醫學學科，只要它有療效，那就證明它有存在的價值。我從學習中醫到實踐中醫，至今也有十多個年頭了，在學習和實踐的過程中，在中、西醫學理論的比較思索中，逐漸產生了自己的一些想法和觀點，這些想法和觀點，我認為對認識和了解中醫還是有一定的幫助的，希望能以此作為大家走近中醫的引玉之磚。

【第二章】讓中醫走下玄壇

陰陽五行漫無邊際，懸絲診脈玄之又玄
到底什麼是中醫，什麼是「辨證施治」？
中醫怎樣看病？
剝去中醫「玄」的外套

中醫，在很多人的概念中是和「陰陽五行」、「懸絲診脈」等名詞聯繫在一起的，什麼「陰虛」、「陽虛」，什麼「金、木、水、火、土」，聽起來就離我們的生活很遙遠，醫生只要看看、問問、摸摸就能知道你的病在哪裡，怪玄乎的。還有更玄的，一根絲線繫在病人的手腕上，醫生在絲線的另一頭就能知道病人的病情，和孫悟空一樣神奇。

老百姓平常從報章雜誌或是電視媒體中接觸到的中醫知識就是這樣，無怪乎中醫在眾人的眼中會充滿「玄」念了，而我們知道，「玄」往往是「不科學」的代名詞，正是這頂「玄」的帽子，令中醫越來越走向死胡同。正因為「玄」，中醫被認為是不科學的；正因為「玄」，中醫的真實面目遲遲不被世人所認識；正因為「玄」，中醫被很多不學無術者利用；正因為「玄」，中醫失去了公眾賴以信任的基礎。如果中醫在診斷、治療的過程中沒有可以讓人信賴的依據和方法，那麼，中醫就真的成為一門「唯心」的醫學學科，也就真的離被淘汰不遠了。但事實並非如此，在中醫治病的過程中，對疾病的診斷是有著自己明確而客觀的依據、嚴謹而縝密的推斷，並非醫生隨心所欲、隨口亂講的。只有將中醫的診斷治病落實到有據可依、有理可循的客觀現實上，中醫的理論才會被人所相信，中醫才能真正昂首挺胸地說：我是正確的。

中醫在形成、發展、成熟的千百年時間中創造了自己獨到而卓越的醫學成就，但時至今日，為老百姓所了解的，只剩下了中醫中的旁門左道了。什麼刮痧、捏脊、盲人按摩、放血療法、蜂毒療法、祖傳祕方等都成了印象中中醫的組成部分，我們甚至能在廣告上看到「祖傳祕方治療骨質增生[3]」。試想，在古代根本沒有X光儀器，何來「骨質增生」一詞？更何況中醫的精髓在於中醫完整而系統的理論體系、獨特而科學的思維方式，以及建立在這個基礎上的卓越療效。中醫不做檢查，靠望、聞、問、切的方式來看病是否有科學依據？中醫對疾病的診斷是嚴謹縝密還是隨心所欲？只有弄清楚了這些問題，中醫才不至於被認為「玄」，中醫才能走出「不科學」的陰影。

在西醫學盛行的當今，中醫理論在很多人眼中成了過時和落後的象徵，他們認為中醫沒有先進的生化、影像檢查儀器，又沒有西醫學嚴謹的解剖、生理、病理、藥理等醫學理論，僅是憑醫生的詢問和三個手指的診脈怎麼能得到正確的診斷呢？很多病人在就醫時會問，你檢查都沒給我做，怎麼知道我得的是什麼病，怎麼能對症下藥呢？問得好，因為這正是我要解釋的。下面就來看看，中醫不通過檢查，是否真的能了解患者的病情，是否真的能發現疾病的根源？

我們知道人是一個複雜的有機體，其中單個的器官功能強弱或是物質水平高低都不能代表其整體面貌，只有將人體內各個組織器官作為一個整體來研究才可能得到最科學的結果。因此，中國古代醫學家

3 骨質增生，即俗稱的骨刺、骨贅，指骨關節或脊椎所形成的骨性贅生物。

在探索生命與疾病奧祕的過程中，創造出了「整體─平衡」的研究方式，認為人是一個各組織、各器官協調平衡工作的整體，任何疾病都是整體平衡受到破壞的結果（在第四章中有詳細的論述）。有了整體─平衡這個標尺，就可以通過疾病表現出來的各種症狀，判斷疾病對人體的整體平衡破壞的環節和程度，最後得到對疾病的本質性認識（也就是診斷），根據這個認識，我們就可以通過各種方法來恢復被破壞的整體平衡（也就是治療），從而達到治癒疾病的目的。這個過程稱之為「辨證施治」。所謂辨證，就是辨別整體平衡被破壞的環節和程度；所謂施治，就是根據辨證的結果來恢復被破壞的整體平衡。這就是中醫診斷治病的依據所在。因此，中醫對疾病的研究，重視的是各種致病因子所造成機體整體平衡的失調，至於平衡失調後臟器組織會出現哪些微觀的變化，中醫並不看重，因為這些微觀的變化只是人體整體平衡破壞後表現出來的一個結果，它並不是疾病的本質和關鍵，所以完全可以忽略它。「整體平衡」是中醫研究生命科學的一個重要著眼點，中醫對疾病的所有認識，都是圍繞「整體平衡」來展開的，所以這裡我要著重提出來，引起大家注意和重視，在後面很多的內容中都會提到「整體平衡」，有了「整體平衡」觀，我們才能更好地理解和認識中醫。

有人要問了，為什麼通過疾病的外在表現，就可以判斷人體平衡被破壞的環節和程度呢？一個有經驗的園藝師，能夠通過植物的外觀來判斷植物的營養狀況和疾病情況，這是為什麼？因為植物也是一個有機的整體，它的外在表現和整體平衡之間存在著直接而密切的關聯，當植物整體平衡的某個環節出現障礙時，它的枝葉就會出現相應的變化，不同的變化也就意味著整體平衡受到破壞的類型是不同的，所以我們完全可以根據植物的外在變化來判斷植物內部的疾病情況。人體也是如此，生病時表現出來的各種症狀，其實就是整體平衡遭到破壞的結果，我們可以通過研究和總結，把這些症狀和整體平衡緊密聯繫起來，這樣就可以通過患病時的各種症狀來判斷體內平衡被破壞的環節和程度了。而且人體比植物更為高級，還具有思維表達能力，可以通過語言將患病時的各種主觀不適清楚地描述出來，這些主觀感覺更是提供了有關疾病的真實信息，從而使我們能更全面、更準確地判斷疾病和治療疾病。

通過疾病的外在表現來了解疾病往往比檢查、化驗更能準確地抓住疾病的本質。我們都有過這樣的體會，在氣溫低的時候，把手暴露在空氣中會感覺寒冷，便會很自然地採取戴手套、烤火、搓手等方法來消除手的寒冷感。這其實就類似於一個簡單的辨證施治過程。在這個過程中，寒冷刺激是引起機體不適的原因，手冷是機體在寒冷刺激作用下的外在表現，通過主觀感受，我們能直接地判斷出導致人體不適的原因是寒冷，從而採取相應的措施。例如我們感到手冷，要先去化驗檢查一下，看看什麼指標不正常再來考慮如何處理，我想任何人都會認為這是笑話。對疾病來說也是這樣，人體的各種外在表現和主觀不適是疾病最本質和最真實的反映。例如胃部冷痛、脹痛、隱痛、刺痛所揭示的疾病本質是完全不同的，在中醫的理論指導下，我們可以知道這分別是「脾胃虛寒」、「脾胃氣滯」、「脾胃虛弱」、「脾胃瘀血」所造成的，在治療時應該分別採用「溫胃散寒」、「理氣和胃」、「培補脾胃」、「活血化瘀」等不同的方法。而如果做檢查的話，結果往往是千篇一律的「淺表性胃炎」、「萎縮性胃炎」等。因為檢查結果只能告訴我們疾病的表面現象，並不能告訴我們疾病的本質。如凍傷和燙傷都會引起疼痛，檢查的結果都是「發炎」，而疾病的本質卻有著天壤之別。因此，人體疾病狀態下的各種外在表現和主觀感受更能反映疾病本質，而建立在這個基礎上的中醫，對疾病的認識也就更為科學和人性化。

檢查和化驗其實反映的是人體各臟腑器官、各物質成分在當時的一種狀態和現象，也就是疾病對人體造成的後果。如果將這個結果來當作疾病的本質，那麼，我們對疾病的認識就犯了一個很大的錯誤。打個比方，爐子上有一壺燒開的水，我們可以用溫度計測量出水的溫度，如果把沸騰的水作為一個需要解決的問題，我要問：是什麼使水沸騰？是水溫高呢，還是水壺下燃燒的火焰？當然是水壺下的火焰。不錯，再回頭看看前面關於胃炎的例子，胃痛、胃部不適就好比是沸騰的水，它是一個需要我們解決的問題。黏膜充血、局部糜爛、潰瘍就好比是水溫，可以通過胃鏡檢查得到這樣的結果。那麼，這個結果是否就是胃痛的本質？當然不是。它只是胃在各種因素作用下功能失調後的一個結果。如果將胃鏡檢查的結果作為用藥和治療的依據，就好比是通過給水壺中加冷水而希望水不沸騰一樣。加了冷水，水溫是低下來了，水暫時是不沸騰了，但水壺下的爐子還在燃燒，水在外界熱力的作用下，還是會逐漸熱起來，最後又回到沸騰狀態，這種方法誰都知道不可取。既然如此，通過什麼方法才能真正得知胃痛的本質呢？

再來看個例子：沸騰的水和結冰的水，我們是否能判斷它們是什麼原因引起的？我們並不需要檢查和化驗就能得出結論。因為日常生活的經驗告訴我們，水的外部狀態和其內在本質是有關聯的。對水來說，這種關聯就是加熱到攝氏一〇〇度時會沸騰，降溫至〇度時會結冰，因此水的外部狀態就能反映其內在的本質。對人體來說也是這樣，在健康狀態下，人體內部各組織器官、各物質成分之間都是協調平衡運轉的，當各種外界或內部的因素導致人體的這種動態平衡被破壞時，人體就會出現各種不適，這就是疾病。平衡被破壞的環節和程度不同，出現的症狀也就不同，所以這個症狀和人體內在平衡的狀態是直接關聯的。也就是說，不同的症狀反映的是體內平衡被破壞的不同環節和程度。中醫學正是從這個角度出發，探索和研究各種疾病症狀和人體內在平衡之間的關係，最後實現通過疾病的外在表現來推斷人體內在平衡狀態的目的。講到這裡，我們明白了，望、聞、問、切這些方法都是用來獲取疾病外在徵象的重要手段，通過這些手段，可以判斷人體的內在平衡狀態，從而抓住疾病的本質，為疾病的治療提供最為可靠的依據，這就是中醫不做檢查，而是通過望、聞、問、切來實現對疾病的診斷的原理所在。

中醫通過整體平衡來認識疾病的方法，應該是更符合生命科學的法則的。我們知道，人作為一個複雜的有機體，非但有很多物質是現今的科學還無法認識和檢測，對各物質之間的互相聯繫與作用更是知之甚少。而且能檢測到的物質，不同個體之間也存在著非常大的差異。現行的西醫學各種檢查化驗的指標往往是一個統計學處理後的參考範圍，它並不絕對，它只告訴我們一種存在，至於在每一個具體的病人身上，它是否直接意味著疾病，我覺得值得商榷。打個比方，人老了頭髮會變白，皮膚會起皺紋，它和健康成年人的黑髮、光滑的皮膚有著顯著的差異，這是否也是疾病呢？你當然會說不是。因為產生這一變化的是老年人，我們知道這是一種自然的生理變化。因此我要說，拋開了「人」這個「活體」，單純的化驗數值並不能作為判斷疾病的依據，而中醫正是從「活體」這一生命科學最重要的環節入手，時刻關注機體外在表現所揭示的內在本質，因而更有針對性，對疾病的認識也更有遠見。但這並不意味著化驗檢查就一無是處，化驗檢查能給我們提供一個當前的信息，就好比用溫度計測水溫，溫度的高低雖然不能反映疾病的本質，但能讓我們了解當前水的狀態，溫度高了，要考慮到是否有外界熱量在起作用，溫度低了我們也會想到有致冷因素的存在。化驗檢查也一樣，通過它，我們可以了解體內各物質或臟器的變化，可以知道有關臟器工作狀態的信息，通過它，我們可以更細緻地了解到人體內在平衡的狀態，另外，化驗檢查的結果也可以作為治療效果的一種檢驗和依據。因此，正確看待化驗檢查，它可以成為中醫「望、聞、問、切」的延伸，在中醫「辨證論治」的理論指導下合理運用化驗檢查手段，使之服務於「辨證」過程，也將使中醫得到新的發展。中西醫要如何結合，我認為這就是一種很好的思路。但在結合的過程中，始終要堅持中醫的整體平衡觀念，如果拋棄了這一點，那就不再是中醫，我們也將最終葬送中醫。

了解了這一點，中醫「玄」的面紗已經慢慢揭開了，而走下玄壇的中醫，展現在我們面前的是一個嶄新的醫學領域。以下的章節，將逐一介紹中醫的理論、用藥、臨床等知識，徹底揭開中醫神祕的面紗，讓我們近距離地進行一次中醫探祕吧！

上篇。揭開生命的奧祕

走近中醫

【第三章】健康的本質

人體是一個複雜的平衡整體
微觀研究好比「盲人摸象」
中醫創造「整體—平衡」理論
聯繫與制約是構成平衡的重要因素
五行與五臟
五臟實質上是五個系統
五行學說的本質是聯繫和制約
健康的本質是動態平衡

《辭海》對健康的定義是：「人體各器官系統發育良好，功能正常，體質健壯，精力充沛，並具有良好的勞動效能的狀態。」如果我們將先天發育不良或畸形排除在外的話，健康應該符合兩個條件：身體各組織器官能正常而協調地運轉，從而維持人體內在的動態平衡；人體主觀感覺無任何不適或痛苦。

我之所以把這兩個條件作為健康的基本概念，而且特別提出把人體的主觀感受作為健康的一個基本條件，而不是將各種化驗檢查作為健康與否的標準，那是因為在這裡我要提出一個全新的健康概念，而這個概念，是認識和治療疾病的前提。只有樹立正確的健康觀，才能有正確的疾病觀。也就是說，只有將健康的含義真正弄清楚，才能從正確的方向去認識和治療疾病。所以，在進入中醫領域之前，有必要先對健康的概念作一番探討。

人體是由各種組織器官有機結合的整體，組織器官又分別由多種不同功能和性質的細胞構成，各組織器官、各細胞之間通過神經、激素、介質、活性成分等物質發生相互聯繫和相互作用，從而形成一個複雜的整體，任何器官、細胞甚至某種成分的變化，其實都和全身整體有著密切的關係和影響。因此，在認識疾病和健康時，我們不能將人的五臟六腑孤立起來研究，而應該將人作為一個整體來研究，這才符合生命科學的基本原則。我們都聽過「盲人摸象」的故事，四個盲人分別把大象的耳朵、腿、軀幹和尾巴當作大象並爭論不休，給人留下千古笑柄。這也告訴我們，如果將人體的五臟六腑作為單一獨立的部分來研究，那麼由此得出來的疾病和健康的概念可能就是片面的，甚至會犯「盲人摸象」的錯誤。

事實上，現有的檢查設施和儀器，往往只能觀察到人體某一器官或某一成分的局部情況，它無法認識局部和整體之間的關係。例如胃鏡，它能看到胃的表面情況，有無潰瘍、有無出血、有無發炎、有無腫瘤、有無倒流，但它無法觀察到胃的整體功能運轉情況，以及胃和整個人體之間的聯繫，因此，檢查結果其實只能告訴我們一種存在的表面現象。如果把這個結果作為診斷疾病或是判斷健康與否的依據，很可能就會導致錯誤的發生。因為，我們在胃鏡中所見到的，只是各種因素作用下胃部所表現出來的一種現象，它並不能告訴我們這種現象產生的根源以及這種現象所代表的本質意義。如胃部不適時，通過胃鏡檢測到胃部有幽門螺旋桿菌，這個檢查結果只是告訴我們在致病因素影響下，胃部出現了幽門螺旋桿菌過量繁殖這一現象，它不能告訴我們產生幽門螺旋桿菌的根源是什麼，更不能告訴我們幽門螺旋桿菌和胃部發炎以及人體整體平衡之間的關係。而一旦將胃鏡檢查的結果作為疾病的本質來治療，那我們實際上並沒有、也不可能阻斷產生胃部不適的根本原因，所以往往達不到長期的和根本性的療效。打個簡單的比方：一潭發臭發黑的死水，通過對水質的化驗可以發現，水中的腐敗菌大量滋生繁殖，但如果我們就此認為，腐敗菌是潭水發臭發黑的根本原因，希望用殺死腐敗菌的方法來改善水質，那誰都知道這種方法不可取。因為水發臭發黑的根本原因是潭水失去流動性後，其整體生態平衡遭到破壞，形成了適合腐敗菌滋生繁殖的環境，從而出現水質發臭發黑的現象。如果不從根本上去除腐敗菌滋生繁殖的環境（如引入活水，恢復水潭的生態平衡），採用殺滅腐敗菌的方式是不可能使水質得到根本改善的。對疾病的認識也是同樣，只有將人體作為一個整體來考慮，我們才能得到正確的疾病觀。

在自然科學領域，科學家已經認識到微觀與整體的矛盾，其「不相容原理」認為：「一個系統的複雜性增大時，我們使它精確的能力必將減少，在達到一定的閾值[4]以上時，複雜性和精確性將互相排斥。」將之引入醫學領域，我覺得同樣正確。人體就是一個非常複雜的系統，其複雜性應該超過任何現有的事物，過分精細化的研究反而會使我們無法正確地認識它。早在春秋戰國時期，我們的祖先就已經認識到精確與模糊的優劣，在中醫經典《內經》[5]中就提出：

夫陰陽者，數之可十，推之可百，數之可千，推之可萬，天地陰陽者，不可以數推，以象之謂也。

4 閾值，又稱「臨界值」或「恕限值」（Threshold Limit Value, TLV），指某種效應所產生的最低值或最高值。

5《內經》即《黃帝內經》，十八卷，為後人託黃帝之名所撰，是現存最早的中醫理論著作，包含〈素問〉、〈靈樞〉兩部分，各八十一篇，涉及陰陽、五行、哲學、天文、六令、醫理、藥論、經絡、針刺、解剖、病因、經方、治法等，為春秋戰國前醫療經驗和理論知識的總結。

這句話就明確提出了宇宙萬物的無限可分性，由十推百、由千推萬，永無止境。所以用這樣的方法來探討宇宙和生命科學是不適宜的，「不可以數推」是對精確論的否定，「以象之謂」是指中醫學採用了另一種方法，也是更科學的方法，那就是我們在前面提到的，通過事物表現出來的外部徵象來探索事物內部規律的一種方法，這種方法的思想核心就是「整體」和「平衡」，我稱之為「整體─平衡」理論。所謂「整體─平衡」，就是指中醫對疾病的認識始終是從兩方面出發：㈠整體。人是一個複雜的整體，任何局部病變都和整體有著密切的關係，因此，在認識疾病時，我們需要始終從整體出發。㈡平衡。任何疾病的產生都是整體平衡遭到破壞的結果，而平衡的不同環節遭到破壞會產生不同的症狀，因此，我們可以通過對人體外在症狀的分析和研究來判斷體內平衡的破壞情況，從而掌握疾病的本質、把握疾病的轉歸。

將人作為一個整體來研究，才能將局部病變和整體情況密切聯繫起來，認清楚疾病的全貌；將平衡作為人體正常運轉的準則，才能根據疾病的不同表現來判斷疾病的真正根源。「整體─平衡」理論使得中醫學通過人體的外在表現來探究內部規律成為可能，也才使中醫學在探索生命奧祕和疾病本源的時候，走上了一條和現代醫學迥異的道路。「整體─平衡」的研究方法，使我們對生命奧祕的認識超越了微觀分子的水平，從而可以用一種全面、整體的角度來認識和理解疾病。

舉個簡單的例子。如美和醜我們能一眼分別，而且不同的人對美醜的判斷標準也不盡相同，如果說要通過顯微鏡下細胞排列的順序、細胞成分、細胞種類以及細胞數量等精確數據來作為美和醜的判斷標準，那恐怕是天方夜譚。再如，皮膚搔抓後會發紅，這誰都不會將它當成病，如果不管整體情況，單獨把這塊皮膚放到顯微鏡下觀察的話，我們會看到局部毛細血管擴張充血，於是會得出「局部發炎」的判斷，這就是微觀化的錯誤。再者，人體是一個生命體，體內各物質成分、組織細胞每時每刻都在不斷地運動、變化和代謝，這些運動、變化、代謝構成了一種動態的平衡，這才是生命的本質所在。而各項微觀的檢查數據，往往只能告訴我們在某時某刻體內某物質成分的數值指標，它不是恆定不變的，而是時刻變化著的。例如運動時的心律比靜止時的心律要快很多，所以不能單純憑心律的快慢就判斷心臟有無疾病，而是需要將心律和當時所處的機體狀態結合起來。和心律的道理一樣，任何一項化驗檢查得到的數值，我認為都應該和機體當時所處的狀態相結合，只要這些指標符合機體當時動態平衡的要求，那就是正常的，反之就是病態的。因此，單純憑化驗檢查結果作為診斷疾病的標準，我認為是不符合生命科學的特性的。而中醫學「整體—平衡」的研究思路和方法，使我們在忽略了生物體內部繁複而又千差萬別的結構、成分以及時刻變化運動的動態過程的同時，牢牢把握住了生命運動在各種情況下的變化規律。疾病雖有千變萬化，但逃不出中醫的表裡、虛實、寒熱六綱，逃不出中醫內傷、外感、不內外三因，逃不出中醫衛氣營血、六經臟腑之定位，這樣，雖然沒有微觀化的檢查，但我們對疾病的治療卻更有針對性並且更富人性化。而現代醫學不斷發展的各種檢查儀器，也為我們探究人體的整體平衡規律提供了更多的線索，但在運用這些檢查時，我們應該重視這些檢查結果和整體平衡之間的關係，以一種動態平衡的角度去看待和運用這些化驗檢查。

既然人體是一個有機協調的整體，那麼整體各組成部分之間的聯繫和制約，勢必成為整體協調運轉的重要因素。聯繫是保證各組織器官成為一個整體的重要條件，沒有聯繫，那麼人體各組織器官各自獨立工作，就不能構成一個整體；制約則是保證各組成部分發揮最大的整體作用的重要條件，沒有制約，人體的各組織器官就不能協調工作，就無法實現人體的動態平衡。既有聯繫又有制約，這才能最大限度保證人體作為一個整體的各系統、各器官之間的協調運轉和動態平衡。臟腑作為完成正常生理活動的主要部分，各自擔負著不同的生理功能，如心臟負責提供血液循環的動力，肝臟負責儲藏血液和解毒，脾臟負責造血和免疫，肺臟負責呼吸和氧氣交換，腎臟負責排出代謝產物和生成尿液等。各個臟器雖然分工不同，但不是互相獨立和分離的，它們在完成自身功能的同時，又是和其他臟器緊密相關和互相影響的。中醫在醫療觀察和實踐中發現，五臟之間存在著有規律可循的聯繫和制約關係，並將這種關係通過「五行相生」和「五行相剋」的理論闡述出來。其中「五行相生」指的就是臟腑之間互相聯繫和促進的關係，而「五行相剋」指的是臟腑之間互相制約的關係，五臟通過這樣的聯繫和制約，就形成了一個統一的整體，共同維護著人體內在的動態平衡。了解這一點，我們便不會覺得「五行」是什麼玄乎的東西了。下面我們就來探討五臟和五行的具體對應關係，以及五臟之間的聯繫和制約關係。

五行是中國古代哲學認識物質世界的一種方法，古人通過對各種物質基本特性的分析和歸納，認為宇宙萬物都是由五種基本元素構成，那就是木、火、土、金、水五行，其中每種元素都有自己的特性。木的特性是向上生長和向外舒展，凡是具有生長、升發、條達[6]、舒暢等作用或性質的事物，都可以歸屬到「木」。火的特性是溫暖、上升，凡是具有溫熱、升騰、活動、上升作用或性質的事物，都可以歸屬到「火」。土的特性是孕育、滋養，是萬物生長的基礎，凡是具有承載、受納、孕育、生化作用或性質的事物，都可以歸屬到「土」。金的特性是收斂、沉降、穩定，凡是具有清潔、肅降、收斂等作用和性質的事物，都可以歸屬到「金」。水的特性是滋潤、向下、寒涼，凡是具有寒涼、滋潤、向下運行作用或性質的事物，都可以歸屬到「水」。

中醫學根據五臟在人體中的不同作用和特性，將五臟和五行一一對應，發展出了中醫五行學說。其中，肝具有條暢情志、疏泄氣機（指氣的運動狀態）的作用，與木的特性相類似，故屬木；心具有推動血液的運行和溫煦機體的作用，與火的特性相類似，故屬火；脾具有運化飲食精微、造血、免疫等功能，是人體各組織器官營養物質的來源，與土的特性相類似，故屬土；肺具有呼吸、交換物質以及沉降氣機的作用，與金的特性相類似，故屬金；腎具有排泄小便，調節人體水分平衡的作用，與水的特性相類似，故屬水。

需要指出的是，中醫學上五臟的概念並不等同於解剖學上五臟的概念，中醫的肝、心、脾、肺、腎並不單單指這五個臟器，而是包括了和這五個臟器有關聯的各個系統的功能。可以這麼說，中醫所稱的五臟，實際上就是五個有著各自功能特性的系統。例如說中醫學上的「肝」實際上包括了現代醫學部分神經系統、消化系統、循環系統等的功能，「心」實際上包括了部分神經系統和循環系統等的功能，「脾」實際上包括了消化系統的功能，「肺」實際上包括了呼吸系統和淋巴系統等的功能，「腎」實際上包括了內分泌系統、運動系統等的功能。中醫對五臟的這種認識，正是在「整體—平衡」的研究方法下得出的，因為五臟在體內並不是單獨存在，五臟要完成正常的生理功能，必然和其他臟器、組織以及體內各種物質之間發生各種密切的聯繫，我們如果無視這種聯繫的存在，而將五臟孤立起來，作為五個單獨的器官來研究，那麼我們對五臟的認識往往是不全面的，甚至會出現錯誤。而中醫學則通過五臟在完成生理功能的過程中和整體之間發生的各種關係和聯繫來研究五臟。如中醫「心」的概念的形成，是因為我們在受到驚嚇、恐慌或思慮的精神狀態下，往往會出現心慌、心悸等反應，故而中醫將神志劃歸於「心」；而當我們心情鬱悶，情志不舒暢或發怒時，往往會出現脅肋脹痛、肝區悶脹等不適反應，故而中醫將調暢情緒功能劃歸於「肝」。這種聯繫歸類的研究方法使得生命活動中的各器官和系統之間的動態聯繫得到充分的認識，而擺脫了解剖研究中孤立、片面、單一、靜態的研究缺陷，並且使五臟的意義遠遠超過了解剖學上五個臟器的概念，而是形成了以肝、心、脾、肺、腎五個臟器為中心的系統，這五個系統概念的形成，也使得中醫能站在整體的高度來審視和判斷五臟在生命體中的功能狀態。

中醫的五行學說並不是靜止地、孤立地將五臟歸屬於五行，而是以五行之間的相生、相剋關係來探索五臟之間的相互聯繫、相互制約而達到整體動態平衡的關係。所謂相生，是指這一事物對另一事物具

6 條達，形容樹木無拘束地生長，枝條暢達。此處指人體舒暢之意。

有促進、助長和滋生作用。所謂相剋，是指這一事物對另一事物的生長和功能具有抑制和制約作用。五行之間的相生關係如下：木生火、火生土、土生金、金生水、水生木。五行的相生關係是如何確立的呢？這其實很好理解，鑽木可以取火，所以木能生火。木材、紙張等可燃物體經過火燒後會變成什麼？當然是變成灰燼或塵土，所以火能生土。金、銀、銅、鐵等金屬從哪裡來？當然來自於地下的金屬礦，所以土能生金。金屬熔化後變成什麼？是水狀的液體，所以金能生水。樹木的生長最離不開的是什麼？當然是水的滋養，所以水能生木。五行的相生原來就是這麼清楚明白！而將這相生關係對應到五臟則是：肝生心、心生脾、脾生肺、肺生腎、腎生肝。相生關係使得各臟器能得到其他臟器對它的資助和營養，從而可以發揮出最佳的功能狀態。

中醫將生的一方稱為「母」，而被生的一方稱為「子」，拿「脾生肺」來講，「脾」就是「母」，而「肺」則是「子」。五臟的相生關係決定了母臟和子臟之間存在著相互依存、相互補充的關係，「母」旺則「子」實，「母」虛則「子」弱，所以中醫上常通過「補母」的方法來治療子臟虛弱性的疾病，稱為「虛則補其母」，又通過「瀉子」的方法來治療母臟有餘、亢進性的疾病，稱為「實則瀉其子」。五臟之間的相生關係正常，則各臟器可以發揮最大的功能狀態，相生作用不足，則子臟就會因為失去母臟的協助而出現功能衰退或障礙，從而影響人體正常的動態平衡，產生各種疾病。

對五臟之間相生關係的認識，給中醫對臟腑疾病的治療提供了更多的思路。這裡我講個古代醫家的醫案，患者的疾病很少見也很嚴重，但在中醫五行相生的理論指導下很容易就解決了。這個醫案記載在清代醫家沈源所撰寫的《奇症滙》[7]一書中，原文如下：

一兒初生無皮，俱是赤肉，乃因母自懷胎十月，樓居不得地氣故也。取兒安泥地臥一宿，皮即長。

沈源在書中稱此症為「無皮症」，並說此症是由「不得地氣」所造成的，那麼人的皮膚和地氣之間存在怎麼樣的關係呢？這就是要用到我們前面講的五行（五臟）相生的理論。皮膚為肺中精氣化生（中醫認為肺在體合皮，這在後面章節中有詳細論述，這裡先作一簡單介紹），所以在五行中和肺一樣，屬金。金之母為土，如今皮膚不能生長，當然是其母氣不足（也就是文中所說的「不得地氣」）、子臟得不到其滋養的緣故。原因找到了，治療就好辦了，既然是缺少地氣，那麼，我們就給其補充「地氣」，所以，他讓患兒「安泥地臥一宿」，最後的療效也證明了前面分析和治療的正確，於是得到了「皮即長」這樣的疾病治癒的結果。

無皮症雖然是難得一見的疾病，但對這個病例的分析和探討，可以給我們很多的啟發。例如對一些皮膚潰瘍長期不能癒合的病人，我就根據「補地氣」的原則，採用補益脾土的辦法來治療，療效非常好，而這正得益於中醫的五臟相生理論。

關於用補脾法來治療慢性皮膚潰瘍，有一個病例給我的印象非常深刻。在門診實習快要結束的時候，我遇到一個病人，是一個大約四十歲的農村婦女。因為她小腿皮膚被割傷，當時進行了清創縫合手術，但拆線後，局部皮膚一直沒有完全癒合，有半年多時間了，創口中經常流出清稀的膿液，有時還有淡紅色的血水，多方治療都沒什麼效果，只能靠每天局部換藥來減輕痛苦。患者面色蒼白，精神萎軟，胃口也很差，舌質淡紅，苔薄白，脈象細弱無力。當時我根據這些情況診斷為脾土虛導致皮膚損傷後修復功能不足，也就是前面講的「土不生金」，於是給她處方：黃耆30克，黨參30克，炒白朮15克，當歸

7《奇症匯》為清代醫家沈源之作，整理歷代疑難雜症約四百例，每個病例皆錄其主症、病因、治療經過、辯證要點、治則方藥等。

12克，茯苓10克，生甘草6克，炮山甲6克，皂角刺3克，陳皮10克，焦三仙各10克。方子中以黃耆、黨參、炒白朮、甘草、茯苓補益脾土，為主藥；以當歸補血活血，炮山甲、皂角刺透膿排膿，陳皮、焦三仙開胃助消化，為輔藥。各藥協同，可以使脾土功能旺盛而促進皮膚的癒合。我給患者開了七帖的藥，讓她吃完後再來複診。同時我也告訴她，過幾天我要到病房裡去，不在門診了，下次來複診時，可以找我的老師看。可是過了一個禮拜後，這位患者竟然找到病房裡來要我複診。她說，你上次的藥效果很好，我還是相信你。當時我真的很感動，作為一個實習醫師，有什麼能比得到病人的信任更高興的事呢？再看病人的創口，已經癒合了四分之三，而且不流膿血了。患者說，原來不太有食欲的，現在好像到了吃飯時間，就有飢餓感，而且吃東西也很香，七帖藥吃完，人的精神也好了很多。因為膿已經沒有了，我將上次藥方中排膿的炮山甲、皂角刺給去掉，考慮到長期流膿血勢必要損傷到人體內的氣血，所以我在前面補益脾土的基礎上，又加了熟地12克、白芍10克，以補血活血，這次也開了七帖藥。一週後，患者再來複診時創口已完全長好，面色也紅潤起來，於是我讓患者原方再服用七帖以鞏固療效。就這樣，拖延半年的疾病被治癒了。

下面我們來看五行相剋。五行相剋關係如下：木剋土、土剋水、水剋火、火剋金、金剋木。相剋關係又該怎麼來理解呢？同樣也很簡單。木能吸取土中的養分，所以說木剋土。俗話說：「兵來將擋，水來土掩。」毫無疑問，土是水的剋星，所以說土剋水。水能滅火，所以說水剋火。火能熔化金屬，所以說火剋金。刀斧可以砍伐樹木，刀斧是什麼做的？當然是金屬，所以說金剋木。五行相剋對應到五臟則是：肝剋脾、脾剋腎、腎剋心、心剋肺、肺剋肝。

相剋關係可以使得各臟器的功能活動受到一定的制約，從而使各個臟器之間能達到一種相互協調和動態平衡狀態。相剋關係是一個系統對另一系統的制約，根據其制約的程度，往往會產生三種結果：一是平衡，二是不及，三是太過。制約平衡是制約關係的最佳結合點，在這種狀態下，各臟腑之間處於一種動態平衡、相互協調的關係，是各臟腑發揮最大工作效率的一種狀態。制約不及，則會導致被制約方的功能過於旺盛，甚至會導致被制約方反過來剋制制約方的情況（這在中醫上稱為「反侮」），從而使整體平衡受到破壞。例如說，脾屬土，腎屬水，正常情況下，脾對腎有剋制作用，使水分在體內能正常代謝，順著自身的通道排出體外，如果脾功能不足，對腎的剋制不足，則會導致水濕在體內氾濫而出現水腫、小便不通、嘔吐清水等疾病。制約太過，則會導致被制約方功能過度抑制，也會影響整體平衡的正常狀態。例如說，肝剋脾，當肝的功能過於旺盛，就會過度抑制脾的功能。我們在日常生活中可能有這樣的體會，生氣或發怒往往會使食欲下降，甚至會出現胃脘脹悶、噯腐吞酸等消化不良的症狀，這是因為生氣或發怒是肝木過度旺盛的表現，肝木過旺則對脾土剋制過度，導致脾的運化飲食功能下降，從而出現上述症狀。通過五行之間的相生相剋，五臟就不再是五個獨立的系統，而是構成了一個動態的、生生不息的平衡整體。

五行生剋理論實際上就是聯繫與制約的具體體現，它將人體各器官的功能最終歸屬於一個整體，任何臟器功能狀態和活動情況不僅受到其他臟器的影響，同時也時刻影響著其他臟器。因此，我們可以這麼認為，各臟腑相生相剋，從而使人體整體達到動態平衡的狀態，這種動態平衡的狀態就是人體健康的本質所在。而這個動態平衡一旦遭到破壞，人體就會出現各種疾病。

【第四章】疾病的產生

內在平衡失調導致疾病
重新審視疾病的概念
有關骨質增生的探討
影響內在平衡的兩大因素
什麼是「正氣」？什麼是「邪氣」？
「正虛」與「邪盛」

在日常生活中，我們有沒有注意過這樣的事例：

某甲平素沒有不適的感覺，但在體檢時發現血壓為一六〇／九五mmHg（參考範圍為九〇至一四〇／六〇至九〇mmHg），於是就被診斷為高血壓，可是當使用降壓藥物（正規用藥）將血壓降至一二〇／七五mmHg後，反而出現了頭暈乏力、四肢倦怠、黑蒙[8]等症狀，生活品質大為降低。

某乙自覺身體非常不舒服，感到明顯的乏力、頭暈、疲倦、納差、心煩、失眠，到醫院作了各種檢查卻仍然得不到一個明確的診斷，因為各種檢查化驗的結果都顯示為正常。這時，醫生也常常束手無策，只能診斷為神經叢紊亂、臆症[9]、亞健康[10]等，在治療上也無良方。

為什麼會出現這種情況？這是因為在西醫學概念中，化驗和檢查的結果是診斷疾病的唯一依據，它只注重單個指標的數值大小或是某一器官的形態變化，如果你在檢查中發現某個指標出現異常，或是某個臟器形態發生變化，不管這種異常對你的正常生理狀態是否產生了影響和破壞，西醫就會告訴你這是「病」，就需要治療。至於治療之後身體出現不適，西醫就不管了，他們認為，只要指標正常了，治療的目的也就達到了。而當人體生理狀態受到影響，產生了各種不適，但在化驗檢查中又發現不了什麼異常的時候，西醫就不承認這是疾病，化驗不是好好的嗎，怎麼會有病，肯定是心理因素。既然不是病，那當然也沒有治療的手段，這就是只注重化驗檢查而不注重人體內在平衡在疾病中的意義所造成的。

在上一章裡我們講到，人體是一個複雜的有機體，各個組織器官和各種物質成分之間並不是孤立存在的，而是相互聯繫、相互制約，這樣人才能成為一個有序的整體，才能夠完成各種複雜的生命活動。因此，我們可以把人體看成是一個複雜而完善的系統，當系統中的各組成部分處於協調、平衡狀態時，系統就能正常運轉，換句話說，雖然每個人的強弱、胖瘦、高矮各不相同，但只要人體各組織器官和物質成分之間處於一種互相平衡、相互協調狀態時，機體就處在健康狀態，反之，則是疾病狀態。在這種整體—平衡理論指導下，中醫學提出了一個與西醫學迥然不同的健康與疾病的概念，那就是不再把單個的化驗、檢查指標作為判斷健康與疾病的標準，而是將機體內在的整體平衡狀態作為判斷健康與疾病的標準。西醫學各種化驗指標或檢查結果只是表明一種存在，當它們有異於正常的參考數值範圍時，我們需要將這些異常的數據和人體的整體平衡結合起來考慮。如果這些化驗、檢查結果的異常對人體的整體

8 黑蒙，指眼前一片昏黑。
9 臆症，指一種精神症狀，會出現臆想，例如：歇斯底里。
10 亞健康，指介於健康與疾病之間的狀態。

平衡造成了破壞，人體出現了一系列不適的症狀，我們才能診斷為疾病。反之，如果這些化驗、檢查的結果只是人體在某一特定生理狀態下的一種特定表現，它的異常並沒有造成機體內在平衡破壞的，那就不能稱之為疾病。例如說，人在受到驚嚇時，由於交感神經興奮，會心跳加快、血壓升高，但這種心跳加快和血壓升高是和人在受到驚嚇當時的狀態相適應的，當外界刺激消除後，心跳和血壓又會恢復到正常狀態，所以，在受到驚嚇時的心跳加快和血壓升高就不能認為是疾病。

關於檢查和疾病之間的關係，我還想再舉個例子。大多數人都認為骨質增生是一種無藥可治的「疾病」，事實真的是這樣嗎？在這裡我可以說，骨質增生被認為是一種「疾病」，就是把檢查作為診斷疾病的唯一依據所導致的錯誤結果。為什麼這麼說？我們先來看看骨質增生形成的原因：人體的關節、脊柱周圍都有關節囊、韌帶、肌腱（這些組織也就是俗話講的「筋」）等軟組織包裹和連接，人在長期活動的過程中，這些軟組織會因為牽拉、收縮、摩擦、損傷而逐步老化，除了自身的彈性和韌性降低外，還會在它和骨組織連接的部位發生鈣離子沉積，導致局部軟組織鈣化，這些鈣化的軟組織就是我們在X光片上看到的「骨質增生」。因此，骨質增生可以說是人體骨骼周圍軟組織老化的一種生理表現。如果不信，你可以隨便找個六十歲以上的人去拍頸椎或腰椎片，X光片上百分之百會有骨質增生的表現，你能說骨質增生是疾病嗎？從某種意義上說，我認為骨質增生就和人年齡大了頭髮會變白、皮膚會起皺紋的道理是一樣的，是人體骨骼、軟組織老化的一種表現，有誰會把頭髮白、皮膚有皺紋當作是疾病呢？

那有人要問了，既然你說骨質增生不是疾病，那麼引起老年人頸腰背痛、關節痠痛的原因又是什麼呢？我們假設骨質增生是引起老年性頸腰背痛和關節疼痛的原因，那麼，除非開刀將增生的骨質割除，其他任何一種治療方法因無法去除增生的骨質，所以對骨質增生的治療來說，都應該是無效的。可事實上多數骨質增生患者的疼痛往往不是持續的，疼痛只是在勞累、受涼、過度活動的情形下才會出現，而且絕大多數的骨質增生患者經過藥物、推拿、物理治療等綜合治療後症狀會緩解和消失，這是什麼道理呢？如果骨質增生不是老年性頸腰背痛和關節疼痛的根源，那引起老年性頸腰背痛和關節疼痛的根源又是什麼呢？我們前面講了，骨質增生的實質是和骨關節相連的關節囊、韌帶、肌腱等軟組織的鈣化，而這些軟組織的鈣化部分和未鈣化部分在物理性能（如彈性、韌性以及熱脹冷縮性等）上存在較大的差異，因而當活動過度、受涼、勞累之後，在這些軟組織的鈣化部分和未鈣化部分的交界處，會產生一些無菌性的炎症，這些炎症才是引起骨關節疼痛的根本性原因。而這些無菌性炎症，目前的化驗、檢測都無法測出其存在，這使得以檢查作為診斷疾病依據的西醫學錯誤地把骨質增生作為老年性頸腰背痛和關節疼痛的病因，而建立在這個理論基礎上的手術治療既增加患者的經濟負擔，又無法使疾病治癒。從這個例子可以看到，如果將檢查作為疾病診斷的唯一依據，我們對疾病的認識會犯多大的錯誤，這種錯誤又會給疾病的治療帶來多大的危害！

中醫並不是排斥現代的檢查，而是強調把檢查和人體的內在平衡有機地結合起來，將人體的內在平衡作為判斷健康與疾病的最終依據。中醫把這種以機體內在平衡為著眼點的健康狀態稱為「陰平陽祕」，當「陰平陽祕」的平衡狀態被打破，疾病就產生了。了解這一點，再回過頭來看前面的例子，我們就很容易理解，為什麼會出現這樣的情形了。第一個病例中某甲雖然有血壓值偏高的事實，但他的「高血壓」是與他內在各系統的運轉相適應的（當然，判斷機體是否處於平衡健康狀態，不是簡單地看病人有無不適症狀，而是要通過對患者的望、聞、問、切來綜合得出結論，這在以後的章節中會專門介紹），也就是說，在某些特定的因素影響下（如老年人的動脈硬化、血黏度增加、血流速度減慢等），機體內在調節系統會根據人體的特定情況來調整自身的血壓，從而維持重要器官的供血和供氧。在本例中，一六〇／九五mmHg的血壓狀態就是人體自身調節的結果，而且這個調節是適度的，它並未破壞人體的內在平衡，所以人體感覺舒適，沒有疾病的徵象表現出來。相反，如果低於這個血壓水平，那就會導致大腦和全身的組織器官缺血缺氧，這就是服用降壓藥後人體反而出現頭暈乏力、四肢倦怠、黑蒙等疾病症狀的原因。第二個病例中某乙雖然在檢查中沒有發現異常情況，但他體內的「陰平陽祕」狀態已經受到破壞（至於是什麼破壞，我們可以通過望、聞、問、切等手段來獲知，這在後面的內容中我們會一一來進行探討），但對於這種破壞現代儀器又無法檢測出來，所以雖然化驗檢查正常而人體卻感覺不適。從這兩個例子中我們也可以得出這樣一個結論，那就是將人體內在平衡的破壞作為疾病的概念，應該是更為貼切的。

人作為一個活體，生活在複雜的自然環境和社會環境之中，同時，人作為有別於一般生物而存在的高級動物，又有著自身極其複雜的思維、心理活動，因而人體的內在平衡時刻會受到自身或外來的影響。但一般情況下，這兩個因素都不會破壞人體內在的平衡而導致疾病，如我們時刻都在和細菌、病毒接觸但並不會被感染而生病。再如季節更替，外界溫度不斷地變化，但人體體溫卻能始終恆定在攝氏三十七度等等。那是因為，人體有著自身的防禦機制和調節機制，可以及時抵禦各種外來因素對機體的侵害，並調適機體的內在平衡，從而有效對抗內、外界因素對人體產生的不利影響，避免疾病的發生。機體用以實現上述功能的兩大體系就是：㈠防禦體系。它主要負責對外來傷害的防禦，包括：免疫系統（抵禦細菌、病毒、真菌、支原體、衣原體等微生物對人體的侵害）、修復系統（使機體受到外來損傷後能及時修復，而不致使組織器官功能受損）、應激系統（使機體在受到傷害後的損傷程度降到最小）。㈡調節體系。它主要負責機體各組織、器官、系統的正常、協調運轉。

我們知道，人體基本生命活動的完成有賴於呼吸系統、循環系統、消化系統、泌尿生殖系統、運動系統、神經系統、血液系統、內分泌系統這八大系統的正常工作，而要使這八大系統成為一個統一的整體，人體就要有一個完善的調節體系來協調這八大系統之間的關係。對人體來說，這個協調工作主要是通過中樞神經系統、外周神經系統和內分泌系統來實現的。中樞神經系統是人體的指揮中心和司令部，它時刻監控著機體各組織器官和物質成分的微小變化，並隨時根據機體的實際情況發出相應的調整信息，這種調整信息通過外周神經傳遞到各組織器官，從而實現對人體內在平衡的直接調控。同時，它又控制著內分泌系統，通過對內分泌系統的調節來改變體內各種激素的水平，從而增強或減弱某一臟腑的生理功能，以此來協調各臟腑之間的工作狀態，並實現對人體內在平衡的間接調控。通過這兩方面的調控，機體內環境能夠盡可能地保持在一種基本恆定的狀態下，以最大限度保證機體的健康。

調節體系和防禦體系共同構成了人體抵抗和適應內外刺激的一種能力，中醫將人體的這種能力稱為「正氣」，它是護衛人體內在平衡的主導因素，有了它的正常運轉，人體才能在和各種微生物的日常接觸中不被感染，才能在寒來暑往的季節更替中維持恆定不變的體溫，才能在起居勞倦、喜怒哀樂中保持臟腑的正常運轉。換句話說，只有「正氣」充足，人體才能在各種複雜的內外因素影響下仍然保持健康狀態，中醫學稱這種現象為「正氣存內，邪不可干（侵犯、干擾的意思）」。

前面已經提到了，人作為一個活體，時刻都受著外界或自身的影響。外界的影響如各種氣候變化、細菌、病毒、外傷等，自身的影響如情緒變化、飲食勞倦、臟腑功能失調等，當這些影響超過了人體「正氣」所能調節的範圍，它就會對人體的內在平衡造成影響，從而導致疾病的發生。中醫學稱這些造成機體內在平衡失調的因素為「邪氣」。這也就意味著，任何疾病的產生，主要取決於「正氣」與「邪氣」之間的力量對比關係。如果「正氣」勝過「邪氣」，那就不會產生疾病；而如果「邪氣」勝過「正氣」，那就會導致疾病的發生。「邪氣」勝過「正氣」，常見的有兩種情況：一是「邪氣」過盛，超過正常「正氣」所能抵禦和調節的程度；二是「正氣」不足，無法正常抵禦「邪氣」。

首先，我們來探討「邪氣」因素。「邪氣」從來源分可分為「外來」和「內生」兩大類。外來的「邪氣」主要可見於下列情況：㈠各種氣象因素，如風、霜、雨、露、雪、霧等對人體的傷害；㈡氣候反常，如冬季反暖、春季反寒以及驟冷驟熱等對人體的影響；㈢細菌、病毒或其他致病微生物造成的各種感染等。內生的「邪氣」可見於下列因素：㈠情緒變化，如喜、怒、憂、思、悲、恐、驚等對機體內在平衡的影響；㈡飲食起居，如暴飲暴食、飲食不潔、起居無常、房勞過度等對人體內在平衡的影響；

㈢臟腑功能的亢進或衰退對人體內在平衡造成的影響。當這些內外界的「邪氣」對人體的影響超過了正常人體所能防禦、承受和調節的能力時，人體內在的動態平衡就會被打破，從而出現各種疾病。例如我們平時雖然時刻和微生物接觸但並不會被感染，但某些毒力強、破壞力大的微生物（如引起各種傳染病的致病微生物）卻能使正常的人體感染而出現各種疾病。又如正常的四季更替對人體不會產生影響，但氣溫忽冷忽熱或四季氣溫反常常會導致人體疾病的發生。再如，正常而有規律的飲食能給人體提供必需的營養，但如果飲食過度，則又會損傷人體的消化功能，從而導致疾病的發生。這都是因為「邪氣」過盛，超過了人體「正氣」防禦和調節能力所致。

接著再來看看「正氣」的因素。我們日常和各種細菌、病毒時刻接觸，並不會出現疾病，但當我們受涼、汗出受風或過度疲勞時，細菌、病毒就會趁虛侵犯人體，引起感冒發燒等疾病，這就說明，人體自身防禦、調節能力的下降（也就是「正氣」虛弱）也是導致疾病發生的另外一個重要因素。

根據形成的原因和性質不同，我將「正虛」分為暫時性和積累性兩大類。所謂暫時性正虛，是指人體在特定環境下出現的機體短時間內的防禦和調節能力的下降。如出汗時毛孔疏鬆，外界的致病因子就容易趁虛而入；睡眠時，血液循環和新陳代謝減慢，人體的防衛和調節功能也隨之減弱；遇冷時血管收縮，局部抵禦和修復損傷的能力就會下降等等。暫時性正虛只是人體在特定的因素下出現的一種狀態，隨著特定因素的消除，正虛也會隨之消除。例如說，睡覺時受寒而引起的感冒，是因為在睡眠和寒冷這兩個特定狀態下，人體對外的防衛能力暫時性下降，導致外邪趁虛侵入人體而造成感冒的疾病，疾病產生後，原先特定狀態下的暫時性正虛也就消失了。

所謂積累性正虛則是指人體臟腑功能衰退，從而導致防禦、調節能力下降的一種正虛類型。如久病耗損、房勞過度、營養不良、過度勞累等因素導致的正虛就屬於積累性正虛；中醫通常所說的正虛，往往就是指這一類積累性的正虛。積累性正虛的形成，和人體的基本物質（如元陰、元陽、氣、血、津液等，關於這些物質，我們在第六章中還有詳細的介紹）過度消耗有著密切的關係，這種正虛一旦形成，就不會隨形成因素的消除而消除。正氣和人體物質之間的關係，我們可以通過一個比喻來理解，人體就好比一個國家，人體內的物質就好比國家的國庫，而正氣則相當於一個國家的國力，國庫充盈則國力強盛，國力強盛，別的國家就不敢來侵略和欺凌。同時，國力強盛，國家內部就會安定，百姓就能安居樂業。所以，人體內物質的充足是正氣旺盛的決定因素，也是人體抵抗外界邪氣侵襲和維持內在臟腑正常運轉的重要保證。

了解正氣和邪氣這兩個因素與疾病之間的關係之後，對任何疾病都應該從兩個方面去探討：一方面是邪氣盛，另一方面是正氣虛。疾病在「正」與「邪」這兩個對立面上的側重點不同，反映出來的疾病本質也是不同的，所以在治療時需要採取的方法也應該是不同的。例如說感冒，受寒引起的感冒和體質虛弱引起的感冒性質是完全不同的，前者的本質是邪氣盛，後者的本質是正氣虛，所以在治療上前者應該以祛除邪氣為主，後者應該以扶持正氣為主。如果遇到正氣虛弱的疾病卻採用了祛邪的治療方法，那不但邪氣不能祛除，反而會導致本來就已經不足的正氣更加衰弱，使得疾病纏綿難癒，甚至越來越重。這種不顧正氣虛弱、一味祛邪的治療方法，中醫有個很恰當的比喻，叫作「開門揖盜」。如果家裡只有老弱人士，這時候有強盜來搶劫，我們應該如何應付呢？當然應該緊閉門戶，等待強壯的青年來救援。這個時候如果不顧自身的力量，打開家門和強盜拚打，不但不能擊退強盜，反而會導致家破人亡。如果正氣並不虛弱，而邪氣過於旺盛，或者是暫時性正虛，等邪氣侵入人體後正虛已經恢復，這樣的疾病又該如何治療呢？當然應該以祛邪為主。如果這個時候不祛邪而去補益正氣的話，也會導致疾病的加重。中醫把這種邪氣盛而去扶持正氣帶來的後果比喻為「閉門留寇」。意思是強盜進入屋裡了，看到家裡有強壯的青年，肯定不敢輕舉妄動，就會從開著的家門悄悄溜走；但如果偏要緊緊關閉家門，盜賊看到沒退路了，那只好拚死廝殺，最後的結果只能是兩敗俱傷。

因此，能否正確處理好疾病過程中的「正虛」和「邪盛」的關係，是決定治療效果好壞的重要因素。而處理好「正虛」和「邪盛」的關鍵，就是要把握好中醫的整體—平衡觀，從疾病表現出來的各種徵象中去推斷體內平衡被破壞的情況，正確判斷出是「正虛」或是「邪盛」，從而給予恰當的治療。

【第五章】外邪致病

中醫的病因觀
辨證求因
感染性疾病的本質
什麼是外邪
六淫與疫癘

在前面幾章中我們反覆強調了一個問題，那就是中醫對疾病的認識始終要以人體內在的動態平衡為著眼點，所以中醫對疾病病因的研究，並不是微觀地研究各種致病因子的形態和結構，而是將各種致病因子和它所引起的人體平衡破壞情況相結合來研究。這種研究方式有什麼好處呢？這個好處就在於不管外界致病因子如何複雜多變，只要把握住了人體平衡的變化情況，就抓住了疾病的本質，也就能採取相應的治療措施。

中醫對病因的這種研究方法，使我們能永遠用已知的目光來看待疾病。如果把致病因子作為疾病的重點來研究，那我們永遠只能跟在疾病後面跑，一旦遇到未知的致病因子，就傻眼了，就毫無辦法了。例如西醫學把微生物作為感染性疾病的主體，且不說對付未知微生物時的束手無策，即使是已知微生物，因為其種類繁多、變異多樣，也往往找不到好的辦法。隨著抗生素過多、過濫使用，微生物的耐藥性不斷加強，抗生素的療效在不斷地下降，有時抗生素的副作用甚至超過了微生物對人體造成的影響。對於在西醫研究方法下出現的這一系列問題，我把它比喻為「農藥現象」。我們可以看到，隨著農藥的發明和使用，病蟲害並未減少或消失，反而給人類自身造成了更大的麻煩，如害蟲的耐藥性越來越強，農藥的毒性越來越大，農藥殘留導致中毒，長期食用含有超標農藥的食物而導致腫瘤發病率日益增加等等，這是為什麼？這就是因為我們沒有找到防治病蟲害的關鍵。我們現在已經認識到，蟲害的關鍵在於自然生態平衡被破壞，如害蟲的天敵鳥類、青蛙等大量減少，氣候環境的異常等等。這些因素的改變使害蟲獲得了大量繁殖的條件，如果我們不注重恢復自然的生態平衡，而是一味地用農藥來殺害蟲，非但殺不完害蟲，反而會給人類自身帶來極大的危害。西醫現在對感染性疾病所採用的抗菌治療，在很大程度上正在重複我們當年對付病蟲害時的錯誤，總有一天，我們會認識到這種方法的錯誤之處。而如果把致病因子所引起的人體動態平衡變化作為重點，那我們就可以不管致病因子是否已知，只要根據疾病的症狀表現來判斷體內的平衡變化，就能找到治療疾病的方法。這就是中醫病因研究方法的優越性所在，而且這種研究方法是更符合生命科學的法則。

舉個例子來說，西醫學認為感冒多由病毒引起，但再深入思考一下，誘發感冒的真正原因是什麼？感冒的原因可以列舉出很多，如受涼、過度疲勞、出汗後受風等。我們再對這些原因進行一些分析，則不難看出，自身免疫防衛能力的下降是引起感冒的真正原因所在。原因找到了，那麼感冒的本質是什麼呢？我們不免要問，如果病毒是感冒的本質，那麼同樣的病毒引起的症狀也應該是一樣的，但事實上，不同的人感冒時的症狀也是不盡相同的，有發熱、有不發熱，有惡寒、有不惡寒，有鼻塞、有不鼻塞，有流涕、有不流涕，有咽痛、有不咽痛，有頭痛、有不頭痛，可以這麼說，沒有兩個人感冒的症狀會完全相同，這又是什麼道理呢？這個道理就在於病毒只是引起感冒的一個客觀因素，而人體對病毒侵犯所產生的反應才是疾病的關鍵。正因為這樣，由於每個人之間都存在著差異，所以在同一病毒的侵犯下，人體會出現不同的反應，從而表現出不同的症狀。人體對病毒產生的不同反應，其本質是什麼？就是對人體動態平衡的不同程度的破壞！中醫遇到感染性疾病，不講細菌，不講病毒，不講微觀化的理論，而是講風、講寒或是講熱（火），這不是中醫落後的象徵，也不是中醫不科學的象徵，這是因為中醫對疾病的認識已經超越了微觀的水平，中醫對疾病的著眼點只有一個，那就是人體內在的平衡被破壞在哪裡！所以中醫的風、寒、熱（火）都是表明疾病狀態下人體平衡被破壞的類型，而這個內在平衡被破壞的類型，才是感染性疾病的本質所在，也是我們苦苦找尋的疾病的真正病因所在。中醫把這種通過疾病的外在表現來探求體內動態平衡破壞情況的方法稱為「辨證求因」。通過這種方法，我們就把外界各種致病因子和人體內在平衡緊密結合了起來，在拋開了微生物和外界致病因子的多樣性、複雜性與不可知性的同時，又牢牢把握住了人體宏觀和整體變化的可知性與有限性，走上了一條以疾病外在徵象探求人體內部變化規律的醫學探究之路。

了解了中醫對病因的研究方法，下面就來看中醫如何認識環境與疾病的關係——外邪致病。

首先要解釋一個概念，什麼是「外邪」？從字面意思看，「外邪」當然就是「外來的邪氣」的意思。那什麼樣的因素可以稱為外來的邪氣呢？人生活在自然環境之中，就時刻受到各種自然因素的影響，如寒來暑往、四季更替等，同時還會受到各種氣象因素的影響，如風、寒、暑、濕、燥、霜、雨、露、霧、雪等，在正常情況下，這些因素都不會對人體造成疾病，這是因為人體自身的防禦和調節體系（正氣）可以根據不同的自然環境而進行變化和適應，使人體能在各種自然環境下維持內在的動態平衡，從而保證機體的健康。如在夏季人體會通過擴張血管、加快血液循環、增加汗腺分泌等方式來加強人體的散熱，而在冬季又會通過收縮血管、減慢血液循環、減少汗腺分泌等方式來抑制人體的散熱，通過這種自身調節，人體就能在各種環境溫度下維持自身基本恆定的體溫。但如果遇到氣候反常，如冬季反熱、夏季反冷等，或某種氣象因素過於強烈，如大風、梅雨、炎夏等，還有氣候變化過於急劇，如暴冷暴熱等，這些異常的自然變化超過了人體正氣的防禦調節能力，這時就會破壞人體內在的動態平衡，造成疾病的發生。此外，在我們生活的環境中，還有著很多肉眼看不到的微生物，它們種類繁多、特性各異，有些對人體有益，而有些則對人體有害，在正常的自然環境下，各微生物之間也構成一個相對平衡的系統，在種類和數量上都會維持在一個相對穩定的狀態。當氣候異常（如冬季過暖），或在某種特定的氣象條件下（如梅雨季節），微生物間的平衡就會被打破，從而出現某一種微生物過度繁殖和生長的狀況（如梅雨季節，黴菌就會大量繁殖和生長），當這些過量增長的微生物對人體的影響超過正常人體的防禦調節能力時，就會擾亂人體的內在平衡，導致疾病的發生。另外，當人體自身的防禦調節能力下降（正氣虛弱）時，即使在正常的氣候條件下微生物也會趁虛侵襲人體，造成人體內在平衡的破壞，產生各種疾病。這些凡是能對人體自身的動態平衡造成破壞、引起疾病的氣候因素及微生物，中醫統稱為「外邪」。

在外邪中，氣候和微生物因素對人體的影響往往是密不可分的，例如我們生活的自然界，在一年之中會出現春、夏、秋、冬的四季更替，不同的季節都有不同的氣候特性，如春季多風、夏季多暑熱、長夏（即梅雨季節）多濕、秋季多燥、冬季多寒等。這些不同的氣候因素，會對人體內在平衡產生不同的影響，如風可引起人體血壓波動，寒可引起血管收縮，熱可引起血管擴張，燥可引起組織缺水，濕可引起血流緩滯等等。同時，在不同的氣候特徵下，微生物也會出現不同的變化。如春天大地回春，萬物復甦，空氣中微生物的數量也會隨之增加；夏季梅雨季節，空氣濕度大，黴菌數量就會大量增加；冬天氣候寒冷，微生物數量就會減少等。這些氣候因素和微生物因素緊密結合在一起，就形成了以風、熱（火）、暑、濕、燥、寒為代表的六個綜合體，中醫把它們稱為「六氣」。由於人體在和自然的抗爭過程中已經逐步適應了自然界的四季更替規律，所以正常情況下，自然界存在的「六氣」不會給人體造成疾病，但如果「六氣」出現了異常，過於旺盛（如春季風過多過大、夏季過於炎熱、長夏過於潮濕、秋季過於乾燥、冬季過於寒冷等），這時就會超過人體的適應能力而導致疾病的發生。這種過於旺盛的「六氣」，中醫給它命名為「六淫」，有個成語叫「淫雨霏霏」，這個「淫」，就有太多、過量的意思。下面我們就分別來看看，這「六淫」引起的疾病到底有什麼特點。

一、風邪

風為春季的主氣，大風、汗出受風、體虛受風都會導致發病。由於風有流動性、吹襲性、走竄性、開泄性，加上一年四季都有風的存在，因此風邪是「六淫」致病中最常見的因素。很多其他的外邪，如寒邪、熱邪、濕邪等也常常借助於風邪的這個「活動性」而侵犯人體，所以古人又稱風邪為「百病之長」。風邪侵襲人體，多影響肌表和上半身，所以皮膚、胸背及頭部疾患多與「風」邪有關。風邪導致的疾病，在臨床上常常會出現下面的特徵性表現：㈠發病迅速，變幻多樣，發無定處。如風疹，起病快，發無定處，此起彼伏。㈡遊走性關節疼痛。如風濕性關節炎，四肢關節遊走性疼痛，痛無定處。㈢皮膚搔癢，癢無定處，遇到風吹則更加厲害。㈣汗腺分泌亢進，出汗怕風。㈤脈象浮。

在上面這些風邪致病的特徵性表現中，發病突然是一個很有參考價值的特徵。很多疾病雖然患者並沒有明顯感受風吹，但我們可以根據其突然發病的特徵，認為是風邪所引起。

我曾治療一個中年男性患者的急性腰痛。患者半夜裡突然出現腰痛，疼痛劇烈，難以忍受，當時即前來急診，經過拍片等檢查未發現異常，服用了止痛藥仍無法緩解疼痛，挨到上午八點，由家人抬來門診。患者痛苦狀明顯，腰部肌肉緊張，整個腰背均有壓痛，腰部各方向活動均明顯受到限制，沒有明顯的怕冷、乏力症狀，食欲正常，大小便也沒有異常，雙手的脈象都呈浮弦。我根據風邪致病的特徵診斷為風邪襲絡，給予處方：麻黃15克，桂枝15克，細辛6克，川烏9克，草烏9克，炙甘草9克，生白芍30克，一劑。並囑咐患者，將藥濃煎半小時，趁熱服，服後多蓋衣被睡上一覺，讓全身微微出汗為宜。

第二天，患者自己走著前來複診，並欣喜地告訴我，昨天藥服下後，就覺全身暖和，逐漸有汗出，汗出後就覺得疼痛好像減輕了一大半，腰部活動基本上恢復正常，只是在活動時略微還有些牽制感。這是由於風邪雖去，腰部經絡中的氣血運行還不暢快，我又給開了兩帖舒暢氣血的藥：當歸10克，雞血藤15克，川芎10克，赤芍10克，宣木瓜10克，獨活10克，杜仲10克。服完後諸症消失，腰部活動恢復正常。

此外，很多感染性疾病的早期也常和風邪有著密切的關係，我們在治療時，常根據風邪與寒、熱等其他邪氣的夾雜情況而給予去風寒或是去風熱的治療。

二、寒邪

寒為冬季的主氣，冬季氣候寒冷、氣溫驟降或夏季貪涼取冷都會導致寒邪致病，多見於素體陽氣不足，對寒冷刺激抵抗力較差者。寒有什麼特點呢？我們都知道熱脹冷縮，還有水遇冷就會凝結成冰塊，這兩個現象說明，寒邪具有使物質收縮、分子運動變慢的特性，中醫把寒邪的這種特性描述為「寒主收引」和「寒性凝滯」。寒邪引起的疾病，往往會出現下面這些特徵性表現：㈠疼痛。寒邪傷於肌表，則表現為一身盡痛；寒邪傷於脘腹，則為胃脘冷痛；寒邪傷於關節，則為關節劇痛。這都是由於在寒邪的影響下，人體的血液循環變慢，甚至凝滯不通，導致人體組織器官因為缺血而發生功能障礙。㈡畏寒無汗，手足厥冷。這是在寒邪的凝滯作用影響下，人體血液循環變慢、新陳代謝抑制、產熱減少、汗腺分泌減少的結果。㈢肢體拘攣、少腹拘急、身體蜷臥。人體在寒冷環境下會自動蜷縮身體，這是因為通過蜷縮身體可以減少人體熱量的散發，從而減少寒冷對機體造成的影響，而肢體拘攣、少腹拘急正是寒邪收引特性的體現。

三、暑邪

暑為夏季的主氣，主要發生於夏至以後到立秋之前。暑熱對人體的影響往往是因為環境溫度高，人體在高溫環境下產熱與散熱的平衡失調所致。因此，自身調節能力較弱的老人和兒童就容易發生暑病。在臨床上，由暑熱引起的疾病有兩種類型：一是汗腺閉塞，散熱不足，出現高熱無汗、心煩面赤、脈象洪大等症狀。二是汗出過多，機體脫水，出現汗出如洗、口渴喜飲、尿赤短少、氣短乏力等症狀，甚至突然昏倒，不省人事，脈數而無力或虛大。

另外，暑季天氣炎熱，所以人多貪涼喜冷，如夜宿於露天、多食冷飲、汗出後洗冷水澡或汗出後馬上吹空調等，這往往會導致寒邪趁機侵犯人體，造成頭痛惡寒、胃脘冷痛、大便溏瀉、納食不香、脘悶噁心等症狀，這其實並非暑邪所引起，而是因為暑季貪涼，寒邪傷人而引起，所以古人稱這種情況為「陰暑」，以區別於真正暑邪所引起的「中暑」。

四、濕邪

濕為長夏（即梅雨季節）的主氣，尤其多見於江南，因為江南地處長江中下游，地勢較低，氣候潮濕多雨，所以濕邪導致的疾病更為多見。涉水淋雨、久居潮濕之地、氣候潮濕、冒受霧露等均可導致濕邪為病。濕邪所引起的疾病，常常有下面的特徵：㈠沉重重著、脹滿痞悶。我們在浴室裡或是大霧天氣裡常會有胸悶、呼吸不暢等感覺，這就是因為「濕」具有重濁、妨礙氣機流通的特性，所以濕邪導致的疾病往往也會表現出沉重疼痛、痞滿憋悶的特徵。如濕邪侵犯頭部，會出現頭部沉重疼痛，就像有毛巾包裹著頭部，或像有重物壓在頭部，以及頭目困重不爽等症狀；如濕邪侵犯四肢，則會出現周身痠重乏力等症狀；如濕邪侵犯關節，則會出現關節腫脹疼痛等症狀；濕邪侵犯肌膚，則會出現皮下水腫，按之凹陷，或皮膚起水疱，挑破後滲出液體等症狀；濕邪侵犯腸胃，則會出現大便稀溏，甚至水瀉等症狀；濕邪侵犯心胸，則會出現胸部痞悶、脹滿不適等症狀等等。㈡穢濁不清、黏膩不爽。濕邪的這個特徵常會表現為面色穢垢（面部看上去不清爽，就像是黏有污垢，但又擦不去、洗不掉）；白帶增多，氣味腥臭；大便黏膩不爽快，解後又想解或大便夾雜黏凍樣物；小便渾濁，澀滯不暢；痰白而黏，滯於喉部不易咯出；舌苔厚膩等等。㈢病程纏綿難癒。因為濕邪具有上面講述的重著、黏膩的特性，所以濕邪導致的疾病常常病程長，易反覆，纏綿難癒。

需要指出的是，由於潮濕的環境適合真菌和黴菌的生長，因此，濕邪為病，常常可以在局部的化驗檢查中發現真菌或黴菌，如濕疹、真菌性皮炎、黴菌性陰道炎、黴菌性肺炎等，而使用殺真菌或黴菌的藥物來進行治療臨床效果並不好，而且容易造成菌群失調、肝腎損害等不良後果。對這類疾病，中醫的治療很簡單，也很有效，就是「祛濕」。「祛濕」就好比是用乾燥劑，體內的濕氣去除了，黴菌、真菌當然就無法存活了，也就無法對人體造成損害了，何必費心去殺呢？

我曾經遇到過這樣一個病例：一男性患者，尿道口紅癢伴有小腹脹痛一年餘，小便化驗結果顯示衣原體陽性（放免法測定），西醫診斷為「非淋性尿道炎（屬於性病的一種）」。在這一年當中，患者一直在使用抗生素治療。而衣原體是一種類似於真菌的微生物，抗生素等治療效果往往不好，像這例患者，已花去大筆的醫藥費，但效果不大，患者非常苦惱，心理負擔也非常重。患者來時情況良好，體格較壯實，面色正常，無明顯疲乏、困頓的感覺，胃口好，大便正常，唯一的症狀就是尿道口紅癢，伴有小腹睪丸牽引脹痛，小便並無明顯不適，舌質紅，舌苔白膩，脈象為左脈沉弦，右脈沉滑。舌苔白膩、脈象弦滑，這些都表明了體內水濕過多，而體內這個「濕」的環境正是導致患者疾病的關鍵所在，只有通過各種方法去除體內的「濕」，才能有效地治療由此而產生的衣原體感染。考慮患者因為疾病治療一年多而不見效，心理壓力較重，這又存在著中醫所說的「肝氣鬱結」因素（關於肝氣鬱結的意義在後面章節中有詳細介紹），我給患者開了一張利水化濕、行氣疏肝的方子。藥用：蒼朮15克，車前子10克，地膚子10克，藿香10克，佩蘭10克，川楝子10克，黃柏12克，滑石10克，劉寄奴10克，白蘚皮15克。共服了半個月，患者自覺小便通暢，小腹及睪丸脹痛消失。複查小便，衣原體轉為陰性，這樣遷延了一年多的疾病就痊癒了。

五、燥邪

燥為秋的主氣。初秋尚有夏季的餘熱，所以燥邪多與溫熱邪氣相兼，中醫稱之為「溫燥」；深秋則已有冬季的寒氣，所以燥邪多與寒邪相兼，中醫稱之為「涼燥」。但不論「溫燥」還是「涼燥」，燥邪的主要特徵就是乾燥，容易損傷人體津液，所以燥邪侵犯人體所表現出來的症狀也都是以「乾燥」為特徵，如口鼻乾燥，咽乾喉燥，皮膚乾澀、皸裂疼痛，毛髮枯而不澤，大便乾結不通，舌苔乾而不潤，眼睛乾澀，乾咳無痰或痰中帶血等等。

六、火（熱）邪

火與熱往往並稱，這兩者之間只是一個程度的輕重，熱為火之漸，火為熱之極。究其本源，都是致病因子擾亂人體的體溫調節，導致器官功能狀態過度亢進。因此火熱邪氣引起的疾病往往具有發熱和機能亢進這兩大特徵。熱（火）邪導致的發熱可以表現為發熱惡寒和只熱不寒兩種類型。發熱惡寒的意思就是體溫升高，但患者又有怕冷的感覺，這是人體散熱功能障礙（汗孔閉塞，人體無法通過出汗這種方式來散熱）的結果，大多數感染性疾病的早期常會出現這種表現，中醫認為這是熱邪和風邪一起侵犯人體肌表所引起。只熱不寒就是指體溫升高，而且沒有怕冷的感覺，這往往是人體產熱過多的結果，常見於人體新陳代謝亢進性疾病或是感染性疾病的中後期等。至於機能亢進，臨床上常表現出來的症狀有：心煩失眠、心動過速、多食易飢、急躁易怒、尿頻尿急、狂躁妄動、神昏譫語、四肢抽搐、頸項強直、角弓反張、皮膚發斑、各種出血、癰腫瘡瘍等。

上面講了「六淫」致病的一些特徵，下面再來講另外一種「外邪」——疫癘。疫癘是在某種特定的氣候、環境因素影響下出現的一種具有傳染性的病邪。它和「六淫」邪氣最本質的區別就是具有傳染性。產生疫癘的原因多是氣候反常（如冬季過暖、酷熱、濕霧瘴氣、春季反寒等）、自然災害（洪災、旱災、地震等）以及各種人為因素（如過度砍伐、濫捕野生動物導致自然生態破壞等）。疫癘在中醫上又稱為「異氣」、「戾氣」、「毒氣」等，其根源是在特定的因素（如氣候、環境、災害）影響下，某些平素數量稀少的微生物過度繁殖，由於人體平素缺乏對這類微生物的適應能力，所以常會在這些微生物的影響下發病。疫癘致病有以下幾個特點：㈠傳染性強、易於流行；㈡和一定地域或氣候因素有關；㈢發病急，病情多重；㈣流行區域內發病症狀多較相似。

不管是「六淫」還是疫癘，大多包含著各種微生物對人體造成的影響。其中微生物的種類繁多，有很多尚不為我們所認識。對待它們引起的疾病，中醫學創造了一種獨特而有效的方法，那就是這一章所介紹的「辨證求因」。將外邪致病的本質確定為體內動態平衡被破壞，並通過對各種因子作用於人體後出現的症狀的研究，來推斷體內平衡破壞的環節和程度，從而在無須知道微生物的種類和形態的情況下，找到治療這類疾病的有效方法和手段（也就是恢復機體被破壞的內在動態平衡）。認真思考中醫學這種將人體內在變化作為醫學研究主體的思路，將有助於我們對生命和疾病進行全新探索。

【第六章】生命的基本物質

在日常生活中，除了外界的邪氣會引起各種疾病外，操勞過度、起居失宜、飲食不節等都會對人體造成影響，使人體產生各種不適的感覺，例如精神萎靡、失眠健忘、疲乏無力、整日思睡等。出現這些不適後，如果到醫院檢查，往往發現不了什麼異常情況，這時很多人都會認為是「虛」了，要補一補，於是自己去買些西洋參、楓斗晶之類的補品來進補。吃完補品，很多人就會感覺好起來，也有些吃完補品還是感覺不適，甚至感覺症狀加重，再去看中醫，很多醫生會說，這是虛不受補的緣故。於是煩惱就來了，人又虛，又不能補，該怎麼辨呢？到底什麼是「虛」？虛證真的不受補嗎？那我們該怎樣來治療虛證呢？要回答這些問題，首先需要了解人體是由哪些物質構成的，了解人體的各種物質，我們才能認識「虛」的本質，從而判斷虛證到底能不能補。

我們知道，人是一個複雜的生命體，它要完成各種各樣的生命活動就需要有物質為其提供原動力。就像一盞油燈，有油才能點亮，燈發光是一種功能活動，而油是實現這個功能活動的物質基礎，如果油不足了，燈自然也就不會亮了。所以，虛證事實上就是構成人體的各種基本物質的缺乏和損耗，人體的物質少了，其功能活動自然就會衰退，從而出現各種不適。既然人體物質的減少和虧耗是導致「虛證」的根源，那麼補充這些物質應該就能改善虛證，為什麼又會出現「虛不受補」呢？問得好！「虛不受補」這句話確實是錯的。既然是「虛」，當然要補，不去補，怎麼能改善因為物質虧損而導致的「虛」呢？但有些人確實在進補後症狀更加嚴重，這又怎麼解釋呢？這是因為人體內含有各種物質，而其中不同的物質消耗導致的虛證在本質上也是不同的，如果你補充的物質（補品）並非是人體損耗的物質，那麼，出現「虛不受補」自然就不奇怪了。例如說，一壺放在爐子上燒著的水，如果水快乾了，你不去加水，反而去添柴，這不是加快了水被燒乾嗎？所以，虛不受補，完全是補的方向不對帶來的後果，甚至可以說是用錯藥物後產生的副作用。既然不同物質的虧損可以導致不同的虛證，那麼人體到底是由哪些基本物質構成的呢？各種物質又分別起到什麼樣的作用呢？這些物質的損耗又會出現怎樣的症狀呢？這就是這一章我們要來探討的問題。

從物質的分子結構角度來看，構成人體的各種物質可以分為脂肪、蛋白質、糖、水等幾種基本元素，如果我們從體內各物質的化學結構來作研究的話，具有類似化學結構的物質在生理過程中會起到不同的作用，不同結構的物質也可以在體內起到同樣的作用，而且體內不同化學結構的物質之間是在不斷轉化的。例如說，同樣是蛋白質，免疫球蛋白在人體中起到的是免疫作用，血紅蛋白起到的是攜帶氧氣的作用，而白蛋白起到的是維持體內滲透壓平衡的作用。再如糖和脂肪，其化學結構不同，但都可以轉化為熱能，為機體各種活動提供能量，而且糖、蛋白質、脂肪之間又可以相互轉化。因此，通過物質的化學結構和成分來研究物質對生命的意義以及物質和疾病的關係，往往有失全面和正確。中醫學對人體物質的認識，就走了另外一條道路，這是一條根據物質在人體生命活動中的作用來加以研究的道路。把在某一生理過程中有關聯、有協同作用的各種成分作為一種「物質」來研究，並探討「物質」盈虧與生命活動的關係。所以，中醫學概念上的人體內的「物質」，往往包含著多種化學、生物結構類型的物質，這是我們理解中醫對人體基本物質的認識時所需要具備的概念。

在探討人體基本物質之前，先來看一個現象：人從一出生，心臟就會自己跳動，會自己呼吸，會生長發育，各種細胞會產生各種各樣的運動，這些生命活動的原動力從哪裡來呢？我們知道，人是由精子和卵子結合成為受精卵，受精卵分裂、發育而成為胚胎，胚胎在母體中吸收養分而逐漸發育為胎兒，胎兒發育成熟後由母體分娩而出，成為一個新生的個體，這就是人的生命繁衍的過程。在這個過程中，我們可以看到，人出生以後所有的形態特徵、所有的生命活動的實現，其實都是由最初的精子和卵子的結合而產生。也可以這麼說，那就是在這個受精卵中蘊涵著人體最初始、最基礎的物質，這個物質為人體的形成以及形成後的各種生命活動提供了原動力。這物質應該具有兩方面的特性：一是具有活動、溫煦性。也就是具有使自身不斷運動、不斷分化、不斷擴大的特性，並能產生能量來維持體溫和提供動力。二是具有滋養、限制性。也就是為自身的各種活動積蓄能量、提供營養支持以及滋潤組織器官，並能把自身的分化、擴大、活動、體溫限制在某一個範圍之內而不至於失去控制。物質的這兩方面的特性是互相影響、互相促進、互相制約的，它來自於父母，並在人的孕育、出生、成長直至死亡的過程中一直發揮著作用，中醫將這種物質中具有活動、溫煦作用的一部分稱為「元陽」，而將具有滋養、限制作用的一部分稱為「元陰」。「元」也可以稱「原」，就是本原、初始的意思。元陰、元陽是人體生長發育、所有生命活動的原動力所在，如新陳代謝、心臟搏動、各種細胞的活性等，都和元陰、元陽有著密切的關係。元陰、元陽充足，則人體的上述功能就強，元陰、元陽不足，則上述功能就弱。

元陰與元陽的充足與否主要和兩個因素有關。一是先天因素，從精子和卵子結合的時刻到從母體分娩而出這段時間，元陰、元陽主要來自於父母。受精卵中蘊涵的原物質充足與否，母體所提供的營養物質充足與否，是元陰、元陽是否充足的決定性因素。二是後天因素，人從母體分娩出來以後，主要靠後天自身的飲食提供給自身營養和能量，並在各種生命活動中消耗養分和能量，因此，後天的營養狀況與生命活動狀況也可以影響元陰與元陽。先天充足的元陰、元陽如果得不到後天的營養灌溉，那麼就像一顆品質優良的種子種植在貧瘠的土地，無法茁壯成長。同樣，先天充足的元陰、元陽如果在後天消耗過度，也會導致過早、過快地衰減。因為元陰、元陽是物質，所以，在人的正常生命活動過程中，隨著能量的釋放、生命活動的實現，它也會逐漸衰減直至消耗殆盡，這就是人體逐漸衰老和最終死亡的原因。

元陰與元陽是人體內最基本的物質，元陰與元陽之間相互作用產生效能，並通過效能的釋放來完成各種生命活動，因此，我將元陰與元陽合稱為「生命原物質」，它是所有生命活動的原動力所在。生命原物質相互作用而產生的效能到底是什麼，它通過什麼方式和途徑來實現生命活動呢？要解釋這個問題，就需要提出一個中醫學上很重要的概念，那就是「氣」。關於「氣」，在我們日常詞語裡就可以看到它的身影。如被人罵了或受了委屈，我們稱之為「受氣」；發怒或心裡不舒服，叫「生氣」；生病了，體力差，手腳發軟，是「沒力氣」；講話聲音不響亮，我們說他「中氣不足」；死亡又稱為「斷氣」等等，不勝枚舉。從這些日常用語中不難看出，「氣」這個概念和我們的生命活動有著密切的關係。

那麼到底什麼是「氣」呢？它和生命原物質之間有什麼關係？可以借助一個物理現象來幫助我們初步理解「氣」：將電池、導線、燈泡連接成一個閉合回路，這時燈泡會發光。電池中所含的物質是產生電能的原物質，它有陰極和陽極，就好比人體內的元陰與元陽，燈泡的發光是電池中原物質相互作用產生的效能的最終表現，也類似於表現在外的各種生命活動，電池內陰、陽極物質相互作用產生的電能通過什麼方式傳遞給外界？那就是電流。它是物體內電子的定向移動的結果，是陰、陽極物質之間相互作用而形成的效能的傳遞方式，而其所攜帶的效能隨著靶目標的不同而產生不同的效果。例如，連接電燈會發光，連接電爐會產生熱能，連接馬達會產生機械能等等。人體內的氣就相當於電流，所以我們可以將氣定義為：在元陰與元陽互相作用下，人體內某類物質或分子產生的運動。通過這類物質或分子的運動，將元陰與元陽相互作用產生的效能傳遞到各組織器官、各臟腑系統，並使得效能在各組織器官、臟腑系統上轉化為各種生理活動。所以對於氣來說，它含有三個特性：首先，氣是一種物質；其次，氣具有運動性；再次，氣具有效能。

有人會問：既然氣是一種物質，那為什麼在人體解剖中發現不了氣的存在呢？我們仍舊用電流做比喻。電流是一種客觀存在，但如果切斷電源，我們就無法測出電流的存在。氣就如電流，它的產生和存在有賴於生命原物質之間的不斷作用，所以在生命消亡的屍體中無法發現它的存在，而只有在活體中，我們才能感覺到它的客觀存在。我們完全可以這樣設想，氣是人體內某些分子或某些微物質活動的結果，而促使其進行活動的原動力就是人體的生命原物質（元陰與元陽）之間相互不斷的作用。這些分子與物質運動所產生的動力，以及這些物質在運動過程中所傳遞的信息，對人體的生長發育、臟腑運轉、體內物質的運輸、傳遞和排泄有著重要作用，中醫把這個作用稱為「推動作用」。推動作用具體表現在：

第一，推動生長發育。氣在運動過程中將它所攜帶的效能傳遞給各組織器官，促進人體細胞分化成熟、器官系統功能完善以及肌肉、骨骼生長，完成人體正常的生長發育功能。所以如果氣不足，則會導致機體生長發育的遲緩或出現早衰。如兒科疾病中的囟門不閉、五遲、五軟、發育不良等疾病都是因為先天元陰與元陽不足，導致氣的生成不足，從而產生生長發育的障礙。

第二，推動機體新陳代謝。新陳代謝是否旺盛，取決於機體各細胞是否活躍，而細胞活動所需的動力又來自氣所攜帶的效能，所以氣的盛衰決定著人體新陳代謝是否旺盛。而新陳代謝旺盛，人的精神狀態就好，反之，精神狀態就差。所以氣不足最典型的外在表現就是神疲乏力、精神不振。

第三，推動物質運輸。氣是物質與分子的一種運動，在運動過程中勢必會產生一定的動力，這是體內各物質進行循環、運輸、傳遞和排泄的動力基礎，如血液循環、淋巴液的循環、神經遞質的傳遞、細胞內外物質的交換、代謝產物的排泄等，都需要氣的運動來提供動力。當氣不足時，體內物質的運輸和排泄也會受到影響，出現如血液流動緩慢、水液排泄障礙、代謝產物在體內過多積聚等病理現象。

第四，推動臟腑運轉。前面已經講到，臟腑功能的實現，其實質是氣所攜帶的效能在不同器官上的釋放。如氣作用於心，實現心的搏動；作用於肺，實現肺的呼吸運動；作用於肝，實現肝的解毒、代謝功能；作用於腎，實現排泄尿液的作用；作用於胃，實現胃的蠕動和分泌胃液的作用等等。當氣不足時，各個組織器官、臟腑系統的功能活動就相應低下，出現諸如心跳緩慢甚至停跳、血壓下降、胃腸蠕動減慢、消化能力下降等病理現象。

氣由於具有物質性和運動性，並且攜帶有生命原物質相互作用而產生的效能，所以除了推動作用，氣還具有以下的功能：

溫煦作用。氣的運動是人體能量的來源，氣所含的物質、分子的運動會產生熱能，這個熱能是人體維持體溫恆定的保障，當氣虧損或不足時，就會導致體內能量產生不足或是細胞組織活力不足，從而出現畏寒喜暖、四肢不溫、體溫低下等症狀。

防禦作用。氣是人體所有功能得以實現的原動力，所以氣的盛衰也決定著人體免疫能力和防衛系統功能的好壞。氣旺則防禦能力強，氣弱則防禦能力差，而防禦能力差就會容易感冒，周圍有人感冒時容易被傳染以及感染後不易恢復等情況。

固攝作用。固攝有兩方面含義，一是固定，二是攝納。固定是指氣能使人體各器官臟腑都能固定在體內某一特定的位置，從而保證其正常的生理功能。臟腑器官在體內的固定位置，是靠結締組織、系膜等的張力來維持，而結締組織、系膜細胞的張力，又需要氣來提供，當氣不足時，張力就會變小，對臟腑器官的固定作用就下降，從而出現臟腑下垂（如胃下垂、腎下垂、子宮下垂等）的病理現象。攝納則是指氣對體內各物質具有控制和保護作用，使這些物質能在體內正常地運行，不隨便流失或過度排泄到體外。例如說使血液在脈管中運行，不隨意滲出到脈管之外；控制汗液、唾液、尿液、胃液、腸液、精液的分泌和排泄，防止因為分泌或排泄過度而影響到機體的正常運轉等。這是因為氣是細胞活力的原動力，氣旺則細胞活力旺盛，而細胞之間的聯繫就緊密，對液態物質的包裹和控制能力就強。反之，當氣不足時，則會導致各細胞之間空隙增大，液態物質通過間隙過分流失到體外，從而出現多汗、多尿、各種出血、大便滑瀉、流涎、遺精、早泄、帶下過多等病理現象。

既然氣是物質與分子的一種運動，那麼當這種運動發生變化或失常時就會帶來各種疾病。中醫上常說的「氣滯」、「氣鬱」、「氣逆」、「氣陷」指的就是氣運動失常的四種常見情況。

氣滯。氣的運動不暢。氣運動不暢會導致什麼樣的後果呢？打個比方，我們用打氣筒給氣球打氣，氣球就會不斷地膨脹，同理，氣滯出現的最典型症狀就是脹痛。根據氣滯的部位不同，出現脹痛的部位也就不同。如胃部氣滯則出現胃脘脹痛，肢體氣滯則出現肢體脹痛，肝部氣滯則會出現脅肋脹痛，膀胱氣滯則會出現小腹脹痛等等。

氣鬱。氣結聚在內，不能通行周身。前面我們講了，氣的運動是臟腑運轉、物質輸送的動力提供者，如果氣鬱結在內，不能正常運動，那麼人體臟腑的運轉、物質的運輸和排泄都會出現一定程度的障礙，所以氣鬱會出現消化減弱、胃口下降、鬱悶不樂、大小便不通暢、四肢厥冷等症狀。

氣逆。氣在體內上升太過、下降不及給人體造成的疾病。氣在人體中的運動是有升有降的，上升作用能保證將體內的營養物質運輸到頭面，維持各臟器在體內的位置，下降作用則使進入人體的物質能自上而下依次傳遞，並能將各種代謝產物向下匯集，通過大小便排出體外。體內氣的上升作用太強或是下降作用太弱都會導致氣逆的產生。上升作用太強則會導致頭部過度充血，出現頭暈、頭脹、頭重腳輕、面紅目赤，甚至昏迷、半身癱瘓、口角歪斜等症狀；下降作用太弱，則會導致飲食的傳遞失常，從而出現各種「反流」症狀，如泛酸、噁心、嘔吐、呃逆、咳嗽等。

氣陷。正好和氣逆相反，氣陷指的是氣在體內上升不足或下降太過而造成的疾病。上升不足則導致頭部缺血缺氧，或臟腑不能固定在原先的位置，從而出現頭暈、健忘、眼前發黑、精神不振、臟腑下垂等症狀；下降太過則導致食物的傳遞過快或代謝產物的過度排泄，從而出現腹瀉、小便頻數、遺精、遺尿等症狀。

生命原物質相互作用產生的效能，要通過氣這種方式傳達到靶器官，完成其釋放和轉化，勢必需要一個通道和路徑，這就是我在這裡要引出的另一個中醫學獨有的名詞——經絡。「經絡」是什麼？這是個困惑著現代科學的一個難題，也是中醫飽受懷疑的地方。現代醫學試圖通過解剖、顯微鏡以及實驗發現和找到經絡，但到目前仍是一無所獲。那麼是否經絡並不存在，只是古人臆想出來的東西？不是。經絡確實存在，很多敏感的患者在進行針灸治療時，當某些特殊的穴位受到刺激後，他們能明顯感到體內氣流順著經絡路徑行走，和中醫學上描述的一模一樣。那為什麼我們無法直接找到經絡？這是因為經絡本來就不是一個實體，經絡只是氣將效能傳遞到靶器官的一個通道和路徑。在這個通道中，氣可以沿著血管、神經的走行方向傳遞，也可以通過細胞之間的聯繫而傳遞，最終將其所攜帶的效能傳遞到靶器官。可以這麼理解，經絡的實質，其實是生命原物質相互作用而產生的效能向人體各組織器官傳遞，從而使人體生命活動得以實現的路徑。它並不是以實體形式存在，所以我們在體內找不到單獨存在而且具有實際形態的經絡。

了解了經絡的實際意義後，我們就更好理解中醫用藥時所講的「歸經」。什麼叫歸經？歸經的含義是指某一藥物的作用可以針對某一臟腑經絡的病變起主要治療作用。也就是說，藥物的作用和經絡有著密切關係。在未了解經絡的實質以前，我們很難理解，藥物同樣是通過胃腸道吸收進入體內，為什麼不同的藥物會作用於不同的經絡呢？說不定這也是古人臆想出來的。在實驗室中，連經絡都無法證實，何來歸經呢？但當理解了經絡的實質之後，我們有理由相信，歸經是中醫所創造的卓越千古的用藥理論。為什麼這麼說？因為「歸經」理論的實質告訴了我們，不同的藥物中所含的成分能改變氣在不同環節中的傳遞過程，從而影響氣所攜帶的效能在靶器官上的釋放和實現。例如說，歸「心經」的藥，它實際上能改變氣所攜帶的效能向心臟傳遞的過程和最終的效果。關於中藥的知識，在後面的章節中我還有詳細介紹，這裡就先簡單講到這裡。

前面講了元陰、元陽以及氣的基本概念和意義，下面再來談談人體另一個重要物質——血。血和前面講述的幾種物質不同，元陰、元陽和氣都是不可見的物質，而血是可以直接看到的物質，因而我們對血的認識也就更直觀。血是一種紅色的液體，在心臟的節律性搏動下，從心臟的心室流出，通過血管周流全身，又重新回流到心臟。在這個循環過程中，血液內至臟腑，外達皮肉筋骨，對全身各組織器官完成滋潤和營養供應作用，並帶走全身組織器官在生理活動中所產生的代謝產物，從而維持人體正常的運轉。現代醫學認為，血液中的主要成分為紅血球、白血球以及血小板。但中醫概念中的「血」僅概括了血液中紅血球的功能。這並非是中醫理論的局限性所致，而是基於中醫認識人體的一種方法，那就是從功能角度來探討和研究各物質成分在人體生命過程中的意義。也就是說，在中醫學上，具有不同功能的物質成分，往往被分到不同的物質概念中加以研究和探討。血液中紅血球的作用主要是攜帶氧氣和養分，血小板的作用是止血，白血球的作用是防衛，因此，中醫在歸類上，將紅血球的功能劃歸為「血」，而將血小板和白血球的功能歸在氣的固攝和防禦功能之中。中醫的這種以功能來對物質進行分類的研究方式，更利於將人體的內在變化和外部徵象結合起來，達到以外部症狀推斷內在變化的目的。在這種研究方式下，某一功能的變化和失調，就反映了負責這一功能的物質的變化，從而可以判斷該物質在體內的充盈情況，為診斷和治療提供直接的依據。

明確了中醫學上「血」的概念之後，再來看血在人體中的作用。血對人體最主要的作用不言而喻就是滋養，血所攜帶的營養成分和氧氣是人體各組織器官進行生命活動的物質基礎。血充足，則人面色紅潤、肌肉豐滿壯實、皮膚和毛髮潤滑有光澤、精神飽滿、感覺靈敏、運動靈活，而血不足則會導致面色蒼白或萎黃、毛髮乾枯、肌膚乾燥、肢體麻木、頭暈眼花等。由於血具有周流全身的特性，故血又是將氣中的效能傳遞到全身各組織器官的最好載體，通過血的運輸和傳遞，生命原物質相互作用而產生的效能才能最終到達各個靶器官，實現各種生命活動，所以中醫稱「血為氣之母」，又稱為「血能載氣」。正因為血是氣的載體，所以大量出血會導致氣的外泄和虛脫，從而出現面色蒼白、四肢厥冷、神志模糊、聲低息微、脈細微無力等症狀。我們這時往往用輸血來治療，但如果倉促之間沒有合適的血源呢？這時中醫根據氣血理論創造了「補氣固脫」的治療方法。中醫稱「有形之血不能速生，無形之氣所當急固」，為什麼大量失血要用補氣的方法來治療呢？我們知道，氣攜帶著的是生命原物質互相作用而產生的效能，而血又是氣的載體，所以大出血時，對人體影響最大的是隨著失血而丟失的效能，而效能才是維持和保證機體正常運轉的關鍵所在。而「補氣」就是通過藥物增強生命原物質之間的相互作用，使丟失的效能得到補充和恢復，效能充足了，機體的各種生命活動也就恢復了，而有形的血通過正常的造血器官的工作也可以得到逐漸的恢復和充盈。

血的生成與兩個因素有著密切的關係：㈠脾胃的運化功能。脾胃是消化吸收飲食的重要器官，也是血液生成的物質來源，所以中醫稱之為「脾生血」。㈡氣的充足程度。氣所攜帶的效能是各臟器生理功能得以實現的基礎，所以氣充足是人體造血器官正常工作的前提條件。中醫也說「氣能生血」，這也是中醫在治療血虛患者時運用補氣方法的理論依據所在。

在這裡還要提到的是，血充足與否是人各種精神活動能否正常進行的基礎。血的虧損或運行失常會導致各種神志疾病，如失眠、健忘、煩躁、驚悸、昏迷、譫妄等。將人的神志活動和人體的物質成分緊密結合並加以研究，是中醫對人體精神活動的創造性發現，並在精神類疾患的治療中，通過對物質盈虧的調整以及物質狀態的改變而達到治療精神疾患的目的。

血之所以能周流全身，除了靠氣的推動作用外，還在於其液態的物理特性，因此，水液是血中不可或缺的成分。其實，人體中不光是血的運行和水液有關，人體的細胞內外都充盈著液體，這些細胞內外的液體約占到人體體重的六〇至七〇％，人的各種生理活動都離不開水液。如細胞之間的物質交換需要水液作為介質；人要活動，各關節之間就不可避免地要發生摩擦，這就需要關節中存在潤滑液，使摩擦盡可能減小到最低限度，以保證關節不因摩擦而過早損壞；人體在生理狀態下分泌的胃液、腸液、膽汁、胰液、唾液、淚液等都含有大量的水分；人體的臟腑器官都需要水分來滋養才不至於乾枯和萎縮等等。實驗證明，人在不進食光飲水的狀態下可以維持七天生命，而在不能飲水的情況下，人的生命卻只能維持三天，從這個例子不難看出，水是人體進行生命活動的基本物質之一。

中醫將這些人體中正常存在的所有水液稱為「津液」。其中，性質清稀，流動性較大，布散於體表、皮膚、肌肉、孔竅，並能滲注於血脈，起滋潤作用的，稱為「津」，如細胞中所含的水分、汗液、淚液、血漿等。而性質較稠厚，流動性較小，灌注於骨節、臟腑、腦、骨髓組織，能起濡養、潤滑作用的，稱為「液」，如關節間的滑液、組織器官分泌的黏液、髓液等。人體內津液的來源，不外乎飲食攝入的水分，這包括茶水、飲料、湯水等液態水飲中的水分，以及各種固態食物中所含有的水分。這些水分經過胃腸道的吸收，或轉化為津或轉化為液，成為保障機體正常生命活動的一種物質。津液對人體的作用主要就是滋潤，另外，因為津液具有流動性，所以也是傳遞信息、供給養分的最佳載體。

中醫對津液在體內的生成、輸布、排泄過程有一個很有意思的認識，《內經》將這個過程描述為：

飲入於胃，游溢精氣，上輸於脾，脾氣散精，上歸於肺，通調水道，下輸膀胱，水精四布，五經並行。

這段文字的意思就是，水飲進入胃後，通過脾的運化，使水中的精華物質上升到肺，肺再使水汽下降，通過水道，將津液輸送到全身各個地方，並通過膀胱排出其中的糟粕。為什麼說這個過程有意思呢？我們來看看自然界的水循環過程：陸地和江湖河海中的水分在太陽熱力的蒸發作用下形成水汽上升，在高空遇冷後凝結為水，水積聚到一定的量後又形成雨，重新降落到地面，部分被植物吸收，部分則滲入地下，通過地下水的方式匯流到江河，如此循環往復，構成水汽的變化運動。原來如此！中醫學對津液循環過程的認識就是通過對自然現象的觀察而推演至人體的，人體就是一個小天地，小天地中的各種變化自然是和大天地相一致的，這就是中醫的「天人合一」觀。

從以上的過程不難看出，津液要完成對全身組織的灌溉和滋潤，不光需要津液充足，而且津液在體內的上升和下降過程都要正常才行，這就給我們對乾燥性疾病的治療提供了新的思路和方法。在《金匱要略》[11]中有兩個治療口渴的方子，我們來看一看：

其一，渴欲飲水不止者，文蛤散主之；其二，渴欲飲水，水入則吐者，名曰水逆，五苓散主之。

中醫認為，五臟和頭部七竅之間有密切的關係（詳見第七章），其中脾開竅於口，在五行中屬土，所以口渴多是由於脾土缺乏津液的滋潤。這就好比大地，需要得到雨水的滋潤才不至於乾裂。而雨水要下降到地面就離不開兩個要素：一是高空要有一個寒冷的環境，這樣才能使地面蒸騰到空中的水汽凝結為水滴；二是要有下降的「天氣」。中醫稱之為「地氣上升為雲，天氣下降為雨」，這個下降的「天氣」也是雨水能降落到地面的重要因素。有時我們看到天上烏雲密布，但就是不下雨，這就是因為沒有下降的「天氣」，氣不往下降，雨也就落不下來。我們再來看津液在人體的輸布過程。肺在人體臟腑中位置最高，就相當於高空的寒冷環境，如果肺部的「高寒」環境被破壞，那麼上升的水汽就無法凝集成水珠，也就無法形成「雨」來灌溉脾土，這就會導致口渴。上面第一個方子「渴欲飲水不止者」講的就是這種類型的口渴。口渴而飲水不止，是因為肺部有熱，這個熱破壞了肺部原先的「高寒」環境，使水汽無法形成雨露來灌溉脾土，只能通過不斷飲水的方式來緩解脾土的乾燥。為什麼文蛤可以治療這種類型口渴呢？因為文蛤生於水底，具有水的寒涼特性，因此可以用來恢復肺部的「高寒」環境，從而使水汽可以凝集下降，並灌溉脾土，緩解口渴的症狀。

「渴欲飲水，水入則吐者，名曰水逆，五苓散主之」，這又是什麼道理呢？這個方子和上個方子主證的差別就在於一個是渴欲飲水不止，一個是渴欲飲水，水入即吐。「水入即吐」又說明了什麼呢？吐是胃內物質向上運動的結果，水進入胃裡，又反而吐出來，這說明了水在體內無法正常下降，水的這個下降過程有障礙了，那脾土自然也得不到滋潤，這當然也會導致口渴。在這種類型的口渴中，肺部的高寒環境以及水汽的凝集過程並沒有障礙，而只是在水汽下降的過程中出現了障礙，就好比天上雖然陰雲密布，但沒有下降的「天氣」，雨還是下不來，大地還是無法得到滋潤，這時我們的治療就應該以使水汽下降為重點。我們來看一下治療這種口渴的主方「五苓散」。五苓散由豬苓、茯苓、澤瀉、白朮、桂枝等五味藥組成，其中豬苓、茯苓、澤瀉的作用就是利小便，小便一利，那水汽自然就往下走，水汽一

11《金匱要略》原名《金匱要略方論》，為東漢張仲景所撰，後經西晉王叔和編整。全書二十五篇，包括三百四十多種疾病，載有二百六十多則藥方，為歷代立法制方的依據，被尊為「方書之祖」。與《傷寒論》合稱為《傷寒雜病論》，是治雜病的經典著作。

往下走，脾土自然就能得到滋潤，而口渴自然也就消失了。另外，白朮、桂枝健脾降逆，可以協同豬苓、茯苓、澤瀉起到使水汽下降而滋潤脾土的作用，所以不去潤燥而口渴自止。

元陰、元陽、氣、血、津液構成了人體的基本物質，我們平時所說的虛證，正是這些基本物質的虧損消耗而引起生命活動衰退的結果。由於不同的物質對人體的作用是不同的，所以不同物質虧耗所表現出來的虛證，也都具有不同的特徵，這都需要我們通過疾病的各種表現來加以判斷和分析，並給予恰當的治療。

既然人體存在陰陽氣血以及津液這些基本物質，那麼人體肯定要有一個儲藏這些物質的地方，這個地方在哪裡？我們將在下一章揭開這個謎底。

【第七章】人體精氣的倉庫

五臟是藏「精氣」的倉庫
中醫創造的「藏象」學說
五臟精氣在體內的灌溉和凝聚
五臟精華的外現
五官是五臟和外界的信息交換站
神志是五臟精氣的化生

元陰、元陽、氣、血、津液構成了人體的基本物質，這些物質為人體的各種生理活動提供了能量和動力，人體要很好地使用和分配這些物質，就需要在體內有儲藏場所，這就需要引入「五臟」的概念。所謂五臟，就是心、肝、脾、肺、腎五個臟器。為什麼這五個臟器要叫「臟」？「臟」在古代寫作「藏」，「藏」有兩個含義，一是深藏在內的意思，二是儲藏、蘊藏的意思。第一個意思好理解，深藏嘛，心、肝、脾、肺、腎自然都深藏在體內，我們無法從體表看到和觸摸到。那麼「儲藏、蘊藏」又怎麼理解呢？《內經》上稱五臟「藏精氣而不瀉，故滿而不能實」。什麼是「精氣」？「精氣」就是元陰、元陽、氣、血、津液等人體物質的精華。原來，五臟儲藏的就是元陰、元陽、氣、血、津液等人體基本物質的精華，是人體五個藏精氣的倉庫！

五臟儲藏精氣對人的生理活動有什麼作用呢？我們來看看自然界的現象。中國有五大淡水湖，分別是鄱陽湖、洞庭湖、太湖、洪澤湖、巢湖，這五個淡水湖可起到蓄水和調節的作用。在雨水多時通過河流將水儲存到湖中，乾旱時又將水補給到河道中，從而在不同的氣候環境下盡可能保持河流水位的平衡，使之既不氾濫而成為澇災，也不乾涸而成為旱災。如今旱澇頻發，與當初填湖造田導致湖泊蓄水調節功能下降不無關係。人要完成複雜的生命活動，也需要合理分配、儲藏、調節、使用生命活動所需要的各種物質和能量，人體的五臟，就好比五個淡水湖，起到了儲藏和調節人體精華物質、維持人體正常生理活動的作用，這就是五臟的本質所在！那什麼又叫「滿而不能實」呢？元陰、元陽、氣、血、津液這些人體的基本物質在五臟中得以儲藏，並不是以具態物質存在，而是以其精華形式（也就是某種能量形式）存在，所以稱其為「滿而不能實」。好比一個瓶子，可以使其充滿氣體，但因為氣體並非具態的物體，所以不能使瓶子填實。五臟所藏精氣不同，在生命活動中所發揮的作用也就不同，下面我們就逐一來探討五臟的功能。

在講臟腑之前，首先要建立一個概念，那就是中醫所稱的臟腑並不等同於西醫學解剖意義上的臟器。在日常的醫療過程中常會遇到這樣的事，對腰膝痠軟、小便頻數的患者，我們會說他是「腎虛」，而患者往往很難理解什麼叫「腎虛」。好端端的腎怎麼會虛呢?或是將腎虛理解為腎臟有毛病，從而引起不必要的擔心，這都是因為誤解了中醫臟腑的概念所致。在中醫上，一臟一腑都是人體某一功能的集合體，也就是說，中醫是把人體某一系統的功能綜合在一起，將其命名為某一臟或是某一腑，而不是單一解剖學上的臟腑。中醫上的一個臟腑就相當於西醫的一個系統，而一個系統功能的完成要很多物質作為基礎，中醫就將這些完成這一功能的物質看作是臟腑中所蘊含的「精氣」。就拿上面的「腎虛」來講，它其實指的是完成「腎」這個系統的功能所需要的物質不足，也就是「腎」所藏的精氣不足，而並不是腎臟本身的疾病。因此，我們在認識和理解中醫臟腑時，要拋開西醫解剖學上臟腑的概念，建立起一個中醫的臟腑概念。

臟腑是人體完成各種生理活動的核心器官，臟腑功能一旦失調，輕則致病，重則導致死亡。因此，研究和探究五臟六腑在人體中的作用，以及疾病狀態下所出現的症狀，是醫學中不可忽略的部分。但五臟六腑深藏在體內，古代又沒有現代的超音波、X光、斷層掃描、核磁共振等先進的儀器設備，如何探究體內臟腑的功能和病理變化呢？臟腑雖然深藏在體內，但臟腑在體內並不是獨立存在，而是通過血管、神經以及各種物質和全身有著密切的聯繫，因此，臟腑功能的各種狀態都會通過一定的方式和部位在人體的外部得到體現。中醫學就是通過對臟腑與整體之間關係的研究和探索，創造了獨特的「藏（音「葬」）象」學說。所謂「藏象」，就是「藏之於內而象之於外」的意思，也就是說，機體五臟六腑雖然藏在體內，無法被看到和觸摸到，但它們的生理功能及病理變化均可以在體外表現出來而被觀察和了解到，因而我們就能利用觀察、了解到的體外變化來推斷體內五臟六腑的病變情況。

藏象學說指明了中醫學的研究思路和方向（從機體的外在表現推斷體內臟腑功能的變化），成為中醫學理論的立足點，有了它，中醫的望、聞、問、切就有了可靠而客觀的依據，中醫對疾病的認識和治療才有了正確而科學的途徑。而當了解和認識「藏象」這種研究生命奧祕的方法之後，我們才不再會覺得中醫「玄不可及」，才不會因為中醫不借助儀器的檢查而指責中醫「不科學」。中國古代醫家通過醫學實踐給我們留下了這份珍貴的醫學遺產，其科學性可謂燭照千古，在「藏象」理論的指導下，中醫脫離了對臟腑單一而微觀的研究道路，走上了一條將臟腑和整體相關聯的整體研究道路，使得我們對臟腑的著眼點放到全身，而不僅限於臟腑本身，從而對疾病有了一個更高和更全面的認識。下面我們就具體來談人體內這五個藏精氣的倉庫——五臟。

心臟，是人體唯一一個能不受意念控制而自主搏動的臟器，正因為其獨一無二，所以，中醫學賦予心在人體中的地位是很高的，中醫稱它為「君主之官」。心所藏的精氣是什麼呢？中醫稱其為「神」。

什麼是「神」？「神」不是人體元陰、元陽、氣、血、津液等基本物質的任何一種，而是它們的綜合、集中反映，也就是說「神」是包含有人體元陰、元陽、氣、血、津液所有物質信息的一種精氣。正因為心所藏的「神」之特殊性，也就決定了心在人體中地位的特殊性，它對人體各臟器和各物質就具有了統領和主宰作用，所以被稱為「君主」。心通過自身的搏動和血管構成的閉合回路將血液源源不斷地輸送到全身各處，外達肌膚腠理，內至臟腑筋骨，無處不到，提供給各組織器官活動所需的養分，並帶走其活動所產生的代謝產物。可以說，心的功能旺盛則全身組織器官得到的營養就充足，反之，全身組織器官就會因營養不足而功能減退，甚至衰竭。心在血液循環中的這個動力作用，中醫稱為「心主血脈」，「主」，就是主持、主宰的意思。

除了對血脈的作用外，心還有一個重要功能，那就是「心主神志」。現代醫學認為，神志（也就是人的意識活動）是大腦的功能，中醫為什麼稱「心主神志」呢？我們知道，人體任何組織器官的活動都需要營養的物質支持，而大腦更是人體血流量最大的器官，大量的血液所攜帶的氧氣是大腦正常運轉的物質基礎，而心臟正是保證大腦血液供應的原動力所在。心的功能強盛，則神志活動就能得到充足的物質保證，心的功能衰弱，則神志活動就無法得到正常的營養支持。更重要的是，任何意識活動，都有賴於一定的物質基礎，而心所藏的「神」是人體基本物質的精華所聚，「神」無疑是人意識活動的重要物質基礎，所以心主神志理論的提出，使我們對精神活動有了更深層次的理解，那就是精神與物質之間的聯繫。在現實生活中，當我們精神緊張、思慮過度或受到驚嚇時，往往會出現心慌不寧甚至悸動不安的情況，有時還會有失眠、多夢等症狀的出現，西醫學認為這些症狀的發生都是神經叢功能紊亂的一種表現，但卻缺乏很好的治療方法。中醫從心所藏「神」對意識活動的重要性由這個角度出發，認為這些神經叢功能紊亂的發生，是由於心所藏「神」不足所致，從而運用補養心氣的方法來治療心慌、失眠、多夢，在臨床上取得很好的療效。

心是人體中的「君主」，但和一個國家一樣，人體光靠心這個「君主」是不能完成複雜的生命活動的，那就要求其他的器官來輔佐心，共同完成複雜的生命活動。這個輔佐作用通過肺和肝來完成。肺，中醫稱為「相傅之官」，「相傅」就是輔助的意思，也就是相當於現在的總理，內外國事都要操心。那麼，肺是通過什麼方式來輔助心這個「君主」來完成人體的「內外國事」呢？肺在中醫上又稱為「華蓋」。華蓋是古代皇帝頭頂打的黃傘，肺在人體臟腑中位置最高，左肺又是覆蓋於心臟上方，起到了保護和遮蓋心臟的作用，所以古人稱之為「華蓋」。再來看肺的生理功能。提到肺，我們首先想到的肯定就是呼吸，通過肺的呼吸，人體排出代謝產生的二氧化碳，並且吸入空氣中的氧氣，通過肺部的血液循環（西醫稱為肺循環，也叫小循環），將氧氣運輸到全身各處，以供給全身組織器官利用，中醫把肺的這個功能稱為「肺朝百脈」。為什麼叫「朝」呢？以前封建社會，諸侯、大臣進見天子稱為「朝」，這個「朝」的過程是怎樣的？首先是各諸侯、大臣從四面八方會聚到朝廷，朝拜天子，然後大臣們各自將自己的想法上奏給皇帝，由皇帝根據大臣的意見，制定各種旨意，各大臣再把皇帝的旨意傳達到地方，並具體付諸實施。我們再來看看肺和百脈的關係。百脈在肺匯聚，接著就和肺進行氣體交換，也就是排出自身的二氧化碳，吸入肺中的氧氣，交換完之後，再將氧氣運輸到全身各處，供給全身各組織、器官使用。肺循環的這個過程和諸侯「朝」天子的過程何等的相似！

肺的呼吸，除了氣體交換之外是否還有其他作用呢？在呼吸過程中，除了物質的交換，肺還能直接和大氣接觸，而大氣中除了各種物質成分，它還具有一種信息，那是綜合了溫度、濕度、氣壓等的信息，我們稱之為「氣」。這個「氣」不同於常說的空氣、氣體的「氣」，也不同於前面講的人體基本物質中的「氣」，它是指中國天象學中的一個概念。一年有四季，氣候有著週期性的更替，從春到夏，從秋到冬，事實上天氣每日都有著不同的變化。中國古代天文學認為，每過五日，氣候就會有一個明顯的質變過程，這個氣候中最小的變更單位，中醫稱為「候」。而「氣」呢？中醫稱「三候為一氣」。三候就是十五天，因此「氣」就是每過十五天氣候出現的實質性的變化。十五天一個變化，一年就是二十四個「氣」，這就是我們熟悉的二十四節氣！

肺和大氣直接接觸，當然是最直接感受到節氣變化的臟器，可以說，肺好比是一個氣候的接受儀，能敏銳地感知節氣的變化，並根據變化調節自身的生理功能，使人體能適應各種氣候環境。肺對節氣的感知和適應能力決定了肺的另外一個重要功能，那就是「主治節」。關節炎患者可能都會有這樣的體會，那就是每逢節氣，關節就會出現明顯的痠痛症狀。既然節氣的變化和人體的關節有著密切聯繫，而肺又是人體感知節氣變化，調節自身狀態的器官，那麼，肺對人體關節就也相應具有治理作用，這就是中醫所稱的「主治節」。講到這裡還沒提到肺所藏的精氣是什麼，別急，我們馬上就來探討這個問題。前面已經提到，肺在臟腑中位置最高，這就使得肺還具有另一個作用，這就是在上一章中提到的肺在體內津液輸布中的作用。我們再來重溫一下《內經》關於津液在體內的輸布過程：

飲入於胃，游溢精氣，上輸於脾，脾氣散精，上歸於肺，通調水道，下輸膀胱，水精四布，五經並行。

水通過脾胃的消化吸收，其精華部分最終是「上歸於肺」。原來肺中所藏的精氣就是津液的精華之氣，通過肺對津液的儲藏和釋放，以灌溉人體的各組織、器官，所以中醫又稱肺為「水之上源」。我們把肺的這個儲藏功能和自然界一對照，就更容易理解和接受。河水是高山冰雪融化流入河道所致。冰雪就是水凝聚而成的精華，高山就具有儲藏水的精華的功能。這麼一比較，肺和高山具有多麼類似的作用和地位啊。這就是中醫對生命科學的探究方法，用自然界的客觀規律探討人體生命奧祕的方法。

下面來看心的另一個助手——肝。中醫稱肝為「將軍之官，謀慮出焉」。將軍的職責當然就是要保證國家的內在安定，而要很好地完成這個職責，就需要採取各種手段和謀略來協調各方的關係，肝在人體內就扮演著這個「將軍」的角色，對全身各臟器之間起著疏導和協調的作用。在肝的疏導和協調下，人體各臟器才能協調運轉，而不至於各自為政。肝的疏導和協調作用，從「肝」字的構成我們也可以看出。左邊形旁是月，表示肝的質地是肉質的；右邊聲旁是干，有冒犯、干預的意思，也就表明肝臟的特性就在於干預、協調體內其他臟器的功能活動，中醫學將肝的這個特性稱為「肝主疏泄」。「疏」是疏導，那麼「泄」呢？很多中醫書上將「泄」解釋為「發泄」，這樣的解釋我覺得還不夠準確和貼切。心情鬱悶得到發泄之後的感覺是什麼？我覺得這個「泄」字解釋為舒暢、暢快更為符合肝的特性。肝的疏泄作用不但表現在對臟腑的疏導和調節上，更表現在使情緒舒暢、暢快上。我們平時把生氣稱為「動肝火」，這就是肝對情緒的舒暢作用失調而導致。

那麼，肝為什麼會具有「疏泄」作用呢？肝又是靠什麼來完成「疏泄」呢？這就要歸功於肝所藏的物質——血。有了這個「血」，肝就具有了疏導臟腑、舒暢情緒的資本和能力。為什麼血有這麼大的作用？前面說過，血是人體一切臟腑組織進行生理活動的物質基礎，同樣也是人類精神意識活動的能量提供者，所以血對人體臟腑組織和精神活動的重要性就不言而喻了。日常生活中當兩個人產生糾紛時，最好的解決辦法是什麼？當然是使糾紛雙方都得到利益的滿足。對臟腑來說，最大的利益莫過於對血的需求，肝正是通過對所藏的血的調節和分配，來達到對各臟腑的疏導、協調作用，並達到舒暢情緒的目的。肝對血的儲藏、分配作用，一則可以調節人體在各種狀態下各臟腑對血的不同需求，不至於在劇烈活動、情緒激動等需血量增加的情況下，各臟腑因爭奪血而發生「衝突」，二則可以保證人體進行精神活動所必需的血液支持，避免因缺血而導致精神活動受到抑制而出現情緒抑鬱、心情不舒等疾病。

肝在中醫上還有一個很重要的作用——「罷極之本」。現在大多數的中醫書把「罷極」解釋為「疲勞到極點」，我認為有失偏頗。「罷」有兩個含義：一是停止、休止的意思，二是可以通「疲」字，有疲乏、勞累的意思。這裡的「罷」應該取哪一種解釋呢？我們放一放，先來看一下「極」的意思。「極」就是「極點」的「極」，我們說「物極必反」，這個「極」就是物質狀態發生根本轉變的一個臨界點。例如說月滿月虧，月亮到了最圓（望）之後又要逐漸變缺，等到了完全（朔）看不到之時，又會逐漸豐滿，直到恢復為圓形。這個過程中朔和望可以看作是月亮變化的兩個「極」，物質到了「極」的狀態就會向相反的方向發展。

知道了「極」的含義再來看「罷極」。把它解釋為「疲勞到極點」顯然無法令人信服，若把「罷極」翻譯為「一個狀態發展到極點之後向另一個狀態發展」會更為貼切。我們知道，人體生活在自然環境之中，其生理變化要隨時和自然保持協調和適應，這樣人體才會健康。如春夏氣溫升高，人體就會通過血管擴張、肌肉鬆弛、汗腺分泌增加來適應外界的溫熱環境；秋冬氣溫降低，人體就會通過血管收縮、肌肉緊張、汗腺分泌減少來適應外界的寒冷環境。人體如何來實現與自然的「同步」呢？上面我們講到肺通過對自然界「氣」的變化的感知來調節人體，但「氣」的變化是細微的，十五天就是一個「氣」，因此可以把「氣」看作是外界環境的量變，當「氣」的量變積累到一定程度，就會導致質變。這個量變到質變的臨界點，我們是不是也可以把它看作是一個「極」？例如說春天氣溫轉暖，溫熱的「氣」逐漸積累，到夏季達到極點，然後開始向反方向發展，在秋季氣溫開始變冷，寒冷的「氣」逐漸積累，到冬季達到極點，然後又向溫熱發展，如此反覆循環，形成一年的四季。其中冬春之交和夏秋之交可以說是氣候質變的臨界點，也就是「極」，到了「極」，氣候就會向一個完全相反的方向發展。

人體怎麼來感知「極」，並使自身也出現和自然相適應的反方向變化呢？這就要靠肝臟。也就是說，人體陽氣隨著四季更替會出現生發、旺盛、收斂、潛藏的過程，其中由旺盛轉到收斂，從潛藏轉向生發，這是人體陽氣變化的兩個「極」。這個「極」的變化，就是由肝來掌控。所以中醫說肝為「罷極之本」。可以打個比方，收聽廣播往往要先調到一個大致的波段（粗調），然後再進行細微的調整，以達到最佳的收聽效果（微調）。肝就相當於粗調，它把握人體在自然環境發生「極變」時的內在狀態變化，而肺則相當於微調，它使人體隨時和氣候的量變相適應。有了肺和肝的作用，人體就實現了和自然的息息相通。

前段時間，一患者向我詢問有關身體狀況的問題。把完他的脈，我說你的脈象右脈細弦，左關脈沉弱（有關脈象的詳細機理和意義可參閱第十六章），右脈主氣，細就說明氣不足，弦則說明氣不暢；左關脈主肝，沉弱則說明肝的功能不足，所以我認為你可能會有消化能力差、胃脘脹痛、食欲不振、大便稀溏、容易疲勞、容易感冒等症狀，特別是冬春之交和夏秋之交這些症狀更容易出現和發生。患者聽完，感到非常驚訝，他說，我都沒說你怎麼知道的？去年九月和今年二月我是得了兩次非常嚴重的感冒，自覺胃口、精神都受到很大的影響，你太厲害了。我說，這就是肝為「罷極之本」的道理。

人體各種生理功能的實現，需要充足的物質作為基礎，而人體各種物質都來源於飲食。這就要求人體有一個臟器能將攝入的飲食轉化為人體所能利用的物質，這就是脾，中醫稱之為「倉廩之官」，意思就是掌管糧食的臟器。這裡要說明的是，中醫的脾和西醫解剖學意義上的脾臟有很大的差別，西醫的脾臟只是一個造血器官，而中醫的脾則是綜合了人體所有消化功能的一個總稱。胃和小腸是飲食消化吸收的主要場所，但飲食的消化、吸收，除了胃的磨碎食物作用外，更多地要依賴膽汁、胰液、胃液等消化液對食物的分解和利用。因此飲食的消化是一個系統的功能，這個系統的各組成部分之間是協同工作、密不可分的，中醫學就是將這些協同完成同一功能的物質和器官進行歸納，綜合為一個整體來研究，這也是中醫在臟腑研究中的主導思想和方法。可以這麼來理解中醫意義上的脾：胃和小腸是人體消化和吸收飲食的主要場所，但胃和小腸消化和吸收飲食的動力卻要脾來提供。人體攝入的飲食（包括水飲和食物）通過脾的作用，可以轉化為兩大類：一類是可以吸收利用的精微物質，另一類是無用的糟粕物質。其中的精微物質被人體吸收並加以利用，而糟粕物質通過各種途徑仍舊排出體外，中醫稱脾的這個功能為「運化」。當脾的運化功能減弱時，攝入的水飲和食物就不能轉化為人體可以利用的物質，反而停留在體內，形成各種病理產物，影響人體的營養吸收和糟粕排泄，從而導致各種疾病的發生。如食物內停就會出現消化不良、脘腹飽脹、食欲不振、完穀不化（指大便中夾雜有未消化食物）等症狀，水飲內停則會導致肢體浮腫、嘔逆清水、舌苔厚膩等一系列症狀，對這一類疾病，我們就可以採用健脾助運的方法來治療。

脾在完成對飲食的運化之後，還要把形成的精微物質輸送到心和肺，通過心肺的「主血脈」、「朝百脈」作用將這些精微物質輸送到全身，以供各組織器官利用。中醫將脾的這個上輸精微物質的作用稱為「脾主升清」，「清」指的是「清氣」，也就是飲食經過消化而形成的精微物質。脾的運化和升清作用都有賴於脾所藏的物質——氣。前面一章已經講了，氣是人體生命原物質之間相互作用而產生的一種運動，通過氣的運動，脾才能將外界的各種飲食轉化為人體所需要和能利用的各種物質，也只有通過氣的運動，脾才具有了將飲食中吸收轉化來的精微物質向全身傳遞的動力。也是因為氣具有固攝血液的作用，藏氣的器官——脾也就具有了對血液的統攝作用，所以中醫稱「脾統血」。

氣、血、津液都找到安家的地方了，現在就剩下元陰和元陽這兩種物質了。前面已經講了，元陰和元陽是生命的原物質，它是生命孕育、生長的最初始物質，它們之間的相互作用才使得人體生長發育、繁衍生息，因此，這兩種物質是密不可分的。那麼它們藏在哪裡呢？這就是腎。由於腎所藏的元陰與元陽是生命的原物質，是一切生命活動的源泉所在，所以中醫把腎稱為「先天之本」。正因為如此，人的生長、發育、繁衍的正常進行，就和腎有了密切的關係。我們來看看中醫經典《內經》中有關腎和人體生長、發育、衰老的關係：

女子七歲，腎氣盛，齒更髮長；二七天癸至，任脈通，太衝脈盛，月事以時下，故有子；三七腎氣平均，故真牙生而長極；四七筋骨堅，髮長極，身體盛壯；五七陽明脈衰，面始焦，髮始墮；六七三陽脈衰於上，面皆焦，髮始白；七七任脈虛，太衝脈衰少，天癸竭，地道不通，故形壞而無子也。丈夫八歲，腎氣實，髮長齒更；二八腎氣盛，天癸至，精氣溢瀉，陰陽和，故能有子；三八腎氣平均，筋骨勁強，故真牙生而長極；四八筋骨隆盛，肌肉滿壯；五八腎氣衰，髮墮齒槁；六八陽氣衰竭於上，面焦，髮鬢斑白；七八肝氣衰，筋不能動，天癸竭，精少，腎臟衰，形體皆極；八八則齒髮去。

從這段文字中不難看出，「腎氣」是人體生長、發育、強壯、衰老的關鍵，而這個「腎氣」就是元陰和元陽，在中醫上，又將它們合稱為「精」。人從出生到成人再逐步走向衰老，腎氣也經歷著由實而盛、由盛而衰的變化，可以這麼說，人的一生就是體內腎氣盛衰變化的結果。腎氣盛則人體生長、發育、強壯，腎氣衰則人體衰老、羸弱，腎氣竭則人體走向死亡。講到這裡，前面講的「腎虛」就很好理解了，「腎虛」就是腎中儲藏的元陰、元陽虧損和不足，其中元陰虧損我們稱為「腎陰虛」，而元陽虧損我們稱為「腎陽虛」。元陰和元陽的不足，又會導致人體的生長、發育、繁殖功能下降和減弱，從而出現各種疾病狀態。

在「腎氣」盛衰變化的過程中，由於元陰和元陽的相互作用，又會產生一種特殊的物質，中醫稱其為「天癸」。什麼是「天癸」？「天癸」有什麼用?從上面的論述中可以看到，「天癸」對女子的「月事時下」、「有子」，對男子的「精氣溢瀉」、「有子」有著重要作用，翻譯成現代用語就是和女子的月經來潮、受孕，與男子的初次遺精、生育有直接關係。原來，「天癸」是一種促進人體性功能發育成熟的物質，在女子十四（二七）歲、男子十六（二八）歲時出現。「天癸」的出現，使人體的性腺組織發育成熟，為生育繁衍作好準備。而到了女子四十九（七七）歲，男子五十六（七八）歲，隨著元陰與元陽的消耗以及它們之間相互作用的減弱，「天癸」就會逐漸衰竭，而這時人的生育繁殖能力也會逐漸下降和喪失。元陰與元陽是貫穿人一生的生命物質，那麼對我們來說，了解它們在體內的充足程度以及它們之間相互作用的旺盛程度，意義就非比尋常了。

再回頭看一遍上面《內經》關於人體內「腎氣」變化過程的闡述，我們不難發現，人體有三樣東西和「腎氣」的盛衰有著密切的關係，那就是骨骼、牙齒、頭髮。因此，通過對這三種組織的觀察，就可以了解體內元陰、元陽的充足程度和作用強度。如果骨骼堅硬、牙齒堅固、頭髮烏黑光澤，那就是腎中精氣旺盛的表現，而骨骼鬆脆、牙齒動搖、頭髮枯槁花白，那肯定是腎中精氣衰敗的表現。為什麼骨骼、牙齒、頭髮可以作為腎中精氣是否旺盛的觀察點？心、肝、脾、肺四臟所蘊藏的精氣是否也有類似的外在「哨點」？

要回答這兩個問題，我們需回顧一下元陰、元陽、氣、血、津液五精氣作用的共同點。湖泊儲水，可以灌溉莊稼樹木、滋養大地，那麼五臟所藏的精氣自然就是滋養人體組織，而不同臟腑所藏的精氣滋養的組織是不一樣的，這就使得五臟和五種機體組織發生聯繫，中醫將其稱為「五臟在體」。具體來講，心在體為脈，肝在體為筋，脾在體為肉，肺在體為皮，腎在體為骨。也就是說，心所藏精氣主要滋養的是脈管，肝所藏精氣主要滋養的是筋經，脾所藏精氣主要滋養的是肌肉，肺所藏精氣主要滋養的是皮膚，腎所藏精氣主要滋養的是骨骼。而牙齒作為骨骼的一種延伸，當然也成為了腎所藏精氣滋養的對象。

在清朝醫家陳士鐸的《石室祕錄》中記載了這樣一個長齒的方法：

雄鼠脊骨全副，餘骨不用，尾也不用，頭也不用……新瓦上焙乾為末，不可燒焦，乘其生氣也，用一瓷瓶盛之。每日五更時，不可出聲，將此藥輕擦在無牙處，三十六擦，藥任其嚥下，不可用水漱口，一月如是。日間午間擦之更佳。

鼠在十二生肖中稱為「子鼠」，而「子」在方位上又屬於北方，屬水，這表明鼠是秉受「腎氣」最足的動物。這點可以從老鼠極其旺盛的繁殖能力（腎主生殖和發育）上得到印證。而脊骨又是老鼠的腎氣最為集中的地方（腎主骨和脊髓），用它來長牙，其中蘊涵的深意非常值得玩味。不要小看古人這種對生命與疾病的探索方式，很多現代醫學認為不可思議的疾病，就是中醫運用這種獨特的思維方式解決的。這裡面的道理，現在雖然還不是特別明白，但可以隱隱感到有一個天地造化的奧妙在召喚著我們，而中醫正是揭開這個奧祕的一把鑰匙，沿著古人指出的方向，我們必將在生命與疾病的探索中取得新的突破和發現。

關於腎與骨骼的關係，在這裡我還可以講個小故事。我親戚的女兒在跳舞時不慎摔了一跤，導致左手尺骨、橈骨骨折。當時做了尺骨、橈骨的切復內固定手術，但是術後骨折端一直沒有骨痂生長，半年後西醫診斷為「骨折後骨不癒合」，認為需要重新再做植骨手術。這時我親戚來向我諮詢，問我植骨手術的效果怎樣，這個手術值不值得做。我告訴他說，骨折後不癒合，說明機體本身的骨骼生長能力差，這個生長能力不是植骨所能解決和改善的，更何況植骨手術過程中骨骼的骨膜被剝離，又會加重對骨骼生長能力的破壞，所以我認為手術效果肯定不會好，甚至會使情況更加惡化。對骨折不癒合的治療，最正確的應該是改善和提高機體本身骨骼的生長能力。我親戚又問，那怎麼樣才能改善人體的骨骼生長能力呢？我說，中醫認為，骨骼的生長和腎中的精氣有著密切的關係，骨骼生長能力不足，可以通過「補腎」的方法來治療。我親戚覺得有道理，採用了我的方法，結果用「補腎」類中藥（杜仲、骨碎補、金毛狗脊、川斷、鹿角膠、熟地、枸杞、山茱萸）連續治療了三個月後，X光片顯示骨折斷端完全癒合。這也有力地證明了中醫對人體物質和功能之間聯繫的探索方法是完全可取和正確的。

既然五臟精氣所滋養的組織不同，那麼不同組織的營養狀態和功能盛衰就能反映出五臟精氣是否充足、五臟功能是否強盛，所以對脈、筋、肉、皮、骨五種組織的觀察可以使我們了解五臟精氣的情況。

而脈、筋、肉、皮、骨五種組織各自在體表有其精華聚集顯現的地方。如脈在體表的精華顯現是面部，因為面部是人體毛細血管最豐富的地方，面部的色澤可以反映出脈管彈性及脈管中血液的充盈程度。筋在體表的精華顯現是「爪甲」，中醫稱「爪為筋之餘」，也就是指人體的指（趾）甲是體內「筋」的延伸，所以指（趾）甲的光澤、平整與否就反映了「筋」的情況。肉在體表的精華顯現是唇部，唇部是人體體表唯一沒有皮膚覆蓋的肌肉組織，所以也是肌肉營養狀況的最佳反映。皮在體表的精華顯現是毛，有句成語叫「皮之不存，毛將焉附」，也就是說，毛是依附於皮而存在的，所以，毛的營養狀況和精氣之間的關係比之於皮來得更為靈敏。骨在體表的精華顯現是頭髮，人年老時骨骼鬆脆，頭髮也隨之變白，可見頭髮的榮枯和骨骼的強壯有著一定的關聯。既然面、爪、唇、毛、髮是脈、筋、肉、皮、骨在體表的精華顯現，那麼，這五處也同樣是五臟精氣的外在顯現，所以中醫稱：

心，其華在面；肝，其華在爪；脾，其華在唇；肺，其華在毛；腎，其華在髮。

既然五臟精氣在體表有其精華顯現的部位，那麼，這些部位的色澤和形態的變化都可以反映五臟精氣的變化，通過對這些變化的研究也就可以推斷五臟精氣的情況，這就是中醫望診的依據所在。

五臟所藏的精氣為人體的各種生命活動提供了能量，精氣在轉換為能量的過程中會發生各種變化，而體內的五種體液（汗、淚、唾、涎、涕）就是五臟精氣變化的結果。怎麼理解體液和精氣之間的關係？我們來舉個簡單的例子。水加熱後會變成水蒸氣，水蒸氣中攜帶有大量的熱能，而當水蒸氣遇冷凝結為水滴時，便釋放其所蘊涵的能量，而當能量釋放後，水也重新由氣態恢復到原來的液態形式。精氣與體液之間的關係也可以用水蒸氣與水之間的變化過程來理解，五臟精氣在完成對機體組織的滋養後，隨著其能量的釋放，五臟精氣也就轉化為人的五種體液，中醫稱這五種體液和五臟之間的關係為「五臟在液」。具體來說，五臟和五液之間的關係分別是：心在液為汗，肝在液為淚，脾在液為涎，肺在液為涕，腎在液為唾。

講到這裡，問題又來了，心在液為汗還好理解，因為心中精氣灌注於脈，而精氣中能量釋放，通過汗孔而外出為汗，但肝、脾、肺、腎和淚、涎、涕、唾之間的關係又是如何確定的呢？要解釋這個問題，我們便要引入中醫學的「五臟開竅」理論。

人生活在各種複雜的自然環境之中，人體的各種生理活動也和外界環境、氣候等有著密切的關係，如夏天血管擴張、汗腺分泌增加，而冬天則血管收縮、汗腺分泌減少，人體也會隨著四季的更替出現不同的生理變化以適應外界氣候環境的變化。人體為什麼會隨著外界的變化而不斷調節自身的生理狀態呢？前面已經講過了，人體自身的生理狀態主要是受五臟精氣的調節，那麼，要使五臟精氣和外界環境緊密聯繫起來，這就要求人體有和外界交換信息的器官，通過這些器官，使五臟能隨時得到外界的信息，從而不斷調整自身精氣的釋放和使用。這些和外界交換信息的器官就是舌、眼、口、鼻、耳五官，這五官和五臟之間的聯繫就是中醫所稱的「五臟開竅」。其中心開竅於舌，肝開竅於目，脾開竅於口，肺開竅於鼻，腎開竅於耳。

五臟開竅理論的提出，使五臟和外界之間有了交換信息的中轉站，外界的各種變化可以通過五官將信息傳遞到五臟，而使五臟產生不同的生理變化。另外，五臟的功能狀態也能通過五官反映出來，五官功能正常與否，取決於五臟精氣是否充足。例如：舌的味覺功能減弱，是心中精氣不足的表現；眼睛乾澀、模糊是肝中精氣不足的表現；鼻不聞香臭是肺中精氣不足的表現；耳聾失聰是腎中精氣不足的表現等等。了解了五臟開竅，我們也就不難理解五臟和五液之間的聯繫了。

通過五臟的「在體」、「在液」、「在竅」，五臟和人體的皮、肉、脈、筋、骨五種組織，鼻、口、舌、目、耳五官七竅，涕、涎、汗、淚、唾五種體液聯繫成為三個以五臟為中心的系統。而這五體、五液以及五官的變化，均可以反映出五臟內在機能的強盛情況和蘊藏物質的充盈程度，從而讓我們了解到五臟的工作狀態。

在這五體、五液、五官之外，五臟還和人體的情志變化有著密切的關係，這就是中醫說的五臟「在志」。所謂「在志」，指的就是五臟和五種情志之間的聯繫。這五種情志分別是喜、怒、憂、思、恐，它們和五臟的對應關係是：心在志為喜，肝在志為怒，肺在志為憂，脾在志為思，腎在志為恐。

五臟為什麼會和情志有關係？在「五臟開竅」中我們曾經講到，五臟通過五官來達到和外界交換信息的目的，五臟根據外界信息的變化隨時調整自身的功能狀態以達到和外界相適應的目的，情志變化就是外界信息導致人體產生的精神意識活動。這種精神意識活動，其實也是五臟在外界信息影響下對自身活動進行調節的結果，因此，我們可以認為，情志活動是五臟所藏精氣的變化結果。

既然情志活動是五臟精氣所化生，那麼過度的情志活動勢必對人體的五臟精氣造成影響和損傷。我們往往會有這樣的體會，在發怒或情緒不愉快時會感到兩脅或肝區脹痛，在思慮過度的情況下會出現飲食不香、胃脘飽脹等症狀，這些其實都是情志對五臟精氣造成損傷所致。根據五臟和情志的對應關係，任何一種情志的過度刺激都會導致相應臟腑的損傷。具體來說，過喜則傷心，過怒則傷肝，過思則傷脾，過憂（悲）則傷肺，過恐則傷腎。反過來講，由於喜、怒、憂、思、恐分別是五臟精氣所化生，所以，五臟精氣的充足程度也會影響人體情志的變化。如心中精氣有餘，則會喜笑不休；心中精氣不足則會悲傷易哭、心神不寧、焦慮失眠。肝中精氣有餘，則會急躁易怒，甚則狂躁不安、打人毀物；肝中精氣不足，則會情志抑鬱、心情不舒。肺中精氣不足則會出現多愁善感、憂愁難解，甚則悲傷不止。脾中精氣不足，則易於多慮多疑。腎中精氣不足，則多恐易驚。

情志變化和五臟精氣的關係體現了情志活動對五臟的影響，也給我們提供了治療情志疾病的新思路，那就是通過調節五臟精氣的方法來治療某些精神性疾病。將人的情志變化和五臟功能、體內精氣緊密結合在一起，使人的情志活動不再以一種單獨的精神意識活動而存在，這是中醫對情志的獨特的認識。通過這種認識，中醫創造了多樣而有效的情志類疾病的治療方法。

【第八章】情志與疾病

對外界信息能產生情志反應是人區別於其他動物的重要特徵之一，不同的外界信息會使人產生不同的情志變化。如遇到開心的事會笑，遇到傷心的事會哭，遇到恐懼的事會害怕、緊張等等，其中比較常見的情志變化有喜、怒、憂、思、悲、恐、驚這七種，中醫將它們稱為「七情」。七情中的悲和憂性質相似，恐與驚性質相似，所以中醫又把七情進行歸納合併，最後形成喜、怒、憂、思、恐這五種最具有代表意義的情志變化，稱之為「五志」。

在上一章裡，我們已經探討了情志和五臟精氣的關係，了解到情志的變化往往是外界信息影響下五臟精氣發生變化的結果，因此，情志是物質的，它是物質運動變化的產物，而影響情志變化的就是五臟精氣。五臟是人體五個藏精氣的倉庫，五臟又通過五官和外界進行密切的聯繫和接觸，外界的信息通過五官傳遞給五臟，五臟再根據外界的信息不斷調整自身精氣的儲存和活動狀態，使人體隨時和外界相適應。在五臟的自身調整過程中，五臟所儲藏的精氣也在不斷地發生運動和變化，這種精氣的運動變化表現在內就是臟腑功能的改變，表現在外就是各種精神情志的反應。例如說，我們受到突然的驚嚇，在出現心跳加快、肌肉收縮、汗腺分泌增加等臟腑變化的同時，也會產生驚恐的情志變化。所以，對情志的變化，我們可以看作是五臟精氣在外界刺激下產生的與外界相適應的變化和活動。

中醫在「整體—平衡」的研究思路以及在長期的臨床觀察中發現，五志和五臟的對應關係如下：喜和心相關，怒和肝相關，憂和肺相關，思和脾相關，恐和腎相關。也就是說喜是心臟精氣在外界刺激下的變化活動，怒是肝臟精氣在外界刺激下的變化活動，憂是肺臟精氣在外界刺激下的變化活動，思是脾臟精氣在外界刺激下的變化活動，恐是腎臟精氣在外界刺激下的變化活動等等。這樣，人的情志變化就和人體五臟精氣有了直接關聯，情志變化不再是一種單獨存在的意識活動，而是人體內在物質在精神意識上的外在表達。這也讓情志活動這種看不見、摸不著的精神意識領域的變化，可以通過五臟精氣這個具體物質來具象化和物質化。我們既可以通過情志的變化來推測五臟精氣的充足程度和活動狀態，也可以通過調節五臟精氣來實現對情志的改變，而這無疑是中醫學對情志疾病的卓越見解和發現。

既然五臟精氣的運動變化產生了喜、怒、憂、思、恐等情志變化，那麼情志變化也就必然要消耗五臟的精氣。在正常的情志活動中，對五臟精氣的消耗，機體可以通過自身的調節和補養加以恢復，所以對人體不會造成特別的傷害。但如果情志活動過於激烈或過於持久，對五臟精氣的消耗就超過了人體自身調節的能力和範圍，這就會導致五臟功能的失調而產生各種各樣的疾病。根據上面五志和五臟的對應關係，我們很容易就可以知道，過喜會損耗心臟精氣，導致心臟功能失調；過怒會損耗肝臟精氣，導致肝臟功能失調；過思會損耗脾臟精氣，導致脾臟功能失調；過憂（悲）會損耗肺臟精氣，導致肺臟功能失調；過恐會損耗腎臟精氣，導致腎臟功能失調等等。因為過激或過久的情志活動所損傷的是五臟的精氣，所以，在導致五臟功能失調的同時，也會導致體內精氣的運動狀態受到影響和破壞，出現各種病理現象。具體來講，情志對五臟精氣運動狀態的影響有以下幾種情況：

怒則氣上。我們都會有這樣的經歷，在大怒或極度生氣時，人會有頭暈腦脹、頭重腳輕的感覺，甚至有很多因發怒導致腦溢血而死亡的實例，這就是怒則氣上的含義。

喜則氣緩（渙）。正常情況下，喜是對身體有益的一種情志活動，也可以稱其為「良性情志」，它能達到緩解精神緊張、舒暢情緒的作用。但是喜樂過度或是暴喜則會導致心氣渙散、神不守舍、精神不集中、失神狂亂，甚至神氣消亡而死亡。在《說岳全傳》中，牛皋因生擒了金兀朮而過度興奮，最後大笑而亡，正是暴喜過度導致心氣耗竭的悲劇。

悲則氣消。悲哀可以使人的精氣耗散，所以在悲哀情緒過後，人往往會覺得軟弱乏力、精神疲憊。

思則氣結。思為脾中精氣的運動變化所生，過度思慮會損傷脾中精氣。而脾中精氣最主要的功能則是對飲食的運化，所以過思常會導致人體的消化吸收功能下降，出現胃脘脹悶、納食不香、噯腐吞酸等胃腸動力遲滯的症狀，中醫稱這種遲滯為「氣結」。

驚則氣亂。在受到驚嚇時，我們會出現心悸心慌、心神不定、驚惶失措等反應，這就是「驚」這種情志刺激導致體內氣機紊亂的結果。

恐則氣下。在電影或電視中，我們常會見到一個人因極度恐懼而出現大小便失禁的場景，這就是因為恐導致氣機下陷。

這些情志變化對人體臟腑以及精氣運動狀態造成的影響，中醫也稱為「七情內傷」。過度的情志刺激導致的疾病，我們最熟悉的恐怕就是「范進中舉」了。當屢試不中的范進得知自己中了舉人的消息後，神志開始異常，旁人怎麼也不能使他安靜下來。就在大家束手無策的時候，有人請來了范進的丈人胡屠戶。胡屠戶是個殺豬的，范進平素最怕的就是這位丈人。他丈人來了之後二話不說，眼睛一瞪，隨手給了范進一個耳光，受到驚嚇，范進的神志也就恢復正常了。從這個故事中我們也可以看出，不同的情志之間也有著一定的關聯，一種情志會對另外一種情志產生剋制和制約作用，這在中醫上稱為「情志相勝」。

情志之間存在著這種「相勝」關係還得從情志和五臟精氣的關係談起。前面我們講到的五臟之間的相剋關係，那就是心剋肺、肺剋肝、肝剋脾、脾剋腎、腎剋心。所謂剋，也就是剋制和制約的意思，五臟相剋，也是指五臟之間的相互制約關係。五臟的相剋使五臟成為一個互相制約的整體。而情志活動作為五臟精氣活動的結果，自然也受到五臟相互制約關係的影響，這就產生了情志之間的相互制約關係，這在中醫上稱為「情志相勝」。

根據五臟相剋的關係，對應到情志上就是：喜勝憂（悲）、憂勝怒，怒勝思，思勝恐，恐勝喜。「范進中舉」故事中所用的方法正是「情志相勝」中的「恐勝喜」，利用他對丈人的恐懼心理來治療他因過喜而造成的神志失常，從而使神志恢復正常。

「情志相勝」理論的提出，給情志疾病的治療提供了更多的方法。在中國金元時期，就有一位擅長用情志相勝理論治療情志疾病的醫生，他被後世稱為「攻邪學派」的創始人。張從正，字子和，號戴人，約生活在一一五六至一二二八年。臨床治病中，他對「汗」、「吐」、「下」三法的運用具有獨到見解，並積累了豐富的經驗，對中醫學的「祛邪學說」的發展作出了不可磨滅的貢獻。此外，他對中醫的情志相勝理論也多有發揮，善於運用以情治情的治療方法，巧妙地治癒情志因素導致的疾病。對中醫的情志相勝理論，他有著更深入的闡述和發揮，他認為：

> 悲可以治怒，以愴惻苦楚之言感之；喜可以治悲，以謔浪褻狎之言娛之；恐可以治喜，以迫遽死亡之言怖之；怒可以治思，以侮辱欺罔之言觸之；思可以治恐，以慮彼志此之言奪之。凡此五者，必詭譎詐怪無所不至，然後可以動人耳目，易人視聽。

下面我們就來看幾個有關他治病的小故事，從中也可以得到很多對情志疾病治療的啟發。

當時的息城司侯聽說父親死於強盜之手，過度悲傷，大哭了一場之後就覺得心下疼痛，疼痛一天比一天嚴重，並逐漸形成結塊。一個月後，結塊有一個杯子般大小，形狀就像倒放在桌子上的杯子，疼痛難忍，多方用藥，都沒什麼效果，最後請張從正來診治。張從正問清了起病的原因之後，想了個治療的辦法。他從巫師那裡借來道具，扮起巫師來，一手持桃木劍，一手拿著硃砂畫的符紙，並且在口中唸唸有詞：「天靈靈，地靈靈，太上老君速速如律令……」患者看到他這個架勢，忍不住開懷大笑，過了兩天，心下的硬結就漸漸散開，疾病痊癒。後來，患者問他，為什麼沒吃藥病就好了。張從正告訴患者，這就是《內經》上說的「喜勝悲」這種情志治療方法。因為喜是心臟精氣的變化活動，心在五行中屬火，而悲是肺臟精氣變化活動的結果，肺屬金，火能剋金，所以，喜悅情緒能剋制悲憂的情緒，從而達到治癒疾病的目的。

第二個故事講的是一個過度思慮導致失眠的患者。一個富家的婦人，平時就多思，兩年來都無法入睡，吃了很多的安神藥都沒有療效。她丈夫聽人說張從正很擅長治療這類疾病，於是就請張從正前來給妻子診治。張從正問了起病的原因，並把了脈，悄悄對患者的丈夫說，要治好你妻子的病，還需要你的配合。丈夫問，要我怎樣配合呢？張從正說，我要想辦法使你妻子發怒，你只要照我說的辦就行了。說完，他大聲對婦人說，要五十兩銀子做診金，還要好酒好菜招待我吃上三天，我才能給你治病。說完向患者丈夫使了個眼色，丈夫連聲說好。在接下來幾天裡，張從正只管喝酒吃菜、聊天取樂，絲毫不談論婦人疾病的治療，婦人的丈夫也和張從正一起喝酒聊天，似乎也忘了還有他妻子在等著治療。如此吃喝了三天後，張從正也沒給婦人看病，拿了五十兩的診金就不辭而別了。那婦人看張從正吃喝了三天，不但沒給自己治病，還拿走了五十兩銀子，自己的丈夫好像還一點事都沒有，根本不再提治病的事，不由得勃然大怒，大罵起張從正和自己的丈夫來。罵了一通後她感到疲乏了，竟然沉沉睡去。這一睡就是

七、八天。婦人的丈夫還有些擔心，但張從正給患者查看過後說，你放心，沒事，病人脈象和緩，讓她自然醒來病就好了。患者醒來後，困擾她兩年之久的失眠症就好了。這時丈夫才告訴妻子，是張從正要故意讓她生氣，通過「怒勝思」這種方法來治療她因過思而導致的失眠症。婦人這才連忙向張從正致謝，張從正也笑著說，以後還要注意不要過度思慮，否則病情還會反覆，說完就奉還了先前拿的五十兩銀子，又囑咐了一些日常注意事項就離去了。

還有一個故事則說明張從正在運用「情志相勝」法治療情志疾病的同時，他還別出心裁，創造出獨特而有效的以情治情的方法。

一個婦人，在旅途中遇到有強盜來客棧搶劫，並且還火燒客棧，婦人因此受到很大的驚嚇。回到家後，她只要聽到聲響就會害怕，甚至失去知覺。因為婦人的疾病，家裡的傭人們走路時都得小心翼翼，生怕弄出聲響驚嚇到女主人。家裡為她請了當地的很多名醫，醫生都認為是心神不寧所致，於是用定志丸、珍珠、人參、硃砂等藥物治療，但治療了一年多都沒有見效。這時，病家邀請張從正前來治病。張從正了解了患者的發病過程後說，這個病是因為驚恐而引起，要治療，必須先去掉患者驚恐的病因，這不是藥物能取效的，而是要讓患者逐漸對外界的響動和聲音習以為常，習以為常了，見怪不怪，病就好了。

如何讓病人對外界的聲音習以為常而不感到驚怕呢？張從正讓患婦坐在高高的椅子上，讓兩個侍女各抓住患婦的一隻手，在婦人所坐的高椅前面正中放一個矮的木茶几，並叫那個婦人看著這個木茶几。這時，張從正拿起一個木錘猛地擊打這個茶几。婦人聽到聲音後又大驚失色，張從正於是對婦人說，你已經看到了，是我用木錘敲打茶几發出聲音，這有什麼好怕的呢？婦人聞聽，覺得有理，恐懼心理稍稍減退。這時，張從正又說，我現在要用木杖來敲打門，你看這可不可怕。說著，便用木杖在門上擊打了數下，婦人見狀對聲音的恐懼感又減少了幾分。張從正見她對聲音的恐懼感已經大大減輕，又叫人暗自擊打婦人背後的窗戶。第一次敲時，婦人還是有些懼怕，身子猛地一抖，但過了一會，看到自己並沒有受到什麼傷害，便慢慢平靜下來。當第二次敲窗戶的聲音傳來，婦人已經不害怕了，第三次再敲，那婦人竟笑出聲來，對張從正說，是誰這麼無聊，在我背後敲窗戶玩。張從正這時也笑著說，恭喜夫人，你的病已經好了。患者家屬還不放心，怕她只是暫時的好轉，於是夜裡派家丁在婦人房外擊打門窗，從晚上一直到第二天清晨，婦人都沒有被驚醒。病家問張從正，這是什麼治法？張從正說，《內經》有句話叫「驚者平之」，「平」的意思有兩種，一是使之平息，二是使之平常化。因為一個人對習以為常的東西是不會感到驚怕的，我的治療就是讓患者對外界的聲音刺激逐漸習慣，從而解除她的害怕情緒。我把矮茶几放在她面前，讓她往下看的目的，是因為驚怕是神志上越的表現，而往下注視，則可以使神志內收，以平息她的驚怕情緒，因此能治癒患者對聲音異常驚怕的疾病。

通過情志之間的制約關係，用一種情志活動來治療另一種情志引起的疾病，這是中醫學對情志疾病的創造發明。此外，將情志活動和人的五臟精氣有機結合起來，也為情志活動的藥物治療提供了新的思路。根據五志和五臟精氣的關係，我們就可以將各種情志疾病和五臟精氣有餘或不足直接掛鉤，通過調節五臟精氣的方法來治療各種情志疾病。如喜笑不休是心中精氣有餘的結果，可以通過瀉心火來治療；悲傷不已是肺中精氣不足的表現，可以通過補肺氣的方法來治療；急躁易怒是肝中精氣過旺的表現，可以通過瀉肝火的方法來治療；思慮難解是脾中精氣不足的表現，可以通過健運脾土的方法來治療；易受驚怕是腎中精氣不足的表現，可以通過填精益腎的方法來治療。我們再來看幾個古人通過藥物治療情志疾病的例子。

張從正路過亳州時，遇到一個婦人，喜笑不止半年餘，當地醫生都束手無策。張從正將鹽塊燒紅，放冷後研細，再用河水一大碗，同煎四、五沸，等水溫合適時，讓病人飲下，並用釵探咽喉，使病人嘔吐，吐出熱痰五升，再用解毒湯（黃連、黃柏、黃芩、梔子）。患者服用數日後，喜笑漸漸停止，恢復正常。喜笑不止為心中精氣有餘，鹽和解毒湯都是瀉心火之藥，通過一吐一瀉而使心火得平、喜笑得止。

也有很多關於和張從正同為金元時期四大名醫之一的朱丹溪治療情志疾病的記載。如朱丹溪治療一個婦人，年十九歲，平素多怒，性子急躁，有一天突然大叫一聲而昏厥過去。家人急忙請朱丹溪來治療，他認為，平素多怒而急躁，則表明肝氣有餘，今發作是因怒則氣上，氣血上衝頭目而導致神昏不醒。於是用香附、川芎、甘草、童便、薑汁煎藥，並吞服用青黛、人中白、香附研粉做成的藥丸。一劑服下患者就漸漸甦醒，再用導痰湯加黃連、香附、生薑煎服，吞當歸龍薈丸而治癒。怒而發厥是肝氣有餘、氣火上衝所致，所以朱丹溪用香附、川芎、青黛、童便、當歸龍薈丸等清肝火之藥使患者怒止神復，而疾病得以治癒。

宋代時一個婦人無故悲泣不止，家裡人認為是鬼怪附身，請了很多的道士做法事，可是根本沒什麼效果，後來在別人的推薦下請名醫許叔微前來診治。許叔微說，這不是鬼怪所致，是肺氣虛的緣故，治療當以補益肺氣的辦法，肺氣充足而悲慼自會停止。於是給處方用甘麥大棗湯（甘草、淮小麥、大棗），連服十四帖而癒。有人問他，既然是肺氣虛，為什麼要用補脾藥呢？許叔微答，這就是虛則補其母的道理呀。肺屬金，脾屬土，土能生金，所以補脾就能使肺氣漸漸充足（可參閱第三章中有關內容），從而治癒患者的悲泣不止的疾病。

從以上幾則古代醫家的醫案中，我們可以看到，中醫通過對五臟精氣的補瀉治療了很多的情志疾病，而且療效不錯，中醫這種將五臟精氣和神志變化緊密聯繫起來的研究思路和方法，無疑是正確而科學的。而且從上面的醫案也不難看出，情志疾病多為婦女所好發，這和古代婦女的地位低下，往往容易產生鬱悶、多愁善感等情緒有一定的關係，再加上婦人自身月經的週期性變化，也容易對情緒造成一定的影響，這也是婦女情志疾病的發病率遠遠高於男子的原因之一。

上面講到的喜、怒、憂、思、恐五志除了會影響到五臟的精氣和功能，當這五種情志變化到了一定程度時，還會出現質的變化，從而成為一種「內火」，對人全身的平衡造成影響和破壞，導致五臟機能失調，從而產生各種疾病，這就是中醫所說的「五志過極皆化火」的理論。所謂內火，實際上是指各種因素導致的人體內在臟腑機能亢進而出現的病理狀況，其中情志因素與「內火」的產生有著重要的關係。「內火」在臨床上常見的症狀有：面紅目赤、心煩失眠、口渴喜冷飲、大便祕結、小便短赤、口舌生瘡等。當「五志化火」的情況出現，我們的治療也應該以瀉火為主要的原則。

通過上面的介紹，我們了解到人的情志活動和五臟之間的精氣存在著密切的關係，不同的情志活動，不但受到五臟精氣的盈虧程度及其活動狀態的影響，反過來也會影響到五臟精氣的盈虧及其活動狀態。而且，因為情志活動是五臟精氣活動的結果，所以不同的情志之間也存在著相互剋制和制約的作用。將情志與五臟精氣這個物質基礎緊密聯繫在一起，使情志活動不再是一種看不見摸不著的精神活動，而是一種可以判斷、可以把握的物質活動，這就使我們可以通過調節和補瀉五臟精氣的方法來治療情志疾病。「情志相勝」這種獨特的治療方法，也豐富了我們治療情志疾病的方法。

【第九章】飲食的通道

什麼是六腑
飲食進入人體的七道關隘
食物的通道——胃、大小腸
水飲的通道——三焦、膀胱
清淨之府——膽
五臟與六腑的表裡關係
腦與中風

「六腑」是膽、胃、小腸、大腸、膀胱、三焦這六個臟器的總稱。為什麼這六個臟器要稱為「腑」呢？「腑」由兩部分組成，形旁是「月」，表明這是肉質的臟器；聲旁是「府」，「府」就有宅第的意思，也就是房屋，房屋當然是有一個空間，可以住人，也可以儲物。把膽、胃、小腸、大腸、膀胱、三焦這六個臟器和前面介紹的五臟（心、肝、脾、肺、腎）一比較，我們就知道五臟是五個實質性的臟器，而六腑是六個帶空腔的臟器，所以稱之為「六腑」。六腑既然是六個有空腔的器官，那麼，這個空腔用來放置什麼東西呢？那就是飲食。

人體從母體中分娩出來後，就要靠飲食來提供自身生長發育、新陳代謝所需要的物質能量。飲食分為兩大類，一是固態的食物，二是液態的水飲。這兩類不同的物質，經過五臟中脾的運化，分為精微物質和糟粕物質兩部分，精微物質被吸收入人體，為人體所利用，糟粕部分則通過不同的途徑排出體外。而飲食從進入體內到排出體外總共要經過七個主要部位，在這七個特定的部位中完成消化、吸收、排泄的過程。這七個部位在人體飲食的代謝過程中就猶如七個「關隘」，所以在中醫上又稱其為「七衝門」，「衝」就是要衝、關隘的意思。《難經》[12]中描述這「七衝門」為：

> 脣為飛門，齒為戶門，會厭為吸門，胃為賁門，太倉下口為幽門，大腸小腸會為闌門，下極為魄門。

口脣為飲食進入人體的第一道門戶。口脣就像是一個門扇，通過開合可以控制飲食的進入，所以稱脣為「飛門」。「飛」通「扉」字，就是門扉、門扇的意思。

通過口脣，飲食要進入體內還有第二道門戶，那就是牙齒。食物要經過牙齒的咀嚼才能下嚥，牙齒可以說是食物進入人體內的「門戶」，所以稱齒為「戶門」。

會厭是人氣管和食道交匯的地方，飲食要在這裡經過會厭的吸納進入到食道而不是氣管，所以會厭對飲食具有引導和吸納的作用，故稱會厭為「吸門」。

「賁門」是胃的上口，即胃和食道相連的部位。「賁」同「奔」字，是食物由食道奔向胃的意思。

「幽門」是胃的下口，也就是胃和小腸相連的部位。「太倉」就是指胃。為什麼要將胃和小腸相連的部位叫幽門呢？「幽」在字義上有深邃的意思，食物經過胃到達小腸，而小腸是人體中最長的臟器，可以說是深邃幽遠，從胃到小腸這個關口，是不是有點成語中「曲徑通幽」的味道？所以，中醫學將胃和小腸的連接口稱為「幽門」。現代醫學也沿用了中醫學的名稱，稱胃的上、下口為賁門和幽門。

經過胃的研磨和初步消化，食物由原來的大顆粒物質變為容易吸收的小顆粒物質，所以，小腸是食物得到充分消化和食物中精華物質被人體吸收的重要場所。食物在這裡停留並等待吸收，因此小腸和大腸交界處被稱為「闌門」。「闌」通「攔」字，就是阻攔、阻擋的意思，也就是說食物在這裡受到阻擋，進而其中的精華被吸收入人體。

「下極」就是人的消化通道的最末端，也就是現代所稱的肛門，它是人體排泄糟粕的地方，所以稱為「魄門」。「魄」通「粕」字，也就是糟粕的意思。

飛門、戶門、吸門、賁門、幽門、闌門、魄門這七個「闗隘」構成飲食在體內傳遞和吸收的途徑，而六腑就是這個途徑中最為重要的幾個臟器。其中胃、小腸、大腸是食物傳遞、消化、吸收、排泄的通道，三焦、膀胱是液體水飲傳遞、儲藏、排泄的途徑，而膽則主要是儲藏膽汁，以幫助脾對飲食的運化。所以在中醫上稱六腑的生理功能為「傳化物而不藏，故實而不能滿」，所謂「傳化」，就是傳導和消化的意思。下面我們就分別來探討這些臟器的功能和特性。

胃。胃字的構造也形象地反映了胃的功能，「月」表示胃的質地，「田」則體現胃的功能。田是種植和出產糧食的地方，在人體，這個「田」就是出產人體需要的各種養分的地方，所以胃在人體中的作用主要是容納、消化食物，使之轉化為人體可以吸收利用的營養物質，這個作用，中醫學稱之為「受納」和「腐熟水穀」。「受納」指的是接受、容納的意思，胃作為一個空腔臟器，是飲食磨碎和初步消化的地方，而要磨碎和消化食物，首先要使食物在一個固定的空間停留一定的時間，胃就是食物停留等

12《難經》，為秦越人撰寫，有人認為此書是依《黃帝內經》的範圍而作。另有一說，認為其作者為古代神醫扁鵲。《難經》有八十一篇答問，又稱「八十一難」，包含把脈、經絡、解剖、五臟疾病、針灸療法等相關學問。

待進一步加工的第一個場所。食物停留於胃，經過胃的蠕動和胃液的消化，得到初步加工，原先的大顆粒食物轉化為小顆粒食物，由難吸收轉化為易吸收，這個過程我們稱為「腐熟」。胃與脾是人體消化飲食最主要的臟器，是人體獲得營養供應的重要保障，缺少了脾胃的正常運轉，飲食的消化和吸收就不能正常進行，人體的生長發育、新陳代謝也就沒有了物質來源，脾胃在人體中的重要性是不言而喻的，所以中醫稱這兩個臟器為人的「後天之本」。胃在完成受納和腐熟水穀之後，還要將初步消化過的食物傳遞到小腸，在那裡完成對食物精華物質的吸收。所以胃還必須具備向下傳遞食物的功能，這在中醫上稱為「胃主通降」。所謂「通降」，有兩層含義：一是通暢。胃的賁門接受來自於食道的食物，又通過幽門將磨碎消化過的食物傳遞到小腸。這個過程必須暢通，一有堵塞，則食物的消化吸收過程就會受到影響，導致飲食在體內停滯，引起納呆、胃脘脹悶、大便不通、噯酸腐氣、口中異味等疾病。二是下降。食物由賁門入胃，從幽門出胃，是一個自上而下的過程，如果這個下降過程失常，食物不往下傳遞到小腸，反從賁門向食道方向逆行的話，就會出現噁心、嘔吐、泛酸、呃逆等疾病。所以說，通降是胃的生理功能中重要的一個環節，中醫也稱胃「以降為和」。

小腸。小腸是飲食消化和吸收的主要場所，中醫稱小腸為「受盛之官」。「受」是接受的意思，而「盛」在古代是指用來祭祀用的黍稷（穀物），「受盛」也就是接受祭祀用的黍稷。用來祭祀的黍稷肯定是加工過的，而小腸接受的是經過胃初步消化的食物，它比起剛進入體內時，是初步加工過的一種精細化了的食物，所以小腸被稱為「受盛之官」。小腸接受了胃傳遞過來的初加工過的食物，接下來要做的事就是將食物進一步消化成為人體可以吸收和利用的物質，並將其中的精華物質吸收，提供給人體使用，最後再將剩下的糟粕物質向下傳遞給大腸，由大腸排出體外。小腸的這個功能，中醫上稱之為「分清泌濁」。「分清」就是指將飲食中的精華物質和糟粕物質分開，並將精華物質吸收；「泌濁」是指將經過消化吸收後殘留的糟粕物質傳遞給下面的臟器——大腸。飲食進入人體，需要有臟器對食物和水飲這兩部分物質中的精華進行吸收，所以，小腸在對食物中精華物質進行吸收的同時，也對水飲中的精華物質進行了吸收。吸收入體內的水液進入人體循環，完成對人體的滋潤，然後攜帶各組織細胞的代謝產物，通過三焦（後面還有詳細的解釋）匯聚到膀胱，再由膀胱通過尿道排出體外。水飲中的糟粕物質則和食物殘渣一起傳遞到大腸，並形成大便，由肛門排出體外。正是因為小腸對水飲有吸收作用，所以小腸功能的好壞和大小便有著直接的關係。小腸對水飲的吸收功能好，則大小便就正常，小腸對水飲的吸收功能差，就會導致小便短少、大便溏瀉等疾病的產生。

大腸。大腸上連小腸，下接肛門，是人體消化道的最後環節。大腸在人體中的作用，主要是傳導糟粕，排出大便，所以中醫也稱大腸為「傳導之官」。大腸接受了小腸傳遞過來的食物殘渣，再吸收其中多餘的水液，形成糞便，經過肛門排出體外。大腸對大便的傳導和排泄功能失調，則會導致食物殘渣在體內停積，從而發生便祕。

飲食經過胃、小腸的消化和吸收，糟粕排出體外，精華吸收入體內，那麼吸收入體內的精華物質又通過什麼途徑運輸到全身各處呢？這裡我們就要引入一個新名詞，那就是「三焦」。三焦是人體運輸精華物質和水液的通道，並根據其在胸、腹腔中的部位被分為三部分，一是上焦，二是中焦，三是下焦，合稱為三焦。上焦是指橫膈以上部位運輸物質和水液的通道，中焦指橫膈以下、臍部以上部位運輸物質和水液的通道，而下焦則是指臍以下部位運輸物質和水液的通道。三焦在人體中並非是一個實質性的臟器，而是一個通道，所以中醫也說三焦是「有名而無形」。「有名」是指有具體的名稱，「無形」就是指沒有特定的形態，它分布於胸腔和腹腔，無處不到，既是小腸吸收來的精華物質和水液運輸傳遞到全身各處的通道，也是全身各組織器官新陳代謝所產生的廢液向體外排泄的通道。打個比方，三焦就好比一個城市中的管道，既能把需要的物質如水、天然氣、電等輸送給我們使用，也能把生活中產生的廢液匯集到某處進行排泄，以維持整個城市的正常運轉和工作。三焦所運輸的精華物質是五臟精氣得到補充和滋養的主要來源，也是體內水液循環得以正常進行的重要保證，所以中醫稱三焦為「決瀆之官，水道出焉」，「決瀆」的意思就是疏通水道。

通過中醫對三焦作用的描述，我們可以發現，三焦和現代醫學所說的淋巴腺有著非常類似的作用。可以這樣設想，淋巴腺是人體水液代謝和循環的主要通道，三焦就是全身淋巴腺的集合體，這樣三焦的概念就具體化了，我們也更能清楚地認識三焦在人體中的作用。因為三焦所運輸的營養物質和水液都是人體正常運轉所不能缺少的，所以，三焦事實上起到了總領五臟六腑、調和內外、為全身供給營養的作用。以上就是三焦的基本概念，它是人體內運輸物質和水液的通道。在這個基本概念的基礎上，中醫又將三焦的概念擴大化了，把人體內的五臟六腑根據部位也劃分為三焦所屬。如心、肺位於胸腔，屬上焦；脾、胃、肝、膽位於上腹部，屬中焦；胃以下的臟器如腎、膀胱、小腸、大腸均屬下焦。這就使三焦在廣義上不單單是通道，而是含括了人體內所有的臟腑組織。

上面講過，進入人體的水液經過小腸的吸收而周行全身，在完成對全身的滋潤之後，也會接受人體各組織器官代謝產生的廢物和糟粕物質。這些含有人體各臟器代謝產生的廢物的水液，通過三焦在體內逐步匯聚，並在一定的地方加以儲藏，等其積聚到一定程度再排出體外。膀胱正是體內儲藏人體廢液的地方，因此，膀胱在人體中的主要作用也就是儲藏和排泄尿液。膀胱儲藏尿液的功能失常，則會導致尿頻、尿急、遺尿、尿失禁等；而膀胱排泄尿液的功能失調，則會導致小便不利、淋漓不盡，甚至小便癃閉不通等。

前面講了胃、小腸、大腸、三焦和膀胱五個臟器的基本生理功能，它們有個共同點，就是它們都是飲食進入體內後，在體內傳導、轉化、排泄所經過的臟器。而在六腑中，有一個臟器和飲食並不直接接觸，也無傳導飲食的作用，只是起到幫助食物消化的作用，這就是膽。也正因為膽並不直接傳導和接觸飲食，就好比是一所清淨的房子，沒有人來人往的嘈雜，所以膽在中醫上被稱為「清淨之府」。膽的主要作用是儲藏和排泄膽汁，而膽汁有助於飲食的消化和吸收。膽儲藏膽汁的功能失常，則可見口苦、嘔吐黃綠色苦水、黃疸等疾病。膽汁是人體消化食物所用的精微物質，這樣，膽就類似於儲藏精氣的五臟，這也使得膽在六腑中具有了一項獨一無二的功能，那就是膽和人的情志變化有著密切的關聯。五臟和人的喜、怒、憂、思、恐有著密切的關係，那麼膽和人的什麼情志有關呢？我們日常生活中常形容一個人有勇氣，對事物不畏懼，稱為有「膽量」、「膽大」，從中也可以看出，膽和人的決斷能力有著密切的關係，中醫上也稱膽為「中正之官，決斷出焉」。因此中醫將人出現的驚惕不安、優柔寡斷、遇事無主見等情況歸於膽主決斷功能的不足，而通過調節和補養膽的功能則可以改善上述情況的發生。

六腑是六個和飲食消化、吸收、傳導、排泄密切相關的臟器，除了三焦是水液的通道，無須進行任何自身的運動外，其他五個臟器都需要通過自身的運動來實現對飲食的消化、吸收、傳導以及排泄等功能，而臟器自身的活動又需要有物質和能量作為支持和保證，那麼六腑完成自身功能所需要的物質和能量來自於哪裡呢？這就是五臟。六腑和五臟的根本區別就是六腑本身不具有儲藏精氣與物質的能力，五臟所藏的精氣除了保證自身功能運轉所需的物質能量外，還為六腑提供其必需的物質和能量。而六腑有了五臟提供的物質和能量，其功能的實現就有了堅實的物質和能量基礎。中醫學上將五臟和六腑（除三焦以外）的這種聯繫稱為「表裡」關係，五臟為裡，而六腑為表。

為什麼說五臟為裡？那是因為五臟是物質和能量的提供者，它在內為六腑的運轉提供物質和營養基礎。為什麼說六腑為表？那是因為六腑在五臟精氣的支持和營養下，實現對飲食的消化、吸收、傳導和排泄，可以說六腑的功能活動也是五臟精氣的外在表現。五臟和六腑的這種表裡關係，很像一個傳統家庭中的男女主人之間的關係。五臟就好比女主人，在家中操持家務，準備飯菜，為在外工作的男人提供物質保障。六腑就好比男主人，在外創辦事業，將創造的財富用於家庭的發展和改善，為家庭奠定堅實的物質基礎。一個家庭只有一對男女主人，五臟和五腑（六腑除去三焦）之間也是一一對應的關係，構成五個和睦協調的「家庭」。具體來講，心和小腸是一對，肝與膽是一對，脾與胃是一對，肺與大腸是一對，腎與膀胱是一對。其中，肝與膽、脾與胃、腎與膀胱這三組臟腑之間部位接近，功能相似，所以將其配合在一起很好理解。如膽汁生成、儲存和排泄有賴於肝的疏瀉功能的正常發揮；胃的腐熟水穀的功能有賴於脾的運化飲食功能的正常發揮；膀胱對尿液的儲藏和排泄有賴於腎對尿液的過濾以及對水液的蒸騰氣化功能的正常發揮。而心與小腸、肺與大腸部位相隔較遠（心和肺在上焦，而大、小腸在下焦），功能上又沒有相類似的地方（如心是主管血脈和神志的臟器，小腸卻是飲食消化和吸收的場所；肺是主管呼吸和津液的臟器，而大腸卻是傳導糟粕的器官），它們為什麼要聯繫在一起呢？這就要從經絡說起。

前面講過，經絡的實質是生命原物質相互作用下體內某類物質的運動路徑。物質在運動過程中將攜帶的效能傳遞給所經過的臟器，為臟器的活動提供所需要的能量和信息。物質的這種運動，根據它最終產生的效應的不同，可以分為幾個不同的行程段，每一個行程段，物質都會給相應的臟腑和組織器官傳遞信息和提供能量，這樣的一個行程段，在中醫學上就被稱為一條經絡。整個人體共有二十個這樣的行程段，也就是有二十條經絡，根據其作用的不同，被分為十二條正經和八條奇經。其中十二條正經和五臟六腑相關聯，這種經絡和臟腑發生的關聯，在中醫上稱為「絡屬」關係。心與小腸、肺與大腸正是絡屬於有相互聯繫的兩條經絡。

一些日常現象可以使我們能更直觀地認識心與小腸、肺與大腸在功能上的聯繫。在五臟中我們講過，心是人體神志的主宰，而在一個神志渙散、意識模糊、昏迷的患者身上，往往會出現大小便失禁的情況，而大小便的異常正是小腸分清泌濁功能失常的表現。又如，心火旺盛的患者，在出現心煩、失眠、口舌生瘡的同時，也會出現小便短少、顏色深黃甚至紅赤，而小便的短少和黃赤也是小腸分清泌濁功能異常的反映。中醫根據心和小腸的表裡關係，將這種心火旺盛引起的小便疾病稱為「心熱下移小腸」，並創造出清心火治療小便短赤（類似於現代醫學中的某些尿路感染）的方法。如中醫的「導赤散」，就是根據這個原理制定出來的，其中生地、甘草、淡竹葉清心火，木通利小便，共同起到清心火而治小便的目的，這個方劑在今天的臨床運用中，仍具有良好的療效。

再來看肺和大腸的關係。我們可能都有過這樣的體會，當大便乾燥難解的時候，人們常會屏住呼吸，使腹壓增加來達到解出大便的目的。這也就是說，肺的呼吸功能可以對體內的氣壓進行調節，而體內氣壓的變化能改變大腸傳導糟粕的功能。從這個意義上引申開去，既然肺對氣壓的調節可以影響大腸對糞便的傳導、排泄作用，那麼肺氣下陷則會導致傳導功能過強而出現大便次數增多、大便滑瀉不止，而肺氣不降，則又會導致傳導功能不足而出現大便祕結不通等情況。這也給治療大便失常的疾病提供了新的思路，我們可以通過對肺氣的提升或下降來達到止瀉或通便的效果。

到這裡為止，我們對人體內的五臟六腑已經有了一個初步的了解，而在五臟六腑之外，人還有一個非常重要的臟器，那就是腦。但由於中醫認識臟腑及其功能的方法並不是以解剖以及實驗研究為基礎，而是以人體外在表現和內在臟腑變化的聯繫為重點，所以，中醫上腦的功能大多分散在五臟六腑的功能之中，因而對腦的單獨認識和論述就顯得相當少而膚淺。在清代以前，有關腦的論述都是零星和片面的。到了清代，名醫王清任才第一次對腦提出了較為完整而系統的闡述，他在《醫林改錯》[13]中如此描述腦的功能：

13《醫林改錯》，為清代名醫王清任花費逾四十年的時間所撰，主要專注於內科而非傳染病，為了研究臟腑機能，不惜赴墳場、刑場觀察屍體，親見臟腑。其中繪有二十五幅臟腑圖譜，並有「活血化瘀」的方劑二十二例，被稱為活血化瘀派的宗師。後世對《醫林改錯》的評價兩極，有「集數十載之精神，考正數千年之遺誤」之譽，也有「醫林改錯，越改越錯」之貶。

靈機記性在腦者，因飲食生氣血、長肌肉，精汁之清者，化而為髓，由脊髓上行入腦，名曰腦髓。兩耳通腦，所聽之聲歸腦；兩目系如線長於腦，所見之物歸腦；鼻通於腦，所聞香臭歸於腦。小兒周歲腦漸生，舌能言一二字。

王清任已經認識到，人的聽覺、視覺、嗅覺、語言都是腦的功能。到了清末民初，西醫學逐漸傳入中國，中國醫家在接受西醫學的過程中，對腦的認識也越來越全面，除了將聽覺、視覺、嗅覺、語言和腦聯繫起來外，還認識到腦對人的肢體活動的控制作用。最典型的就是認識到「中風」實際上是腦部血管破裂或堵塞導致的疾病，而不是中醫歷代以來所認為的「外風襲人」，並結合《內經》上所說的「大怒則形氣絕，而血菀於上，使人薄厥」的論述，認為「中風」一病實際上就是氣血上逆於腦部，導致腦部功能破壞，從而出現半身不遂、口眼歪斜、語言艱澀等症狀。其中民國初期的著名醫家張錫純對此最有心得，他根據這個理論，創造出了治療腦出血疾病的有效方劑——「鎮肝熄風湯」。該方通過引導氣血下行，使腦部出血情況得到迅速改善，降低大腦壓力，並促進腦部瘀血的吸收，從而有效地治療因腦出血導致的半身不遂、口眼歪斜、語言艱澀等。

既然張錫純已經認識到「中風」是氣血上逆於腦而導致的腦部出血的疾病，那麼為什麼方子名稱要叫「鎮肝熄風」呢？什麼是「肝風」，「肝風」和氣血的運行有什麼關係呢？「肝風」對人體會產生什麼樣的危害呢？這就是我們下一章要討論的問題——人體內在平衡紊亂所導致的五種病理狀態，也就是中醫上說的「內生五邪」。

【第十章】內生五邪

風氣內動
寒從中生
火熱內生
津傷化燥
濕濁內生

清末民初的著名醫家張錫純創造了「鎮肝熄風湯」來治療腦出血的疾病，並在臨床上取得了很好的療效。那麼腦出血為什麼要用「鎮肝熄風」的方法來治療呢？這就需要了解什麼是「肝風」，以及「肝風」與腦出血的關係。

腦出血，在中醫上稱為「中風」。這裡的「風」和在「外邪致病」一章中講到的「風邪」是不一樣的，它是人體內在平衡遭到破壞後出現的一種病理現象，和自然界的風並沒有直接的關係，在中醫上屬於「內風」的一種。那什麼是「內風」呢？既然這個「內風」和自然界的風沒有直接的關係，那為什麼要將它命名為「風」呢？這就要講到中醫對事物命名的一種方法——類比法。觀察一下自然界的風，可以說「動」是風最大的特性，風本身看不到，摸不著，我們憑什麼判斷風的存在呢？我們可以通過樹葉的搖晃、湖面的波紋、柳枝的擺動等來判斷風的存在。因此，風作用於物體最大的特性就是使物體「運動」。而中醫正是類比了風的這個「動」的特性，將人體因為內在平衡失調而導致的一系列以身體動搖為特徵的疾病，諸如手足震顫、頭搖昏仆、口眼歪斜、半身不遂、四肢抽搐、鼻翼煽動、點頭不止、肌肉跳動、肢體痙攣、目睛上吊等，都稱為「風」。由於此「風」和自然界的風有著完全不同的含義，為了區分兩者，中醫把人體內在平衡失調而導致的「風」稱為「內風」，也稱為「風氣內動」。

現在我們已經初步弄清楚了「內風」的含義，那麼肝和「內風」有什麼關係呢？在「情志疾病」部分中，我們曾講過肝在志為怒，也就是說，怒是肝所藏的精氣運動變化的結果。此外，大怒可以使氣血上衝於頭部，使人出現眩暈昏仆、頭搖肢顫、半身不遂、口眼歪斜等「風氣內動」的症狀。為什麼怒會導致氣血上衝呢？我們知道，五臟是人體五個藏精氣的「倉庫」，其中，肝所藏的精氣是「血」，所以，怒這種情志變化當然也會影響到肝所藏的血的運動變化。大怒時就會使血的運動加快、壓力增加，從而導致腦出血等疾病的發生。因此，肝和內風（特別是中風這類疾病）的發生有著密切的關係，這種和肝有關的內風也被稱為「肝風」。《內經》上說：

諸暴強直，皆屬於風，諸風掉眩，皆屬於肝。

這兩句話的意思是，所有突然發生的強直、抽搐、拘攣等毛病都是內風引起的，而所有的內風，包括震顫、眩暈、搖晃性的疾病都和肝有密切的聯繫。現在就不難理解為什麼張錫純在治療腦出血這類內風引起的疾病時要採用「鎮肝熄風」的方法了。

內風的產生除了和肝有著密切的關係外，還和體內的物質有著密切的關係，其中最主要的是血和津液。內風為什麼會和血、津液有關呢？先來看看自然界中風產生的原理。風的產生，往往是氣壓差所導致的空氣的定向流動，氣壓差越大，風也越大。而體內的血和津液除了滋養人體外，還有著維持人體細胞內外、血管內外壓力平衡的作用。當血和津液減少時，細胞內外、血管內外的壓力平衡便會遭到破壞，這時就會導致體內細胞內外、血管內外物質分子運動加快，從而使人體某些功能異常亢進，最終導致內風產生。血、津液的虧損往往是失血、久病耗損、熱病傷津、造血不足等原因所引起。血和津液虧損導致的內風除了會引起眩暈昏仆、頭搖肢顫、四肢抽搐、肌肉跳動、肢體痙攣等肢體動搖性症狀外，還會引起一些特殊症狀，如血虛則會出現皮膚搔癢、起白屑、肌膚甲錯[14]等症狀，而津液虧損則會出現肌膚乾燥皸裂、舌乾而紅絳、舌苔少或光滑如鏡面等症狀，這些特殊的症狀也可以作為判斷內風是血虛或是津液損耗所引起的一個鑑別依據。

將內風可能引起的症狀仔細研究一下可以發現，中醫所說的內風和現代醫學神經系統的疾病有著密切的關係。如眩暈昏仆、頭搖肢顫、四肢抽搐、肌肉跳動、肢體痙攣、皮膚搔癢等症狀大多是中樞神經或外周神經功能異常亢進的結果，因此，我們可以將內風理解為各種內在因素導致的神經傳導、支配、控制功能的過度亢進。這樣，對於一些神經系統疾病，就可以從內風的角度入手，找到好的治療方法。舉個例子，神經性皮炎[15]是讓西醫感到棘手的疾病，一般用藥以抗過敏藥物和激素為主。我根據中醫內風理論，制定了一張治療神經性皮炎的方子，在臨床上也取得了較好的療效。具體組成是：全蠍6克，蜈蚣兩條，殭蠶10克，烏梢蛇10克，蟬衣6克。方子由全蠍、蜈蚣、殭蠶、烏梢蛇、蟬衣等五味平熄內風的動物藥為主，所以，我將這個方子命名為「五虎鎮癢湯」。在實際使用時，根據中醫的辨證結果，

14 肌膚甲錯，指皮膚粗糙，缺乏潤澤。

15 神經性皮炎，指神經性皮膚炎，學名為慢性苔癬化濕疹，是常見的慢性皮膚病，特點在於皮膚有局限性苔蘚樣變，伴有陣發性瘙癢，好發於頸側與四肢，尤以手肘、膝及踝部背側等最常見，多為對稱性。

可以加入適當的針對性藥物以增加療效。我一個同事，因為頸部神經性皮炎，常常在夜間因為搔癢難忍而無法入睡，搔癢在夜間和遇熱後會明顯加重，用過很多抗過敏藥物和含激素的外用軟膏，效果都不明顯，她自己也很著急。根據她局部皮膚的表現（顏色潮紅，略突起，表面粗糙，皮膚紋理增粗），我認為是內風兼有「血熱」，在五虎鎮癢湯的基礎上加入丹皮10克、赤芍10克、生地12克、白蘚皮15克。服藥後當天她就感覺夜間搔癢明顯減輕，能正常入睡；三天後搔癢消失，頸部皮膚顏色不紅；連續服用了十四帖藥後，症狀完全消失，皮膚也恢復了光滑。

人體內在平衡的失調，除了會產生內風，還會出現「內寒」、「內火（熱）」、「內燥」、「內濕」等和自然界的寒、熱、燥、濕有著類似特徵的病理狀況，這五種病理現象，中醫上稱為「內生五邪」。它們和我們前面講的「六淫邪氣」最根本的區別是，六淫邪氣是外界風、寒、暑、濕、燥、火破壞人體內在平衡而引起疾病，而內生五邪是人體臟腑自身機能失常而引起的疾病，由於疾病表現出來的特徵和自然界的風、寒、濕、燥、火等外來的邪氣有一定的相似之處，所以中醫上也將它稱為「邪」，只是這種「邪氣」不是外來的，而是自身產生的，所以要叫作「內生五邪」。下面接著講另外四種「內邪」。

一、內寒

內寒又稱為「寒從中生」。「中」，是指人體內部的意思。人作為一種恆溫動物，需要產熱系統和散熱系統來維持體溫的恆定，當產熱不足時，人體各臟器得到的能量供應就會相應地減少，從而導致各組織器官的功能衰退，這時人體就會出現畏寒怕冷、四肢不溫、關節冷痛、筋脈拘攣、胃脘冷痛等具有寒冷特性的症狀。內寒的產生，和人體產熱能力下降有關，而產熱能力的高低是由人體新陳代謝的旺盛程度決定的。新陳代謝旺盛，則產熱和為人體提供的能量就多；新陳代謝衰退，則產熱和為人體提供的能量就少。前面我們已經講過，生命原物質（元陰與元陽）之間的互相作用，是人體生長、發育的原動力所在，其中，元陽對人體起到溫煦、運動、擴大的作用，所以元陽是否充足是人體新陳代謝是否旺盛的決定性因素，也是內寒能否產生的決定性因素。元陽在人體中主要儲藏在腎，所以腎和內寒的產生就有了密切的關係。《內經》上也說「諸寒收引，皆屬於腎」，這就是說，所有內寒所引起的肢體拘攣、伸縮不利、畏寒怕冷都和腎有關。同時，因為腎中所藏的元陽對人體水液的代謝（包括水液的蒸騰氣化、尿液的生成、膀胱開合的控制等）有著重要作用，所以腎陽不足還會導致各種水液在體內循環、代謝失常的症狀。如小便頻數、小便解不乾淨、解完又想解、小便閉塞不通、大便瀉泄、水腫等，這也成為內寒可能出現的兼見症狀，《內經》上稱為「諸病水液，澄澈清冷，皆屬於寒」。再有，由於腎在人的腰部，因而腎陽不足還會出現腰背痠軟、冷痛、遇暖減輕等症狀。

二、內火

內火也叫內熱，中醫上又稱為「火熱內生」。顧名思義，內火（熱）是和內寒相反的一類由於人體新陳代謝過於旺盛、產熱過多所導致的疾病。產熱過多，對人體而言有絕對過多和相對過多兩種情況。絕對過多是指人體新陳代謝過於旺盛，導致產熱量超過正常的散熱能力所導致的疾病；而相對過多，則是指人體散熱能力下降而導致產熱相對過剩所導致的疾病。產熱的絕對過多引起的內火（熱）也叫「實火（熱）」，既然是火，它的主要臨床症狀當然就是發熱，實火（熱）引起的發熱可以是全身性的，也可以是局部性的。全身性的發熱，往往表現為體溫的升高，如現代醫學中的甲狀腺機能亢進就屬於中醫內火（熱）中的實火（熱）範疇。局部發熱，如胃脘部的燒灼感、心窩部的烘熱感、頭面部的烘熱感、小便時尿道的熱燙感、大便時肛門的灼熱感等，是過多熱量聚集在某一臟腑內引起的。實火（熱）在臨床上除了發熱外，還往往兼有各種新陳代謝過於旺盛的症狀，如面紅目赤、心悸心煩、口渴、喜歡喝冷的東西、大便乾結、小便黃赤、多食易飢、脾氣暴躁、消瘦等。引起實火（熱）的原因很多，最主要的莫過於元陽的運動、溫煦作用過於亢進，從而導致人體各組織器官新陳代謝活動過於旺盛，產生各種症狀。另外，在「情志疾病」一章中我們介紹過，各種過度的情緒活動也是導致實火（熱）產生的一個因素，這裡就不再贅言。

人體的散熱途徑，除了皮膚、汗腺、呼吸對熱量的散發外，體內各種液態物質如血、津液、元陰對熱量的吸收和儲納也是使體溫恆定、不至於過高的一個重要因素。所以當人體血、津液、元陰等物質虧損到一定程度，人體也會出現產熱散熱平衡的失調，從而出現各種發熱性疾病，這就是產熱相對過多的情況，在中醫上把這種相對的熱量過多引起的內火（熱）稱為「虛火（熱）」。虛火（熱）的主要臨床症狀是自覺發熱，測量體溫往往無升高或有輕微升高（常在攝氏三十八度左右，一般不超過攝氏三十九度），熱度往往在午後或夜間明顯，勞累後症狀會加重。除發熱外，另外還可以見到手足心發燙、心煩失眠、口乾目澀、咽乾咽痛、骨蒸潮熱、兩顴潮紅等症狀。人體內血、津液、元陰等物質是人體進行生理活動的物質基礎，人在完成生理活動時要消耗這些物質，同時又從飲食中吸收營養，使消耗的物質得到補充和充盈。當人過度勞累、久病耗損、大量失血、飲食失宜時，往往體內的液態物質過度消耗而得不到及時的補充，這時，就導致了虛火（熱）的發生。另外，體內的液態物質在實火（熱）和火（熱）邪的煎熬下也會大量減少，從而出現虛火（熱）的症狀。這種情況多見於感染發熱性疾病的後期，患者低燒不退，熱度上午輕或無熱度，午後和夜間熱度升高，但一般不超過攝氏三十九度，另有精神萎靡、知飢不欲食、口乾但不喜飲、心煩失眠、咽乾齒燥、大便乾結、小便短少等症狀。對於這種疾病，就需要採用補養陰液的方法來治療，只有使體內損耗的血、津液、元陰等陰液得到逐步的充盈，低燒才能逐步好轉。此外，發熱性疾病治療不當，例如說過度發汗，也會使體內陰液損傷，而導致虛火（熱）。

我曾經治療過一個十二歲的小女孩。感冒發燒後，家長自行給她服用了發汗藥和抗生素，服藥後出了很多的汗，汗出完，當時體溫恢復正常，可第二天下午又發燒。家長於是又給她服用發汗藥和抗生素，服完又出了一身汗，熱度也漸漸退下去了，但第三天下午熱度又上來了，比第二天還有升高的趨勢。這時家長開始擔心了，帶她到我這裡來看。來的時候是上午，測量體溫攝氏三十七．二度，小女孩精神狀況也還可以，面色不紅，她自己說，到下午熱度上來時人就會感到沒力氣，不想動，這幾天吃飯也沒胃口。我問她，大小便怎樣？她說，大小便都還正常。我又問她，怕冷、頭痛嗎？她說，沒有，但喉嚨口感覺有痰，有時有幾聲咳嗽。這時家長說，這兩天下午在家裡自測的體溫都在攝氏三十八．五度左右。我再看她的舌苔，舌苔顯得比較乾燥，缺乏津液，而且舌尖比較紅，診脈覺得脈象非常的細軟無力。根據各種症狀，我診斷為虛熱，病因是過度發汗，導致體內津液受損。給予處方：玄參6克，生玉竹6克，天冬6克，淡竹葉3克，銀花3克，鴨跖草6克，白薇6克，焦山楂6克，生甘草3克，牛蒡子6克。方子中玄參、生玉竹、天冬養陰生津為主藥，淡竹葉、銀花、鴨跖草、白薇清透邪熱而不傷陰液為輔藥，焦山楂、生甘草開胃助消化，牛蒡子化痰利咽，共為佐使藥。前後服用三帖就燒退病癒了。

三、內燥

在中醫上又稱為「津傷化燥」。從這個名稱上也不難看出，內燥產生的主要原因是體內津液的損傷和過度消耗。津液的虧耗，常見的原因有大汗、劇烈頻繁的嘔吐、腹瀉不止、大量失血，還有前面講到的內火也會造成體內津液的虧損。津液在人體中的主要作用就是滋潤和營養組織臟腑，所以內燥的主要臨床表現是以人體組織器官的乾燥缺乏滋潤為特徵。如皮膚缺乏滋潤，則乾燥無光澤甚至皸裂、起白屑；口唇缺乏滋潤，則口乾舌燥、唇乾起殼；肺缺乏滋潤，則乾咳無痰、咽乾咽痛甚至咯血；胃缺乏滋潤，則胃中飢餓但不欲食，舌面光紅無苔如鏡面；大腸缺乏滋潤，則大便乾結、不易解出；目鼻缺乏滋潤，則鼻乾痛、目乾澀而痛等等。

引起內燥的原因，歸納起來，也不外是兩種類型，一是組織細胞中水分減少（如各種熱性病、大汗、大吐、大瀉等導致體內水分大量丟失），二是黏膜細胞分泌減少（往往和內分泌因素有關）。對於內燥的治療，首先應該去除損傷津液的原因，如大汗則要先止汗，大吐則要先止吐，大瀉則要先止瀉，失血則要止血，內火則要清火等等。其次，應該養陰生津、補血潤燥，使人體虧耗的津液和陰血（元陰和血的合稱）盡快得到恢復，從而保證對人體各臟腑組織的滋潤和營養。

說到內燥，我想提一下有關於老年人的習慣性便祕。這個毛病說嚴重不嚴重，可是也很痛苦，每天大便解不出，肚子又脹又痛，每次大便都要經過一番「掙扎」。用果導[16]或大黃蘇打片等瀉藥，往往開始有效，用的時間長了，效果就越來越差，到最後只好用開塞露，很是麻煩。對於這一類老年性的便祕，在中醫上雖然有多種多樣的證型，但歸根到底，最終原因還是老年人體內陰血津液虧耗、大腸缺乏滋潤而導致，所以，中醫往往採用滋養體內陰血津液、改善內燥的方法來治療老年人便祕，在臨床上有較好的療效。其中有名的方劑有麻仁丸（麻仁、杏仁、芍藥、枳實、大黃、厚朴）、五仁丸（桃仁、杏仁、柏子仁、郁李仁、松子仁、陳皮）等。而在這些養陰生津、補血潤燥的藥方中，中醫往往比較多地使用植物的果仁做主藥，如桃仁、郁李仁、柏子仁、芝麻仁、火麻仁、杏仁、松子仁、核桃仁等。這類果仁有兩方面的作用，一是含有油脂多，具有滋潤腸道、潤滑大便的作用，二是果仁中含有植物發芽、生長的原物質，類似人體的生命原物質，所以具有滋養人體精血的作用，可以從根源上改善老年人因精血虧耗而導致的便祕。

四、內濕

在中醫上又稱為「濕濁內生」。提到濕，想必我們都會想到下雨前或是黃梅天潮濕的情景。毫無疑問，水汽在空氣中過多地積聚是潮濕形成的主要因素。那麼體內的濕，當然也是體內水汽過多積聚所造成。在五臟中我們講過，水飲進入體內後要被人體所吸收和利用，主要靠的是脾對水飲的運化。通過脾的運化，水飲變為人體可吸收利用的精華物質，以供滋潤機體和為機體各種活動提供物質基礎。如果脾的運化功能失常，那麼進入人體的水飲就不能被正常轉化為人體可利用和吸收的精華物質，從而導致水液在體內過多地積聚，反過來影響人體正常的生理活動，產生內濕疾病。脾與內濕形成的關係密切，《內經》上稱「諸濕腫滿，皆屬於脾」，意思就是人體大多數水濕內停的疾病，如水腫、脹滿等，都是脾的運化功能失常所導致的。另外，水液通過脾的運化為人體所利用之後，在體內還有一個運輸、分布、排泄的過程，這個過程和肺的通調水道作用、三焦的通道作用、膀胱的貯尿排尿作用以及腎的蒸騰氣化作用有著密切的關係，這四個臟器功能的失調，也會導致水液在體內循環過程的障礙，出現水液在體內異常停留的內濕症狀。水濕在體內過多積聚主要表現在兩個方面：一是各組織器官中水分含量過多而出現的症狀，如肢體水腫、頭面浮腫、頭重而沉、胸水、腹水、大便溏瀉、四肢腫脹、脘腹脹滿、舌苔厚膩等；二是體內黏膜細胞分泌的黏液過多，如婦女的白帶過多（明末清初的著名醫家傅青主在《傅青主女科》[17]關於帶下疾病的論述中，就認為婦女的帶下病，歸根到底都是內濕引起的。他說「帶下俱是濕症」，一句話就概括了帶下疾病的根源，並根據這個理論創造出了有效治療白帶過多的方劑——完帶湯），慢性結腸炎導致的慢性腹瀉（中醫認為「濕多成五瀉」，也就是說，大多數的腹瀉和內濕有關），支氣管分泌黏液過多引起的慢性咳嗽、咳痰白而黏、不易咯出等等。

16 果導、大黃蘇打片、開塞露皆為導泄藥，主要用於潤腸通便，然而隨意服用此類藥物，會導致營養流失，引起貧血、水電解質失衡、抵抗力下降、營養不良等併發症。

17《傅青主女科》，傅為清代傅山所撰，是一部專治婦女疾病的中醫專書，另有《傅青主男科》。

講到這裡，我要提一下慢性鼻炎。慢性鼻炎往往是鼻黏膜分泌物過多，鼻黏膜水腫、充血等原因導致。慢性鼻炎於西醫是個很棘手的病，除了一些收縮血管的鼻噴液外，沒有什麼好的辦法。但鼻噴液往往只能暫時起效，不能從根本上治癒。患者也很痛苦，鼻子長時間堵塞，不聞香臭，甚至呼吸困難，厲害的晚上睡覺也得張著嘴巴來輔助呼吸。以往中醫對本病的治療，往往把通鼻竅作為原則，所用的藥如蒼耳子散、藿膽丸等對感冒或上呼吸道感染誘發的急性鼻炎還有一定的效果，可對慢性鼻炎效果就不好，甚至無效。根據慢性鼻炎的特徵，我將它和內濕聯繫起來，擬訂了一張治療慢性鼻炎的方劑，命名為「通鼻解窒湯」，具體藥味是蒼朮30克、炒白朮30克（這兩味藥健脾燥濕，使脾運化增強而體內水濕無法積聚為病，為主藥）、桑白皮15克、滑石15克（桑白皮瀉肺氣，滑石利水濕，這兩味藥通利水道，使水濕從小便而去，為輔藥）、石菖蒲10克、路路通10克、辛夷6克（這三味藥宣通鼻竅，為佐使藥）。臨床證明，這張方子對治療慢性鼻炎效果非常好，一般服用七天後鼻塞等症狀就會明顯地好轉。

講到內濕，還有一種疾病不能不提，那就是肥胖。肥胖在當今社會中越來越普遍，這和生活水準提高了，每日飲食中油膩及高熱量食物比重增加有關。過度肥胖不僅在生活上給我們造成了極大的不方便，同時對人體循環系統、內分泌系統、呼吸系統、運動系統的危害也威脅著身體的健康。媒體上關於運動減肥、藥物減肥、針灸減肥的廣告宣傳也是鋪天蓋地，其中有效果好的，也有無效的，但上述治療方法大多存在一個共同的弱點，那就是可能「反彈」[18]——在治療時體重下降，停止治療後體重又開始增加，甚至超過減肥前的體重。為什麼會出現「反彈」現象呢？因為，上述的減肥方法都是從消耗體內脂肪的角度出發，沒有從根本上阻斷肥胖形成的原因。肥胖的原因是脂肪在體內過多地積聚，從現代醫學角度講，脂肪在體內的儲藏和消耗的平衡關係被破壞，脂肪在體內的儲存大於消耗，從而導致肥胖。

那中醫又是如何認識肥胖的呢？中醫認為肥胖是體內水濕中的穢濁物質凝聚，這種物質和肺裡的「痰」有著類似的特徵，所以在中醫上有句很有名的話叫「肥人多痰濕」，就是這個意思。既然肥胖是水濕中的穢濁物質凝聚而成，而水濕又是由於脾的運化功能失常所致，那麼，脾的運化功能失職，應該就是肥胖形成的根本原因。中醫對肥胖的認識，無疑為我們找到了一條從根本上治療肥胖症的道路。在清代名醫陳士鐸的《石室祕錄》中就記載了用健脾化痰來治療肥胖症的方法，他在書中對肥胖症的成因作了精闢的論述：

肥人多痰，乃氣虛也。虛則氣不能運行，故痰生之。

這句話就是說，肥胖是因為體內多痰濕，痰濕生成又是因為脾氣虛弱，對水濕的運化功能減退，從而導致體內濕濁凝聚。在這個理論指導下，陳士鐸又提出治療肥胖「必須補其氣，而後帶消其痰為得耳」。這就是說，治療肥胖應該以補益脾氣（改善脾對水濕的運化功能）為主，化痰除濕為輔，這樣才能從根本上去除肥胖。

基於上述對肥胖成因和治療的認識，陳士鐸提出了治療肥胖的有效方劑，具體組成為：人參90克，白朮150克，茯苓60克，薏仁150克，芡實150克，熟地240克，山茱萸120克，五味子30克，杜仲90克，肉桂60克，砂仁15克，益智仁30克，白芥子90克，橘紅30克。以上藥物共研為末，用蜂蜜和成丸，每日用白開水送服15克。

我曾將此方略作變動，但仍以健脾化痰為主要原則，用於女性的瘦身美容，有一定的效果。具體配方如下：黨參30克，炒白朮50克，茯苓50克，炒枳實50克，半夏30克，陳皮50克，白芥子30克，生山楂

---

18 反彈，此處意指減肥後的「復胖」。

50克，麻黃15克，玫瑰花30克，生大黃30克，檳榔30克，薏苡仁50克，當歸30克，萊菔子50克，澤瀉50克。以上藥物一起打成粉，每次用開水吞服3至6克，每日二至三次。一般服用一至二料藥（一料藥，就是指按方子中的藥物劑量配合而成的藥物總量）後即有體重減輕的效果。治療期間不需要特別節制飲食，只需要注意少吃兩樣東西就可以了，一是油膩的食物，二是甜食。這兩樣東西，中醫稱為「肥甘之品」，是最容易影響脾胃運化功能、導致痰濕在體內積聚的東西。痰濕是脾運化水濕的功能失調後所產生的一種病理產物，由於它具有黏滯的特性，所以當它產生後，又成為新的致病因子，引起新的疾病。

痰濕會導致哪些疾病產生？機體還有其他類似於痰濕這樣，既是病理產物又是致病因子的物質嗎？我們在下一章接著探討。

【第十一章】痰飲和瘀血

痰飲的概念
有形之痰和無形之痰
寒痰和熱痰
怪病多由痰生
飲的分類
瘀血的特徵表現
瘀血的治療

在上一章中，我們已經初步接觸了「痰飲」的概念。由於人體脾的運化水濕功能下降，或水液在體內的循環、排泄過程中遇到障礙，水液就不能正常滋潤人體，反而會在體內形成異常的積聚，成為一種病理物質，這種異常積聚的水液，中醫就將它稱為「痰飲」。其中穢濁、黏滯、稠厚的部分，叫作「痰」，另外清稀、澄澈、透明的部分稱為「飲」。因此，中醫意義上的「痰」，並不是單單指日常所說的產生於肺部、通過咳嗽可以排出體外，並能被我們所看到的痰，中醫的「痰」還包括因為水液代謝障礙而產生的，符合穢濁、黏滯、稠厚特徵的病理產物。如肥胖，中醫就稱之為「痰」。由於這個「痰」不像肺部的痰那樣可以被我們直觀地認識到，所以中醫又把它稱為「無形之痰」，而把產生於肺部、通過咳嗽可以排出體外，並可以看到的痰稱為「有形之痰」。這兩者共同構成了中醫「痰」的概念。

「有形之痰」主要存在於肺，可以是自身水液代謝障礙所產生，也可以是外界邪氣侵襲肺部所產生，這種痰產生後，可以通過咳嗽排出體外，能被觀察到，因此比較好理解。我們對「有形之痰」應該是比較熟悉的，在感冒咳嗽的時候常會接觸到它，但我們有沒有注意過這樣的一個細節：同樣是肺裡咳出來的痰，在性狀上又存在著各種各樣的差異。如有的痰呈白色黏凍狀，有的痰白色而稀薄，有的痰呈白色泡沫狀，有的痰色黃而稠厚，有的痰呈灰黑色，有的痰呈黃綠色……為什麼同樣是痰，卻會有這麼多變化？仔細分析一下，上面各種痰的性狀歸納起來，無非在兩個方面存在差異：一是質地有稠厚、稀薄、泡沫之分別；二是顏色有白、灰黑、黃、黃綠的差異。痰的不同質地和顏色到底反映了體內怎樣的病理特徵呢？

我們來看個日常現象，把糖溶解在水裡，得到一種無色透明的液體，如果把這些無色透明的糖水放到火上加熱會出現什麼結果？糖水會逐漸變得稠厚，顏色也會逐步由透明變為淡黃、深黃。由這個現象推演到體內的痰，原來，痰的稠厚程度與顏色的深淺程度和體內的「熱」有著密切的關係。體內有熱，那麼痰就黃稠，體內無熱，那麼痰就稀白，而黃稠的程度越高，也就反映了體內熱的程度越高。據這個道理，中醫把色白而稀，或呈泡沫樣，或呈膠凍樣的痰稱為「寒痰」，而把色黃而稠厚，甚至為黃綠色的痰稱為「熱痰」。

由於寒痰和熱痰所反映的本質是完全相反的，所以對寒痰和熱痰的治療也是完全不一樣的。治療寒痰要溫化寒痰，常用的藥物有乾薑、細辛、薑半夏、陳皮、白芥子、萊菔子等；而治療熱痰則要清熱化痰，常用的藥物有浙貝、川貝、天竺黃、膽南星、瓜蔞、天花粉等。但無論是寒痰還是熱痰，中醫在治療上都側重一個「化」字，那「化」有什麼含義呢？以前沒有自來水的時候，如果水質較渾濁，我們常常會在水缸中加入少量的明礬，過一會兒，水就會變得澄清，明礬起了使渾水中穢濁物質分解、沉積的作用，這就是「化」。中醫在治療各種痰症時使用的化痰藥，就相當於「明礬」的作用，能使痰濁分解、沉積，從而去除由痰濁引起的疾病。

西醫對痰的認識，其實也分兩種：一種是感染性的痰，如細菌、黴菌、支原體[19]、衣原體[20]感染引起的痰；二是滲出性的痰，往往由於呼吸道黏膜細胞分泌黏液過多而形成。其中，使用抗生素對細菌感染引起的痰有一定療效，而對黴菌、支原體、衣原體感染的痰以及滲出性的痰，西醫辦法不多，那中醫又是如何看待和治療這些「痰」病的呢？中醫認為，黴菌、支原體、衣原體等微生物本來就存在於空氣當中，正常情況下並不會對人體造成損害和影響，只有當體內水濕過度積聚，形成了過於潮濕的內環境，這些微生物才會大量孳生、繁殖，從而對人體的健康造成破壞，產生各種疾病。因此，對於這類疾病，人體內在環境的「潮濕」才是真正的根源。就好比梅雨季節環境潮濕，黴菌得以大量繁殖，因此東西容易發霉。既然在自然現象中你可以認識到潮濕的環境是黴菌繁殖的主要原因，難道人體就不一樣嗎？

那麼，內環境的潮濕引起的痰又該如何治療呢？在日常生活中，潮濕往往和陰雨聯繫在一起，如果晴空萬里、陽光普照，當然就不會形成潮濕的環境。有句話叫「烈日當空，陰霾自散」，就是這個道理。烈日能驅除潮濕，主要靠的就是它的熱量，所以我們在治療這類痰的時候只要使用性能溫熱的藥物使體內產生一種「烈日當空」的效果，潮濕的「陰霾」散去，這就消除了水濕在體內聚集的根源，杜絕了黴菌等微生物生存繁殖的環境，從而能對黴菌、支原體、衣原體等感染引起的痰以及滲出性的痰有快

---

19 支原體（即黴漿菌），介於病毒和細菌之間的原核細胞型微生物，人體主要透過飛沫傳染。

20 衣原體（即披衣菌），是種生長在細胞內微生物，人與動物皆會感染，主要透過直接接觸而感染。

捷的療效。漢代醫聖張仲景在《金匱要略》中就已經提出治療本病的原則是「病痰飲者，當以溫藥和之」，這在現在看來，仍是那麼卓有遠見，由此，我們不得不由衷地佩服古人探索生命和疾病奧祕的方法和思路。

上面講述了有形之痰，那麼「無形之痰」是什麼，我們該怎樣來判斷「無形之痰」的存在呢？中醫判斷體內有「無形之痰」的依據有四個。㈠肥胖。中醫說的「肥人多痰濕」，就是指肥胖的人體內多有「無形之痰」存在，因為脂肪具有「痰」的穢濁、黏滯、稠厚的特性，它是積聚在體內的水濕中的穢濁部分凝聚而成。㈡舌苔厚膩。厚膩的舌苔，是體內水濕穢濁過多最直觀的表現。㈢腫塊。凡是腫塊顏色不紅，突起於皮膚表面，呈結節[21]狀，按之軟或韌，內含水液、黏液或黏凍樣物質的，在中醫上都稱為「痰塊」。㈣滑脈。中醫按脈象在指下的不同感覺，將其分為二十多種，滑脈就是其中之一（這在第十六章中有詳細的介紹）。中醫對滑脈的描述是「往來流利，如珠走盤」，就是指摸到的脈象像是珠子在光滑的盤子上滾動這麼流利迅捷。滑脈的出現是體內有痰濁的特徵性表現之一，也是中醫診斷「痰」的主要依據之一。

講到滑脈在痰證診斷上的作用，我在這裡給大家講個有關明朝著名醫家孫一奎的醫案。一個人酒後不小心摔了一跤，被別人扶起之後脅肋疼痛，日夜不止。醫生看過後，認為是摔傷導致局部氣血瘀滯，給他開了活血化瘀的藥，可是連服了三個月，疼痛沒有絲毫減輕。這時，病家急了，請孫一奎來診治。

孫一奎了解了起病的原因後，並沒有草率地開方，而是仔細診察起患者的脈象來。診完脈象，孫對患者說，你這個病是痰火導致的，所以服用了這麼長時間的活血化瘀藥仍舊沒有什麼療效。患者說，我雖然人有些胖，可是平時並沒什麼咳嗽咯痰的毛病呀，你怎麼說我這個病是痰火導致的呢？再說這個病是我摔跤所引起，又怎麼會和痰火有關呢？先生你肯定弄錯了吧。孫一奎說，我沒弄錯，我說你的病是由痰火導致的，那是你的脈象告訴我的。你的脈象，左手弦，右手滑而數，弦脈主體內有水飲，而滑脈主體內有痰濁，脈數（脈跳速度快的意思）則表明體內有內火。根據脈象的表現，我診斷是痰火導致你的脅肋疼痛不止。前面的醫生都以你的描述而診斷為氣血瘀滯，而不參考你脈象上反映出來的疾病的本質。況且，你連服了兩百多帖活血化瘀的藥，如果真是氣血瘀滯的話，疾病早就該好了。

患者聽完，覺得很有道理，於是請孫一奎開方，孫一奎根據前面的診斷，開了一張清熱化痰的方子：帶殼的大栝樓兩枚（研碎），枳實、甘草、前胡各3克，貝母6克，四帖。患者希望孫一奎能多開幾帖藥，孫一奎說，這幾帖藥足夠了，服後可能會出現腹瀉，你不必著急，這是體內痰濁外瀉的好事，等痰濁乾淨了，腹瀉就會止住。患者非常希望折磨了自己快三個月的毛病早點好，於是馬上派人去藥店抓藥。果然服藥後一個時辰，患者就覺得肚子裡有咕嚕嚕的聲音，等快天亮的時候，大瀉了一次，解出的大便都是類似於痰的黏凍樣東西，瀉完後就覺得脅肋的疼痛減輕了一大半。第二帖藥服下，又瀉下很多痰濁之物，脅肋的疼痛也完全消失了。等服第三帖藥的時候，肚子不再有響聲，也沒有再腹瀉。就這樣，四帖清熱化痰的藥治癒了屢治無效的脅痛，從中我們也可以看到滑脈在診斷痰證中的作用。

根據中醫對痰的認識，借助西醫的微觀檢查，可使「無形之痰」的概念更具體化和直觀化。例如說西醫上的高血脂症、囊腫、淋巴結結核、骨結核等，這些疾病都具有穢濁、黏滯、稠厚的特徵表現，因而也可以認為這些病是痰引起的，這樣，西醫的檢查成為了中醫望、聞、問、切的延伸。而通過中醫對痰的產生機理的認識，我們便可以把這些疾病的產生和人體的整體平衡狀態聯繫起來，為疾病找到根本性的治療手段。如高血脂症、囊腫、淋巴結結核，這些疾病都符合中醫痰的特性，它們產生的根本原因當然也是和脾的運化失常、水濕痰濁在體內過度積聚有關，所以可以通過健脾助運、化痰軟堅的方法來

21 結節，指皮膚表面或內部組織有圓形的突起物。

治療。而且由於從根源上杜絕了「痰」的生成，治療效果是長久的。

在這裡我可以舉兩個例子。一位高血脂症患者，服用舒降之、力平脂[22]等沒有明顯效果，自覺頭暈乏力，精神不振，胃納不佳，白天嗜睡，夜間多夢，心慌心悸，大便經常不成形，面色無華，舌苔淡白，兩手的脈象都細微無力。我診斷為脾虛不能運化水濕，導致體內痰濁凝聚，留滯於血脈之中，影響氣血運行而發病。給予健脾化痰的中藥七劑：炒白朮30克，黨參15克，陳皮10克，半夏10克，甘草6克，茯苓15克，橘絡6克，膽南星10克，焦山楂15克，生薑五片。患者服完七帖藥後，自己感覺精神、胃口有明顯好轉，頭暈比原來減輕了一大半，大便已基本成形，於是我讓患者按原方再服用七帖。患者再來複診時各種症狀已經基本不明顯了，複查血脂，已經恢復到正常範圍之內。

另一位膕窩[23]囊腫患者由於害怕手術而前來我處諮詢。中醫認為，囊腫的形成是體內痰濁在某一部位凝聚的結果，而痰濁的產生又是和脾的運化水濕功能有著直接的關係，所以通過改善和增強脾的運化水濕的能力，就能夠去除痰濁在體內的積聚，從而消除囊腫。基於這種思路，我給患者開了一個健脾化痰、利濕消腫的方子：炒白朮45克，澤瀉15克，滑石15克，豬苓10克，茯苓15克，桂枝10克，半夏20克，制南星10克，薏苡仁30克，青皮10克。這個方子患者連續服用了約一個月的時間，膕窩囊腫完全消除，期間根據症狀的變化，藥物略有加減，但基本以上述藥物為主。從這兩個例子也不難看出，中醫痰的理論是完全禁得住實踐考驗的。

脾對水濕的運化不足，導致水濕在體內積聚，水濕中的穢濁物質會在人體某一部位凝結形成痰塊，如上面講的囊腫、淋巴結結核、骨結核等，也會進入經絡血管，隨著人體的氣血運行而到達全身各處，如前面講的血脂等。這些穢濁物質具有黏滯的特性，所以往往導致氣血在經絡、血管中的運行受阻，使臟腑組織產生缺血缺氧的病理改變，引起各種疾病。如痰在頭部，影響腦部供血，則會出現頭暈、健忘、嗜睡，甚至昏迷、半身不遂、語言不利等症狀，如西醫稱的腦梗塞[24]，很多在中醫上就屬於痰引起的。痰在經絡四肢，則會導致四肢的血液供應障礙，從而出現四肢麻木、手足逆冷等症狀；痰在血脈，則會導致心臟自身的供血不足，而產生心悸心慌、心律失常、心胸憋痛等症狀，如西醫說的冠心病，很多情況下也和痰有著密切的關係。此外，痰還會影響到人的精神狀態，如果痰濕的穢濁之氣阻礙了人體正常的精神思維活動，則會使人出現自言不止、鬱鬱寡歡、無故悲傷等抑鬱型的精神失常性疾病。由於中醫認為「心」是人體神志的主宰，所以這類由「痰濁」過盛而引起的精神失常，中醫上稱為「痰迷心竅」。

關於痰的遊走性，元朝的大醫家朱丹溪就說：「痰之為物，隨氣升降，無處不到。」也正因為痰「無處不到」的特徵，中醫上把很多的怪病或是各種方法治療效果不佳的疾病都責之於「痰」，所以中醫上有「怪病多由痰生」的說法。朱丹溪也提出「百病中多兼有痰」的理論，這給診治疾病增加了新的思路，有些疾病雖然辨證正確，用藥也對證，但臨床效果卻並不理想，這時，我們便可以考慮加入化痰的方法，很多時候可以取得出乎意料的效果。

我曾治療過的一位眩暈症患者，眩暈有一年多時間了，久蹲或久坐後如果突然起立則會眼前發黑，甚至暈厥。平時整天都感覺昏沉沉的，精神萎軟，講話聲音低微，面色蒼白無華，胃口一般，大小便都還正常，舌淡紅苔薄白，雙手脈都細弱無力。近一個月來，眩暈似乎還有加重的跡象。西醫診斷：腦供

22 舒降之與力平脂皆為治療血脂失調、膽固醇過高的藥物。

23 膕窩，指股骨下端及膝關節後方肌肉圍成的菱形區域；膕窩囊腫又稱貝克氏囊腫，通常膝關節損傷、退化或過度使用所引起。

24 腦梗塞，指因腦部血管阻塞，導致腦部組織受損。

血不足。當時我還想，這不是典型的中氣下陷嗎？氣虛下陷，導致氣血不能上升濡養頭部，這還不容易治嗎？於是我給患者開了五帖補中益氣湯，開完藥方，我還蠻有信心地告訴患者，這五帖藥吃完，你肯定會有明顯的好轉。可五天後患者來複診時，卻給我當頭潑了一盆冷水，他告訴我眩暈沒有任何好轉！同時他也安慰我說，可能是我這毛病時間長了，要好轉也沒這麼快吧。我再仔細詢問了患者的情況，得出的結論還是氣虛下陷，既然辨證上不存在什麼失誤，為什麼會沒療效呢？這時我想起朱丹溪「百病中多兼有痰」這句話，心裡便豁然開朗了，心中的疑團也解開了，既然是氣虛，那勢必會導致水濕運化失常，痰濁內生、痰濁阻於腦部而發為眩暈。前面治療無效，是只考慮了氣虛，而沒有考慮存在於經絡血脈中的痰濁，於是我為患者重新開了一張補氣化痰的方子：黃耆15克，黨參15克，炒白朮12克，薑半夏10克，茯苓10克，陳皮6克，川芎10克，升麻3克，柴胡3克，桔梗6克，橘絡6克，制南星6克，仍舊服五帖。五天後患者欣喜地說，這次的藥真靈，才吃了五天，我的頭已經不大暈了。後來我讓患者服用香砂六君丸鞏固，服用了一個月左右，隨訪患者一年，眩暈都未發作。

痰是停留在體內的水濕中的穢濁部分，而「飲」則是水濕中的清稀部分。通俗地講，凡是異常積聚在體內的澄清、透明、稀薄的水液在中醫上都稱為「飲」，如西醫上的胸水、腹水、關節積液等。根據水液停聚的部位不同，中醫將「飲」分為四類。㈠水飲停留在腸間，腹中漉漉有聲，稱為「痰飲」（這裡的「痰」通「淡」，是清淡的意思，和我們上面講的痰濁的「痰」含義不同）。西醫的腹水等就屬於「痰飲」範疇。㈡水飲停留在脅下，咳嗽時牽引作痛，稱為「懸飲」。西醫的胸水等就屬於「懸飲」範疇。㈢水飲停留在心肺，咳嗽喘息，不能平臥，身形如腫，稱為「支飲」。西醫的肺心病、慢性支氣管炎的喘息型等就屬於「支飲」範疇。㈣水飲泛溢肌膚，停留在皮下，肢體腫脹，身體疼痛沉重，汗不能出，稱為「溢飲」。西醫的水腫、關節積液、滑膜積液等就屬於「溢飲」範疇。

對於痰，我們可以採用「化痰」的方法治療，但飲不同於痰，它是水濕中的澄澈、透明、清稀的部分，當然也無法像治療痰這樣採用「化」的辦法，那該怎麼辦呢？既然飲是水液在體內的積聚，那麼，最好的辦法當然就是將這些異常積聚在體內的水液排出體外。根據水液積聚的部位不同，中醫創造了三種治療飲證的方法，那就是開鬼門、潔淨府和去菀陳莝。

開鬼門，就是發汗，古代稱汗腺為鬼門，所以叫開鬼門。這種方法適用於水飲停留在肌膚、皮下或是身半以上的表淺部位，如前面講的「溢飲」就適合用這種方法來治療，通過發汗，使停留在肌表的水飲排出體外。

潔淨府，就是利小便，也可以叫利尿，古代稱膀胱為淨府，所以叫潔淨府。這種方法適用於水飲停留在關節、身半以下部位等，如關節積液、滑膜積液等就可以採用這種方法來治療，通過通利小便，使積聚在關節、肢體以及臟腑中的水飲排出體外。

去菀陳莝，以前很多書上解釋為活血，但我認為是一種通大便的方法。「菀」，是鬱結、積滯的意思；「陳」，是日久、陳積的意思；「莝」，原意是鍘下來的雜草，這裡可以引申為停留在體內的糟粕物質。結合在一起看，「去菀陳莝」應該理解為去除日久積滯在體內的糟粕物質，而去除人體積滯的糟粕物質，最直接和有效的方法無疑就是通大便。這種方法適用於水飲在體內停留日久、病程較長或是水飲停留部位較深的情況。如前面講的「痰飲」、「懸飲」、「支飲」等都可以採用這種方法來治療，使積聚在體內深處的水飲通過腸道，從大便中排出體外。當然，由於水飲部位的差異和水飲積聚的程度不同，逐飲通便的度也就有不同，所選用的藥物也會相應地不同。如飲在腸間的「痰飲」，常用大黃來逐飲通便，如己椒藶黃丸（防己、花椒、葶藶子、大黃）；飲在胸脅的「懸飲」，常用甘遂、大戟、芫花等來逐飲通便，如十棗湯（甘遂、大戟、芫花、大棗）；而飲在心肺的「支飲」，則常用葶藶子來逐飲通便，如葶藶大棗瀉肺湯（葶藶子、大棗）。

除了上面提到的「痰飲」、「懸飲」、「支飲」、「溢飲」外，其實任何水液在體內的異常積聚，只要其水液符合澄澈、透明、清稀的特徵，我們都可以將之作為「飲」來治療。

這裡，我想提一下梅尼埃氏綜合症[25]。這個病的臨床特徵是：陣發性眩暈，經常發作，眩暈時患者會覺四周物體旋轉，好像有坐在車船上旋轉不定的感覺，並伴有噁心、嘔吐、頭部昏痛，活動會導致眩暈嘔吐程度加重。所以發作時，患者往往靜臥閉目，不敢活動，有的病人會感到耳內有堵塞和壓迫的感覺，或伴有眼球震顫。西醫認為本病是內耳淋巴液增多、壓力升高而引起的耳源性眩暈。我根據張仲景《金匱要略》有關「冒眩」證（「冒」，是噁心嘔吐的意思，冒眩也就是指一種發作時眩暈和噁心、嘔吐並見的疾病。張仲景認為是「心下有支飲」所致，這和梅尼埃氏綜合症非常相似）的記載以及現代醫學對梅尼埃氏綜合症的認識，認為此病是水飲停留於內耳所產生的，並採用《金匱要略》中的「澤瀉湯」治療，取得了很好的臨床療效。澤瀉湯的組成就兩味藥——澤瀉和白朮。澤瀉，《神農本草經》[26]中記載它的功效是「主風寒濕痺，消水」；白朮，晉朝醫家陶弘景的《名醫別錄》[27]中稱它「消痰水，逐皮間風水結腫」，並稱它能「暖胃消穀」。這兩味藥組合在一起，澤瀉通利小便，瀉體內水飲為主，白朮健脾消痰水為輔，既能去水飲積聚之標，又能絕脾虛生痰飲之本，所以藥味雖少而獲效迅速。

我曾治療一夏姓女患者，四十三歲，患梅尼埃氏綜合症三年多，這次因勞累誘發疾病，自覺天旋地轉，噁心嘔吐，不能進食，水入即吐。閉目靜臥在床上稍覺好轉，一動則又加劇如前，頭部昏沉，語音低微，她在就診過程中就跑到門口嘔吐兩次，嘔吐物為清水樣東西，自述已經一天沒吃東西了，仍時時有泛噁感，舌淡苔白膩，脈象弦。我根據「飲停內耳」的思路，用澤瀉湯：澤瀉30克，炒白朮45克。用水一碗半，濃煎成半碗，溫服。並囑咐患者，服藥時不要一口喝完，先喝一口，過五分鐘左右，如無不適，再喝一口，如此慢慢將這半碗藥喝完。患者喝完竟不吐，漸漸安睡，直至第二天天亮才醒，醒後覺病如失，後用健脾化濕藥調理兩天，身體全安，並至今沒有再復發。

痰飲是體內水液的異常積聚，它既是脾運化功能失調的結果，形成後又成為擾亂人體內在平衡的致病因子，所以痰飲具有病理產物和致病因子的雙重特性。在人體的疾病過程中，還有一種物質有著類似於痰飲的特性，那就是我們下面要談的「瘀血」。

所謂「瘀」就是瘀滯、阻塞的意思。瘀血首先是一種病理產物，它是各種內外界因素導致的血液循環障礙。外界因素常為外傷或寒邪凝固而形成瘀血，內在因素則多為以下幾種：㈠氣對血液的推動力不足，導致血液運行的動力下降而形成瘀血；㈡血管狹窄，導致血液通過狹窄的血管時不暢通而形成瘀血；㈢血液中雜質過多，血液黏稠度增加，從而影響血液運行速度，導致血液瘀滯成為瘀血；㈣氣對血液的固攝能力下降，血液不能正常在血管中運行，滲出到血管外而形成瘀血。

其次，瘀血和痰飲一樣，當它形成後，又會成為致病因子。如瘀血在血管之外則會導致肢體腫脹、皮膚瘀青甚至血腫等疾病；瘀血停留在經絡、血管內，阻礙體內氣血運行，則會導致各種肢體關節疼痛、心胸憋悶疼痛、頭暈頭痛、口唇青紫、痛經、胃脘疼痛、小腹疼痛等以疼痛為主的疾病。除了血液從血管中溢出，滲於皮下，出現皮膚瘀紫腫脹等能直接看到的症狀外，大多數情況下，瘀血存在於經絡、脈管之中，並不能被直接觀察到。那我們如何來判斷有無瘀血的存在呢？

中醫通過觀察和實踐，總結了瘀血的幾個特徵性表現，通過這些表現，我們就可以判斷體內是否存

---

25 梅尼埃氏綜合症，台灣譯為梅尼爾氏症，又稱內淋巴水腫。

26《神農本草經》，簡稱為《本草》、《本草經》，為東漢前的藥學專著，記載三百六十五種藥物，包括植物、動物、礦物和釀造的飲料及少數化學製品等，因以草類居多而命名。原書早已佚失，至南朝陶弘景作注，補充為《名醫別錄》，編定《本草經集注》共七卷，把藥物數目增至七百三十多種；清代孫星衍考訂輯復，成為現在通行本。

27《名醫別錄》，簡稱《別錄》，相傳為陶弘景對《神農本草經》的補充。因此書屬歷代醫家陸續彙集，因此命名。

在有瘀血。這些特徵性表現分別是：

第一，針刺樣疼痛，疼痛部位固定不移，夜間疼痛加重，痛處拒按。這是瘀血最主要和特徵性的表現，其機理是瘀血阻礙氣血在體內的正常運行，使臟腑組織缺血缺氧而產生疼痛，如冠心病引起的心絞痛等就符合瘀血疼痛的特徵。

第二，皮下青紫或出現腫塊。血液滲出血管之外，凝聚成瘀血。如果位置表淺，位於皮下，則表現為皮膚瘀青、紫黑；如果位置較深則表現為肢體腫脹，或伴有局部膚溫升高；如果滲出於血管之外的瘀血被機體組織緊密包裹，不能四處擴散，則會形成血腫塊。如頭部外傷後，由於瘀血被頭部結締組織緊密包裹，往往形成一血腫包。

第三，肌膚甲錯。肌膚甲錯是瘀血證的又一個較為特殊和有代表性的症狀。那什麼叫「甲錯」？「甲」，是鱗甲的意思，「錯」，則是交錯的意思，「甲錯」也就是指人的肌膚像魚的鱗甲交錯一般，這種情況在很多的皮膚病上可以看到。如神經性皮炎後期，會出現皮膚紋理增粗，皮膚粗糙，西醫把這種變化稱為「苔蘚樣改變」，而這種改變其實就有「肌膚甲錯」的意思。

第四，唇甲青紫，舌質紫暗，或舌苔上有瘀點、瘀斑，舌下靜脈曲張。這是由於血液循環受到瘀血的阻礙，四肢末梢、面唇舌體等處缺血缺氧的結果。

第五，各種出血，血色呈暗紅色，往往伴有紫黑的血塊。瘀血引起的出血，往往是瘀血阻滯於脈管之中，正常的血液循環受到瘀血阻擋而在局部出現血液的過多積聚，血管內壓力增高，部分血液便滲出血管之外。

第六，脈象澀或結代。這裡我先對澀脈和結代脈這兩種脈象作一個簡單的解釋。澀脈是指脈搏跳動不流暢的一種脈象，中醫上形容它為「輕刀刮竹」或是「細雨沾沙」。用輕薄的刀刃在毛竹表面刮動時是什麼感覺？最明顯的就是澀滯不暢而帶有停頓的感覺。水和細砂混合後流動的感覺是什麼？是一種緩慢澀滯而又帶有粗糙的感覺。從這兩個比喻中我們可以形象地理解澀脈。澀脈是體內有瘀血時人體血液在脈管中運行不流暢的表現，而結代脈則是指脈搏跳動過程中出現停跳的一類脈象。根據脈搏停跳是否有規律，結代脈又可細分為結脈和代脈兩種。其中結脈指的是脈搏跳動過程中有歇止，但這個歇止時間的長短沒有規律性，類似於西醫房性早搏時出現的脈象；代脈指的是脈搏跳動過程中有歇止，這個歇止時間有一定長短，類似於西醫室性早搏[28]時出現的脈象。結代脈的出現，往往是心臟缺血缺氧的表現，而瘀血是導致心臟缺血缺氧的主要因素，所以，結代脈也可作為瘀血的特徵之一。

在中醫歷史上，有一位醫家對瘀血非常重視，他認為人體各種各樣的疾病，都和體內的瘀血有著密切的關係，特別是對一些用常規方法治療無效的疑難雜症，都應該考慮瘀血的存在，他就是清朝的名醫王清任。王清任，字勳臣，河北省玉田縣人，他在《醫林改錯》一書中說：「無論外感內傷……不能傷臟腑，不能傷筋骨，不能傷皮肉，所傷者無非氣血。」而氣血的病變又不外乎氣虛、氣實、血虧、血瘀四種情況，其中氣虛則對血的推動力下降，氣實（也就是邪氣盛）則血脈壅塞，血虧則脈道不充盈，這三者最終都會導致血液循環瘀阻而成為一種瘀血，所以瘀血可以說是各種疾病的關鍵，這就是他使用活血化瘀藥來治療各種疑難雜症的依據所在。

對於瘀血證，他提出了五十餘種證候作為判斷瘀血的依據，極大地豐富了中醫的辨證思路。王清任將人體分為三個部分：第一部分是頭面四肢、周身血管；第二部分是橫膈膜以上的胸腔，包括心、肺、咽喉、氣管、食道等臟器；第三部分是橫膈膜以下的腹腔，包括肝、腎、脾、胃、大腸、小腸、膀胱、

28 早搏（Premature Beat），指心臟提前收縮、搏動，屬常見的心律失常，發生部位又有（心）室、（心）房、房室交接處等的不同。

子宮等臟器。這三個部位各自有不同的瘀血證候。如瘀血在頭面四肢、周身血管的證候有：頭髮脫落、酒糟鼻、耳聾日久、臉上胎記、紫白癜風、眼疼白珠紅、牙疳（牙床腐爛、牙齒脫落的一種疾病）、口臭、婦女乾勞（月經不來，飲食減少，四肢無力，午後發燒）、久病虛勞、交節病作（每當節氣更替即會發作的疾病）、小兒疳積等；瘀血在橫膈膜以上的證候有：胸痛、胸不任物、胸任重物、心裡熱（燈籠病）、呃逆、急躁易怒、飲水即嗆、晚發一陣熱、心悸失眠、夜睡夢多、食從胸右下、瞀悶、小兒夜啼等；瘀血在橫膈膜以下的證候有：肚腹積塊、臥時腹墜、肚腹固定不移的疼痛、久瀉不癒等疾病。

根據瘀血部位的不同，王清任創立了三張不同的方子。瘀血在頭面四肢用「通竅活血湯」，在胸部用「血府逐瘀湯」，在肚腹則用「膈下逐瘀湯」。下面我們就來詳細探討一下王清任的這三張方子。

一、通竅活血湯

通竅活血湯的組成是：赤芍3克，川芎3克，桃仁9克（研磨成泥狀），紅花9克，老蔥三支（切碎），鮮薑9克（切碎），紅棗七個（去核），麝香0.15克（用絹布包）。用黃酒半斤（250克），將前七味藥煎到黃酒只剩下一盅左右（約50克），去渣，再把麝香放入酒內，煎一、二沸，晚上睡覺前服用，主治頭面四肢、周身血管的瘀血證。關於頭面四肢和周身血管的瘀血證的證候前面已經詳細列舉過了，這裡就不再重複。不過在這些證候中有幾個是很有特點的：一是酒糟鼻，二是紫白癜風，三是臉上胎記。根據王清任在《醫林改錯》中的記載，用通竅活血湯治療這三類疾病，一般二、三十副藥就能治癒。

這幾個疾病病變部位都在皮膚，而且都有顏色的異常，也就是說，皮膚顏色異常的疾病都和瘀血有密切的關係。根據這個思路還可以引申開去，如對於黃褐斑、雀斑、粉刺，可根據瘀血在肌膚的思路，採用通竅活血湯進行治療，這給我們在美容養顏方面提供了有效的內治方法。而王清任在治療這類瘀血在肌膚的疾病時，採用了活血藥和發散風寒的蔥、薑配伍的方法，這也很有意思。蔥、薑具有驅散肌表風寒、疏通肌表經絡的作用，我們感受風寒，鼻塞流涕、惡風咳嗽時，煎上一碗濃的薑湯，趁熱喝下，再捂緊被子睡上一覺，發發汗，第二天就會感覺輕鬆很多。這兩味藥和赤芍、川芎、桃仁、紅花、紅棗、麝香等活血藥配合在一起使用，可以使活血作用專注於肌膚，從而更好地疏通和去除肌膚的瘀血。

從這個方子的配伍方法中，我也得到啟發，把活血藥和解表藥相結合，運用在一些急性軟組織損傷的治療中，也有意想不到的效果。如我曾治療過一個張姓患者，他不慎滑倒後臀部著地，導致尾骶部疼痛、局部輕度腫脹、皮膚瘀紫，照X光片沒有發現骨折，這是非常明顯的軟組織挫傷。中醫辨證是氣血瘀滯，於是我給他開了五副活血化瘀的藥，五天後，患者來複診，效果並不明顯。這時我參照王清任通竅活血湯的配伍方法，在原方中加入麻黃、桂枝兩味散寒解表的藥，結果效果很好，第二次的五副藥吃完，各種症狀基本上就消除了。後來，我凡是遇到這類肌膚軟組織損傷的疾病，都在活血藥的基礎上加上一、兩味散寒解表的藥，效果明顯要好於單純使用活血藥。

在通竅活血湯中，除了配伍的奧妙外，還有一味藥非常關鍵，那就是麝香，麝香是通竅活血湯中的君藥（也就是最重要的藥），王清任自己也說「此方麝香最要緊……必買好的方妥」，那麼麝香到底在方中起什麼作用呢？麝香是雄麝的麝香腺中的分泌物乾燥而成的一味中藥，其主要功效是疏通經絡、活血化瘀、通竅開閉。李時珍在《本草綱目》[29]中認為「麝香走竄，能通諸竅之不利，開經絡之壅遏」。李時珍在描述麝香功效時用了「走竄」這個詞，「走竄」給人的第一感覺就是活動迅速，無處不到，可以

29《本草綱目》，為明代李時珍撰，全書五十二卷，就《本草經》與諸家之說刪定，糾謬辨疑，刪繁補缺，記載一千八百九十二種藥物，闡發藥物的性味、主治、用法、產地、形態、炮製、藥理研究、方劑配合等，兼有藥物圖與方劑。非但是藥物學的集大成，更是一部影響世界深遠的博物學之作。

這麼說，麝香是所有活血化瘀藥中活動性最強的。而走竄性強也意味著該藥物疏通經絡、開閉通竅的作用強，對一些病程長、普通藥物難以起到作用的頑固性疾病來說，只有依靠麝香極為強烈的走竄和開閉作用，才能得到改善和痊癒。所以，麝香在此方中非常重要，缺了它，就起不到通竅活血湯應有的作用。

二、血府逐瘀湯

血府逐瘀湯是一個治療橫膈膜以上部位（也就是胸腔）瘀血的方子，此方之所以要取名叫「血府逐瘀」，這其中還有個小故事。

在《醫林改錯》中，王清任把橫膈膜稱為血府，他認為「人胸下膈膜一片，其薄如紙，最為堅實，前長與心口凹處齊，從兩脅至腰上，順長如坡，前高後低，低處如池，池中存血，即精汁所化，名曰血府」。原來由於王清任對臟腑的認識都來源於墳地或刑場上的屍體，這些屍體由於保存條件差，往往胸腔中瘀積有大量的積血，王清任並不知道這些血來源於胸腔中血管的破裂出血，反而把橫膈膜當成人體血液匯聚、儲藏的地方，並把它命名為「血府」。

這「血府」的得名事實上是王清任的失誤之處，後人也因此而批評王清任，說他的《醫林改錯》是越改越錯，當然這是題外話。雖然「血府」這個名稱的來歷並不正確，但是，胸部由於有心、肺的存在，其中心是全身血脈的主宰，血液從心臟流向百脈，又從百脈重新回到心臟。而肺則是百脈匯集的地方，百脈從肺中獲取氧氣，並攜帶這些氧氣周流全身，給全身提供營養支持。從這個意義上說，胸腔實際上具有「血府」的意義和作用，而血府逐瘀湯治療胸部瘀血也的確有著很好的療效，所以，我們仍舊不妨沿用王清任「血府」這個名詞，把它作為整個胸腔的一個概念。

了解了血府的概念之後，我們再來看此方的組成：當歸9克，生地9克，桃仁12克，紅花9克，枳殼6克，赤芍6克，柴胡3克，甘草6克，桔梗4.5克，川芎4.5克，牛膝9克。

這個方子實際上是由三部分構成。第一部分是當歸、生地、川芎、赤芍、紅花、桃仁。這幾味藥的主要功效是養血活血，也就是使血液充盈、血流通暢，它實際上是古方「桃紅四物湯」的變通，把原來方中的熟地改成了生地，將白芍改為了赤芍，經過改變後此方活血化瘀的作用增強了。第二部分是柴胡、枳殼、甘草以及前面提到的赤芍。這四味藥的組合是古方「四逆散」的變通。四逆散由柴胡、芍藥、枳實、甘草四味藥物組成，具有疏通氣機、解鬱寬胸的作用，主治因氣機鬱結，氣不能周行全身而導致的手足逆冷（逆冷的意思是從指或趾端向近心端發冷，多因末梢血液循環不良所致），所以稱「四逆散」。前面我們講過，氣對血有推動作用，因此，氣在體內運動的通暢程度和血液循環有著重要關係，氣機鬱結（也就是指氣的運動發生障礙）勢必會導致血液的瘀滯而形成瘀血。而胸部因為肺的關係，是氣進出人體和氣在體內升降活動最為頻繁的地方，也是人體最容易出現氣機鬱結的地方，所以疏通胸部氣機對胸部瘀血的治療有著重要作用。前面兩部分藥物的組合，能起到疏通胸部氣血、改善胸部血液循環，從而去除胸部瘀血的作用。

最後，王清任的血府逐瘀湯中還有兩味藥，一是桔梗，二是牛膝。桔梗除了有止咳化痰的作用，往往還被用於提升全身的氣血，牛膝則正好和桔梗相反，可以起到引導全身氣血往下部行走的功效。這兩味藥一升一降，起到了將氣血上下疏導的作用。氣血的上下疏通和對胸部瘀血的治療有什麼作用呢？打個比方來說，胸部的瘀血就好比交通堵塞，如果這個時候能進行合理地引導，將車輛有效地分流到周邊較為通暢的道路上，則有利於堵塞道路迅速疏通，使堵塞道路能在最短的時間內重新恢復暢通。不然車輛仍舊不斷從四方向堵塞處匯聚，那只會不斷地加重局部堵塞的狀況，最後導致交通癱瘓。血府逐瘀湯中桔梗和牛膝就是起到了分流血液的作用，使血液上下流動，不致於大量匯聚在被瘀血阻塞的胸部，從而有利於另外兩部分養血活血和疏通氣機的藥物發揮作用，使胸部瘀血盡快消散。我們看中醫的處方，有時候藥物很簡單，效果卻很好，因為中醫在開處方的時候，開的不僅僅是藥物，其中還蘊涵著自然和宇宙的法則，所以我們學中醫時經常強調一個「悟」字，「悟」什麼？就是去「悟」其中蘊涵著的自然與宇宙的法則。

三、膈下逐瘀湯

膈下逐瘀湯的主治證候中，最主要的莫過於各種肚腹的積塊。肚腹中的積塊，在中醫上稱為「癥瘕」。「癥」就是「真」的意思，指肚腹部的積塊，固定不移，推之不動，成條狀或塊狀，長期存在的，多為瘀血凝聚而成。「瘕」則是「假」的意思，指肚腹部的積塊，位置不固定，發病時出現，不發病時可消失不見，用手推之可散開，或時大時小，時聚時散，這種積塊多為氣機鬱滯所致。膈下逐瘀湯所治療的肚腹部積塊主要是以「癥」為主，「癥」病從現代醫學的角度看，往往是肝腫大、脾腫大以及各種腹腔內的腫瘤引起，所以對膈下逐瘀湯進行研究，對現代醫學尚沒有有效藥物的肝脾腫大、腹腔腫瘤的治療有很大的參考意義。

膈下逐瘀湯的組成：五靈脂6克，當歸9克，桃仁9克，丹皮6克，赤芍6克，烏藥6克，玄胡3克，甘草9克，香附4.5克，紅花9克，枳殼4.5克。這個方子的藥物配伍除了前面講到的活血化瘀藥（當歸、桃仁、赤芍、丹皮）和疏通氣機藥（烏藥、香附、枳殼）配合使用外，有兩味藥的配伍值得玩味，那就是五靈脂和玄胡。在前面我們講過，肝的主要功能是藏血和舒暢氣機，如果肝的功能失調，則無疑會導致氣機阻滯、血液瘀塞，氣血長時間瘀滯不通，則會凝固而成為各種積塊，因而恢復肝臟的正常功能，對治療積塊有著重要的意義。五靈脂正是一味能改善肝中氣血瘀滯的良藥，宋朝的藥物學家寇宗奭認為「此物入肝最速」，李時珍也認為「肝主血……故此藥能治血病」。所以，王清任在膈下逐瘀湯中將本品放在方首，可以看出這味藥的重要性。玄胡，是玄胡索的簡稱，宋朝由於避宋真宗的諱，改稱為延胡索，到清朝又因為避康熙玄燁的諱，改稱為元胡。本藥的主要作用是活血化瘀、行氣止痛。宋朝的《開寶本草》[30]記載玄胡能去「腹中結塊」，李時珍認為玄胡能「活血化氣」，並能「行氣中之血滯，行血中之氣滯」，是一味既能疏通氣機，又能改善血瘀的良藥，稱玄胡為活血行氣的「第一品藥」。用它和五靈脂配伍，則大大增強了疏通肝臟氣血的瘀滯、消除各種積塊的能力，所以清朝名醫張璐在《本經逢原》中認為玄胡「得五靈脂同入肝經散血破滯」，是用於積塊治療的最佳配合。

從上面三個方子不難看出，中醫對疾病的治療是非常細緻和嚴謹的。同樣是瘀血，由於部位、證候、性質的不同，治法也就不同，這就是中醫治病求本的思路。「本」是什麼？可以這麼說，「本」就是各種疾病的內在根源，抓住了「本」，疾病就能迎刃而解。那麼如何抓住這個「本」呢？這就要運用到望、聞、問、切四大手段，望色、聞聲、問症、切脈這四個手段成為中醫探索疾病外部徵象和內在根源關係的一座橋梁，有了它，中醫的基礎理論和臨床治療才能有機結合，從而構成完整的醫學體系。

30《開寶本草》，為《開寶新詳定本草》、《開寶重定本草》簡稱，是宋代開寶年間官修醫書，以《新修本草》、《蜀本草》為本，刊正別名，增益品目，全書載藥物九百八十四種。

中篇。探究疾病的本質

走近中醫

【第十二章】察顏觀色話望診

望神
眼睛與臟腑的聯繫
形態與疾病
五色與五臟
常色與病色
五色主病
善色與惡色

在《史記・扁鵲倉公列傳》中記載著關於戰國時期名醫扁鵲的一個故事：

扁鵲過齊，齊桓侯客之。入朝見，曰：「君有疾在腠理[31]，不治將深。」桓侯曰：「寡人無疾。」扁鵲出，桓侯謂左右曰：「醫之好利也，欲以不疾者為功。」後五日，扁鵲復見，曰：「君有疾在血脈，不治恐深。」桓侯曰：「寡人無疾。」扁鵲出，桓侯不悅。後五日，扁鵲復見，曰：「君有疾在腸胃間，不治將深。」桓侯不應。扁鵲出，桓侯不悅。後五日，扁鵲復見，望見桓侯而退走。桓侯使人問其故。扁鵲曰：「疾之居在腠理也，湯熨之所及也；在血脈，鍼石之所及也；其在腸胃，酒醪之所及也；其在骨髓，雖司命無奈之何。今在骨髓，臣是以無請也。」後五日，桓侯體病，使人召扁鵲，扁鵲已逃去。桓侯遂死。

這個故事一方面體現了扁鵲的醫術高超，另一方面也展示了中醫上一種重要的疾病診斷方法——望診。所謂「望」，就是看的意思，望診也就是通過觀察病人來獲取與疾病相關信息的一種手段。扁鵲對齊桓侯疾病的判斷，就是依靠望診獲得的。

大家不免要說了，扁鵲看上齊桓侯一眼就能知道疾病的深淺輕重，這也太神奇了吧。事實上，這個故事雖然可能有誇大的地方，但通過對人體外在生命活動的視覺觀察，確實是可以判斷體內病理變化的某些特徵的。這在西醫學上也有明確的例子可以證明：如心臟瓣膜疾病（如二尖瓣、三尖瓣狹窄或關閉不全），會在兩顴部出現潮紅；腎病晚期會出現臉色黑黯無光澤；黃疸性肝炎會出現皮膚、鞏膜黃染；貧血或是大出血的病人往往面色蒼白；小孩有蛔蟲會在眼白或指甲上出現黃白色斑點等等。這些實例明確地告訴我們，人體特定部位的顏色變化和相應的疾病之間是有密切關係的。通過望診，醫生可獲得對病人的第一印象，而各種疾病在理論上都應該有體表的特徵性改變。所以中醫的經典著作《難經》認為，一個中醫醫生所能達到的最高境界，是通過望診就能正確判斷疾病的部位和性質，並據此而採取相應的治療方法。《難經》上稱這種境界為「望而知之謂之神」。

在前面的章節中我們已經了解到，中醫在探索生命奧祕和疾病本質的過程中，始終堅持的一種方法就是通過人體的外在徵象來推斷臟腑的內在變化。中醫用這種方法來研究人體和疾病，其依據就是：人體外在的生命活動實質上都是內部臟腑活動的結果，所以當臟腑功能發生障礙或變化時，也必然會在機體外部表現出各種徵兆。我們可以對這些徵兆進行研究，使它們和機體內部臟腑功能的變化一一對應起來，這樣，只要運用各種手段來發現疾病在人體體表的徵兆，就能推斷和分析出內部臟腑的病變情況。

望診正是發現疾病徵兆的手段之一。

通過望診能觀察到什麼呢？對生命活動來說，通過視覺能觀察到的，不外乎神、色、形、態四個方面。什麼是神？我們在談臟腑時曾提到過「心藏神」，當時對神的解釋是，包含有人體所有物質（元陰、元陽、氣、血、津液）信息的一種精氣，因此，神在人體外在的表現就是一切的生命活動。換句話說，我們看一個人，其高矮、胖瘦、強弱以及精神面貌，都會給你留下一個整體的印象，這就是神。神是人體所有生命活動的綜合，所以它反映的是人體內在臟腑運行的整體情況，這種情況無非分為兩種類型。一種是各臟腑精氣充沛，功能完好，人體的生命活動能夠正常進行或基本正常進行。表現在外就是神志清楚、語言清晰、目光明亮、面色紅潤光澤、表情自然、反應靈敏、動作靈活、體態自如、呼吸平穩、肌肉飽滿、大小便正常等。這種情況見於健康的人體，或是雖然有病，但疾病較輕、病程較短的人體。這種神的表現，在中醫上稱為「得神」。另一種情況則是臟腑精氣耗竭，功能衰微，人體的生命活動無法正常進行。這種情況表現在外就是神志模糊或昏迷、語音低微或言語失倫、目光呆滯、面色晦黯無華、表情淡漠、動作失靈、反應遲鈍、呼之不應、大小便失禁、汗出不止、瞳孔散大、身體僵直、呼吸窘迫或呼吸衰微、肌肉萎縮等。這種情況見於疾病較重、病程較長的人，特別是一些消耗性疾病的晚期，如惡性腫瘤、重度營養不良、老年人臟腑器官的自然衰竭等。這種神的表現，在中醫上稱為「失神」。通過對「得神」與「失神」的觀察，可以初步判斷疾病的輕重和預後情況，「得神」者往往病勢輕、預後良好，「失神」者往往病勢重、預後不良。所以，中醫稱之為「得神者昌，失神者亡」。

---

31 腠理，指肌肉的紋理，即皮膚。鄭玄《儀禮注》：「腠，謂皮肉之理也。」又方書：「皮膚之孔，泄氣腋之竅也，一名氣門。」

神雖然是人體所有生命活動的綜合反映，但它也有集中和突出表現的地方，那就是眼睛。「眼睛是心靈的窗戶」，這就告訴我們，一個人的眼睛可以反映出他的整體面貌。中醫很早就認識到眼睛和人整體之間的關係，中醫的經典著作《內經》上就有這樣的記載：

五臟六腑之精氣，皆上注於目而為之精。精之窠為眼，骨之精為瞳子，筋之精為黑眼，血之精為絡，氣之精為白眼，肌肉之精為約束。

這句話的意思是，五臟六腑所蘊藏的精氣都會聚於眼睛，這些精氣是人體視覺活動的物質基礎，所以，可以說眼睛就是五臟六腑精氣會聚而形成的。其中骨（腎）中的精氣會聚形成瞳孔，筋（肝）中的精氣會聚形成黑睛，血（心）中的精氣會聚形成血絡，氣（肺）中的精氣會聚形成白睛，肌肉（脾）中的精氣會聚形成眼瞼。既然眼睛是五臟六腑精氣聚集的地方，那麼，通過對眼睛的觀察，自然就可以了解到整個人體的「神」的狀態。例如說，目光有神、精彩內斂、顧盼靈活、開合自如，則表明神氣充足，臟腑功能旺盛。如果目光呆滯、雙目無神、轉動不靈、眼瞼不能自主開合，甚至瞳孔散大，則表明神氣衰敗，臟腑功能衰竭。

此外，既然眼睛的不同部分分別是五臟的精氣會聚而成，那麼，對不同部位的形色變化進行觀察，就可以了解五臟的運轉情況，這就是中醫在目部望診中創造出來的「五輪學說」。具體來說，眼睛的內外眥血絡稱為「血輪」，是血中精氣會聚而成，因為心主血，所以「血輪」可以用來觀察心的功能狀態；黑眼珠稱「風輪」，是筋中精氣會聚而成，因為肝主筋，所以「風輪」可以用來觀察肝的功能狀態；白眼珠稱「氣輪」，是氣中精氣會聚而成，因為肺主氣，所以「氣輪」可以用來觀察肺的功能狀態；瞳孔稱為「水輪」，是骨中精氣會聚而成，因為腎主骨，所以「水輪」可以用來觀察腎的功能狀態；眼瞼稱為「肉輪」，是肌肉中精氣會聚而成，因為脾主肌肉，所以「肉輪」可以用來觀察脾的功能狀態。

由此看來，眼睛雖小，但其中包含的信息卻非常豐富，是了解神及五臟六腑功能情況的重要器官。神是人體整體情況的一種外在表現，除此之外，可以被我們觀察到的外在徵象還有人體的形態和色澤。形態，指的是人的身形和體態。身形，也可以叫作形體，這是人在靜止狀態下的空間輪廓，例如說高矮、胖瘦、強弱等。形體和人體的肌肉、骨骼的強壯程度有關，而肌肉、骨骼的生長發育，往往受到生長激素、性激素等內分泌激素水平高低的影響。內分泌激素水平的高低，又受到人體內元陰、元陽、氣、血、津液等基本物質的充盈程度所控制，所以，通過對人的形體的觀察，可以了解身體內各種基本物質的充盈程度。如身形低矮或有佝僂病，可以判斷是體內元陰、元陽不足，骨骼生長發育不良；如形體肥胖，可以判斷體內脾所藏的氣不足，水濕運化障礙積聚而成為痰濁，從而引起肥胖；如形體瘦弱，則可以推斷體內氣、血、津液等物質過度消耗，不能充實形體，從而導致消瘦。

體態則主要是人體活動時的各種姿勢和動態，它反映了人體神經系統（如大腦、脊髓、外周神經等）對運動系統（肌肉、韌帶、骨骼等）的支配、控制情況。健康的人體應該是體態自如，能隨自己的意願做各種各樣的動作。當神經系統對運動系統的支配、控制發生障礙時，就會導致各種體態的異常，出現某些活動障礙、活動喪失或者不自主的活動，這時，通過對這些體態的特性的觀察，就能夠判斷分析體內神經系統功能的狀態。神經系統的功能異常主要有減弱（喪失）和亢進兩種類型。神經系統功能減弱（喪失）會導致其支配的肌肉興奮性降低，出現肌肉萎縮、肢體癱瘓、口角歪斜等體態；神經系統功能亢進，則會導致其支配的肌肉興奮性增高，出現肌肉跳動、手足震顫、關節拘攣、角弓反張、目睛上吊、四肢抽搐等體態。此外，有些特殊的疾病會導致一些有特徵的體態，了解這些體態也能幫助診斷疾病。如心絞痛患者常會以手護心，不敢行動；腰腿疾病患者，常用手護腰、脊柱側彎以減輕疼痛；畏縮多衣往往是畏寒患者的表現；常欲揭衣被，則是熱證患者等等。通過望診，對了解疾病的部位和性質都有很大的幫助。

疾病除了會導致人體形態的改變，還會導致人體體表色澤的變化。不同性質的疾病以及不同臟腑的疾病，都會在人體體表產生不同的色澤變化，因此望色成為望診中最為重要的部分。在本章開頭講述的故事中，齊桓侯並沒有明顯的病態表現，扁鵲卻能夠判斷他的疾病情況，這個依據是什麼？我想，除了神外，另外可以作為依據的恐怕就只有色澤了。

為什麼通過人體表現出來的色澤，可以判斷疾病的輕重和部位呢？色澤和疾病之間到底有什麼樣的聯繫呢？中醫學通過對體表色澤與內在臟腑之間關係的探索，使人體體表的顏色變化和臟腑、疾病緊密聯繫，形成了自身獨特、有效的色澤診斷理論。色澤，其實應該包括兩部分內容，一是顏色，二是光澤。不同的顏色和光澤變化，可以反映出不同的疾病部位和性質，下面我們先來講顏色和疾病的關係。

人的五臟和五行有一一對應的關係，具體來說，心屬火，肝屬木，脾屬土，肺屬金，腎屬水。而五行又各自有自己的顏色屬性，它們分別是：火是紅色，木是青色，土是黃色，金是白色，水是黑色。火、木、土分別和紅、青、黃對應比較好理解，金和白色對應可理解為金屬往往在光線照射下呈現出一種金屬特有的白色光澤，所以金和白色對應也容易理解。那麼水和黑色對應是什麼道理呢，水明明是無色透明的物體，為什麼和黑色聯繫在一起呢？這是一個很有意思的問題，水一般情況下是無色透明的，可是當水被污染變質之後呢？日常生活的經驗告訴我們，這時水會逐漸變黑發臭。正常狀態的水是無色透明的，它和任何物體在一起時往往只顯示出其他物體的顏色，但如果水受病，則會表現出它的病色——黑色。因此，我們把黑色作為水的主色，黑色就代表了水在病態下的一種特徵性顏色。了解了這一點，根據各自的五行屬性，我們很容易把五臟和五色對應起來，那就是心與紅色，肝與青色，脾與黃色，肺與白色，腎與黑色。

顏色和臟腑的關係找到了，還需要通過體表的某個部位來觀察這些顏色的變化。這個部位需要和五臟有密切的聯繫，能反映出五臟的功能變化，這樣才能敏銳地反映出機體在各種狀態下的顏色變化。我們曾經講到，五臟和體表的五個器官有直接的聯繫，五臟通過它們和外界進行信息交換，根據外界的情況不斷調整自身的功能狀況，這五個器官就是舌、目、口、鼻、耳，這五個器官在哪裡？在面部。既然面部和五臟有如此直接而密切的關係，那麼五臟變化產生的顏色變化勢必也會在面部反映出來。這樣，中醫最後確定將面部作為觀察人體顏色變化的主要部位。

因為面部是五臟精氣和外界進行溝通的場所，所以面部也成了五臟精氣的會聚之處，五臟所主的顏色也都會在面部得到反映。在正常情況下，五臟所對應的五種顏色在面部的表現是相互包容、相互融和的。仔細觀察自己的面部，我們可以觀察到四種顏色，那就是紅、黃、白、青。中國人的肌膚色澤往往是以黃白的調和色為主色，黃色、白色分別就是脾、肺兩臟精氣在面部的反映。在黃白的主色下，可以看到隱隱的紅色和青色，這分別是肌膚下面的動靜脈所表現出來的顏色，紅色和青色就是心和肝兩臟精氣在面部的反映。心、肝、脾、肺的主色紅、黃、青、白四色在面部都有了反映，可是獨獨沒有腎臟的主色黑色，這是為什麼？其實，這個道理前面我們已經解釋過了。腎屬水，水在正常狀態下是無色透明的，所以，在健康狀態下，腎的精氣在面部的顏色是透明無色的，我們也就無法察覺，而當腎臟患病時，則會在面部表現出它的病色——黑色。從這個意義上說，面部的正常顏色應該是由紅、黃、白、青以及透明色互相融合在一起的顏色，任何一種單一的色彩都不會特別顯著地在面色中顯現出來。可以這麼來形容正常的面色：紅黃隱隱，明潤含蓄。這種正常的面色，中醫上也稱它為「常色」。如果臟腑發生病變，面部這種協調含蓄的顏色特徵就會被破壞，而突出地顯現出病變臟腑的顏色特徵，如心病會顯現出紅色，肝病會顯現出青色，脾病會顯現出黃色，肺病會顯現出白色，腎病會顯現出黑色。這種疾病狀態下顯現出來的顏色，往往不能與面部原有的顏色融和在一起，而是游離於原來顏色之外，這種病態的顏色，中醫上稱為「病色」。

紅色。為心的主色，心病可在兩顴部出現紅色，往往呈嫩紅色。心屬火，所以紅色也主火熱病。根據紅色的深淺老嫩，可以判斷疾病的虛實。如果呈深紅色、老紅色，往往為實熱，常見為外感熱邪或是臟腑實熱導致的發熱，如感染性發熱，甲狀腺功能亢進引起的發熱等等。如果呈粉紅色、嫩紅色，往往為虛熱，常見為陰虛火旺引起的發熱，如婦女更年期的潮熱等等。實熱所表現出來的紅色往往是顯現在整個面部，而虛熱往往紅色只顯現在顴部，這也是實熱和虛熱的區別之一。另外，紅色還可以見於一種情況。有的久病或病重的患者，平素面色蒼白，但時而會出現面頰潮紅，顏色嫩紅如妝（就好像塗了一層粉紅的胭脂一般），部位游移不定，面色雖紅，但四肢冰涼，這種紅色，中醫上稱為「戴陽證」。出現這種情況，表明患者病情危重。患者面部顯現出紅色，並不是因為體內有熱，而是體內元陽衰竭，被陰寒逼迫而浮越在面部形成一種「熱」的假象，所以中醫上也稱這種現象為「真寒假熱」。元陽衰竭到極點後，為什麼會出現這種上浮、外越的現象呢？前面我們了解過，元陽是儲藏在腎臟的一種精氣，它的主要作用是溫煦機體，為臟腑活動提供原動力，對整個人體來說，元陽就相當於一個火源。火焰的特性是往上竄，但它要有一定的物質作為依附，這樣的火才能有「根」，元陽正是這樣一種產生火的物質。只有元陽充足，它產生的「火」才能有「根」，才能安藏於腎臟，如果元陽衰竭到一定程度，它所產生的「火」失去了可以依附的物質基礎，就會成為一種無根之火，從而浮越到面部。在日常生活中，我們可能都有過這樣的體會，火堆在將要熄滅的時候，會有火星向上竄起飄浮於空中。所以「戴陽證」就是人體元陽快要熄滅的危重證候，是人體生命垂危的一種象徵。

青色。是肝的主色，肝病可在面部表現出青色。大家要說了，我們平時看到的肝病，如肝炎等，表現在面部的怎麼都是以黃顏色為主呢？不錯，肝炎等疾病往往會表現出黃疸，並沒有青色的表現，但中醫上「肝」的概念並不等同於解剖上的肝臟。我們在前面講過，中醫上的肝的主要生理作用是主藏血和疏泄，因此，中醫意義上的肝病是指肝的藏血和疏泄作用障礙而出現的疾病。而黃疸性肝炎的本質在中醫上講，其根源並非是肝本身的病變，而是脾運化水濕功能障礙導致體內濕熱蘊結，繼而影響肝膽成為黃疸，這在「黃色主病」中，我還會詳細介紹。肝屬木，木的特性就是往上生長，從這個往上生長的特性中，我們可以體會到一種伸展、舒暢、條達的意思，所以對應到肝，其主要作用最突出的就是舒暢作用。這個舒暢，既是對氣血的舒暢，使氣血在體內運行流利、通暢，也是對人體情志的舒暢，使人的情緒愉快。而肝的疾病自然會影響到舒暢作用的正常發揮，從而導致體內的氣血瘀滯和情志鬱怒，這兩者也正是青色所主的疾病。我們平時形容一個人生氣時的臉色，稱之為「臉色鐵青」，這也從一個側面證實了青色和鬱怒之間的關係。因為寒冷會使血液凝固而形成瘀血，而瘀血又是引起機體產生疼痛的重要原因之一，所以青色還是寒證或是各種疼痛的顏色反映。此外，肝在中醫上和內風（各種具有「動搖」特徵的疾病）有直接關係，所以青色還主小兒驚風等內風性疾病。

黃色。為脾的主色，脾病會在面部顯現出黃色。脾屬土，土是萬物生長的根本，而脾在體內也是氣血生成的根本，所以中醫上也稱脾為「後天之本」。我們在前面講過，中醫上脾的主要生理功能是運化飲食，脾病當然就是脾的運化飲食功能發生障礙。這個障礙，一則會導致體內氣血生成不足，二則會導致體內水濕過度積聚，所以黃色所主的疾病主要就是氣血虧損和水濕停聚。而氣血虧損和水濕停聚引起的黃色，在視覺上又存在差異。氣血虧損引起的黃色，是淡黃而枯槁無光，中醫稱為「萎黃」，我們將營養不良的兒童形容為「面黃肌瘦」，這個黃就是「萎黃」。水濕停聚引起的黃，是由於體內有過多水濕的積聚，所以在黃色以外，往往兼有浮腫，表現在面部，就好像人長胖了一樣，所以中醫形象地稱這種黃為「黃胖」。水濕在體內停聚，還會和體內的熱邪或寒邪相結合，形成濕熱或是寒濕，從而出現不同特徵的顏色。濕熱導致的黃，往往黃色鮮明光亮，如橘子皮的顏色一般，這種黃，最常見的就是我們上面提到的急性黃疸性肝炎的黃，這在中醫上也稱為「陽黃」。寒濕引起的黃，往往黃而晦黯如煙燻，這種感覺就好比黃色上蒙有一層薄薄的污垢，但無論怎麼洗也無法去除，這種黃在肝炎的後期往往會出現，多因過度使用寒涼藥物而導致，在中醫上也稱為「陰黃」。「陰黃」的出現，是因為機體陽氣衰敗，水濕在體內瀰漫，陽氣不能外達於肌膚，所以出現面色黃而晦黯似煙燻。

同樣是肝炎，早期表現出來的陽黃和後期表現出來的陰黃顏色特性不同，反映出來的疾病本質和機體內在情況是不同的。陽黃顏色鮮艷明亮，證明體內正氣不衰、濕熱內盛；陰黃顏色晦黯如燻，證明體內陽氣衰敗、水濕瀰漫。正因為這兩種黃所反映的人體內在狀況是完全不同的，所以對肝炎的陽黃和陰黃的治療是完全不同的，陽黃應該清熱利濕，陰黃則是應該溫陽化濕。在前面的章節中我們講過，在對待細菌、病毒等微生物感染性疾病時，應該把人體自身的內環境作為主體，但這些在日常生活中再明白不過的道理，放到自己身上，為什麼就不明白了呢？肝炎雖然和肝炎病毒有關，但肝炎病毒在人體內生長繁殖的關鍵因素，還是體內的內環境狀況，陽黃和陰黃正是反映了兩種適合肝炎病毒在體內生長繁殖的環境——濕熱和寒濕。如果不正視內環境差異所造成的疾病本質的不同，那我們對疾病的治療往往會犯很大的錯誤。

我曾治療過一個陰黃患者，肝功能長期不正常，肝功能中的谷丙轉氨酶（GTP）一直在八〇至一二〇U/L（正常參考範圍是低於四〇U/L），他經人介紹來我這裡看病時，已經服用中藥約一年多了，他說最近肝功能GTP指標好像又有升高的趨勢，他自己也非常擔心。當時我看他的面色，黃而晦黯，這個黃色上覆蓋有一層好像煙燻過的灰黑色，神疲乏力明顯，胃口不開，吃東西都感淡而無味，畏寒怕冷，大便偏溏，舌淡白而胖，苔白膩，脈象弱。我想這是典型的陰黃證，為什麼會用藥一年多而沒有效果呢？取過他原來服用的藥方一看，這才知道答案。原來前面的醫生都因為肝炎這個「炎」字，所用的藥物都是清熱利濕的藥物，如茵陳、虎杖、垂盆草、梔子、黃芩、黃連、大黃之類。患者的面色和脈象明明告訴我們他體內陽氣已經衰敗，再用寒涼藥物損傷陽氣，就好比一個人已經在雪地中凍得發抖，你卻還要他吃冷飲，這不是雪上加霜嗎？於是我給他處方：附子10克，乾薑9克，桂枝10克，炒白朮30克，豬苓10克，茯苓15克，澤瀉10克，黨參30克，木香10克，砂仁6克，半夏10克，陳皮6克。其中附子、乾薑、桂枝、白朮、黨參、木香、砂仁溫陽健脾，豬苓、茯苓、澤瀉利水化濕，全方能起的作用就好比能讓體內得到陽光普照，自然能消散寒濕的陰霾。我讓他服完七帖藥後做肝功能複查。一週後他打電話來，聲音激動得都有些發抖，他說，你們醫院的化驗會不會出差錯？他說：「我的GPT降到十八U/L了，我都不敢相信了。這一年多來，我的GPT從來沒低於八〇過，吃了你一個禮拜藥就降到十八了，你的藥太神了。」該患者前後吃了二十多帖藥，臉色也逐漸紅潤有光澤起來，多次複查肝功能都在正常範圍之內，停藥後也沒出現反覆。

白色。為肺的主色，肺病可在面部顯現出白色。肺是百脈朝會的地方，可以說肺是全身氣血最為密集的地方，所以各種氣血損傷、消耗性疾病也因此會表現出肺的主色——白色。常見如大病、久病之後氣血虧耗，會出現面色蒼白無華；大出血後往往面色蒼白、冷汗淋漓、四肢厥冷、精神萎軟；素體虛弱，脾胃運化無力、氣血生化無源則會出現面色淡白無華。總之，出現白色大都是體內氣血不同程度損耗的一種象徵。

黑色。為腎的主色，腎病可在面部顯現出黑色。當我們熬夜過後，第二天會出現黑眼眶，這就是熬夜損耗腎中所藏的精氣而導致，所以黑色主腎虛。腎虛就是腎中所藏的精氣虧耗的意思。腎中所藏的精氣有元陰和元陽兩種，這兩種精氣的作用也是不同的，元陰主要是滋潤人體，而元陽主要是溫煦人體，所以不同的精氣損傷表現在面部的黑色也有差異。元陰虧損，則對人體的滋潤作用下降，這時表現出來的黑色往往是一種焦黑色，而且伴有枯槁、乾癟的質感；元陽虧損，則對人體的溫煦作用下降，這時表現出來的黑色往往是淡黑色，而且伴有虛胖、晦黯的質感。腎屬水，腎本身又和人體水飲的代謝有密切關係，所以黑色也主水飲病。很多腎病患者的後期，既有腎中精氣虧耗，又有水飲內停，導致腎功能衰竭、水液代謝紊亂，從而在整個面部表現出黧黑色，我們可以從黑色的深淺判斷疾病的輕重和預後。黑色越深，則表明疾病越重，預後越差。

我們在講一種顏色時，除了它的色彩差異外，還應該包括它的亮度差異。如黑色的羽毛和黑色的煤，雖然都是黑色，但由於亮度不同，給人的感覺也是不同的。亮度的差異就是顏色的光澤度。同樣的顏色，對不同光澤度的物體來說，它們之間的本質是不同的，所以體表光澤的觀察對了解疾病的不同性質是有意義的，這也使對肌表光澤的觀察成為望色中的一項重要內容。如果一個人看上去很健康，我們會說他氣色好，氣色中的「色」是指臉部的顏色，而這個「氣」字，指的就是臉部的光澤。從「氣色」這個詞也可以看出，光澤的好壞和體內的氣有著密切的關係。中醫認為，肌表的光澤，是五臟六腑精氣在體表的一種反映，臟腑精氣充足，那麼肌表的光澤也就好，臟腑精氣虧耗，那麼肌表的光澤度也就差。

因為肌表的光澤度和人體臟腑精氣有著密切的關係，所以人體在疾病的狀態下表現出來的病色的光澤度不同，它代表的疾病輕重也是不同的。同樣一種病色，如果光澤好，則表明在疾病狀態下，臟腑精氣仍然充足，這時疾病相對就輕，容易恢復，中醫稱這種有光澤的病色為「善色」。《內經》提出了五種善色的模型，可以供大家參考。那就是：青如翠羽（翠羽指翠鳥的羽毛，其顏色青而光亮），赤如雞冠（雞冠的顏色，鮮紅而光潤），黃如蟹腹（蟹腹指雌蟹的蟹黃，其色鮮黃嫩澤），白如豕膏（豕膏指豬的脂肪，也就是俗稱的豬油，其色白而明潤），黑如烏羽（烏羽指烏鴉的羽毛，其色黑而潤澤）。如果病色缺乏光澤甚至無光澤，那就說明疾病已經嚴重損耗了人體的精氣，這時疾病就重，預後也就較差，中醫稱這種無光澤的病色為「惡色」。《內經》也為惡色提供了五個模型，分別是：青如草茲（草茲指死草，它的顏色是青而枯暗，無光澤），赤如衃血（衃血指死血、凝固的血液，顏色往往呈暗紅帶黑，無生機），黃如枳實（枳實的顏色是黑黃不澤），白如枯骨（白而枯槁），黑如炱（音「台」，指煤煙的塵灰，是一種灰黑無華的顏色）。借助《內經》提供的這兩組模型，我們可以對「善色」和「惡色」形成具體而形象的概念，同時，通過「善色」和「惡色」，我們可以判斷體內臟腑精氣的盛衰情況，從而了解到疾病的輕重。

望神、望形態以及望色澤使我們充分獲取了疾病的視覺信息，但任何一個疾病都是複雜多變的，所以僅靠觀察獲得的信息是遠遠不夠全面和詳盡的。為了最大限度地獲得疾病的外在信息，中醫發明和創造了各種診察手段，如辨舌苔、聽聲音、聞氣味、問病情、察脈象。可以說視覺、嗅覺、聽覺、觸覺，中醫把人體能用的全都派上用場了，這樣我們才能取得最為詳細的疾病信息，為正確判斷和分析疾病的本質提供最可靠的依據。其中辨舌苔事實上也屬於望診的範疇，但因為對舌苔的觀察以及將舌苔和疾病進行有機聯繫是中醫獨有的診病手段，所以本書將舌苔這部分內容從望診中獨立出來，單獨作為一章來介紹。

【第十三章】

舌上的祕密

舌與臟腑的關係
舌的構成
舌的神、色、形、態
舌苔的形成
苔色與苔質
染苔

將舌與疾病密切地聯繫起來，並通過舌的不同外觀來判斷體內的疾病情況，這是中醫學獨一無二的一種診斷方法。中醫學之所以這麼重視對舌的觀察，要從舌與臟腑的關係說起。

我們前面曾講過，「心開竅於舌」，也就是說，舌頭是心和外界交換信息的器官，心的功能變化可以通過舌表現出來，所以中醫上又稱「舌為心之外候」。這個「候」字，就是徵象、跡象的意思。而心是人體的「君主之官」，是各種生命活動的主宰，既然如此，那麼作為其「外候」的舌，自然也就能夠反映出人體的整個生命活動的狀況。因此，當人體內在的動態平衡被破壞，出現各種疾病症狀時，舌也會出現相應的變化，而通過對這些變化的觀察和分析，就能為我們提供有力的疾病證據，所以中醫非常重視對舌的觀察。

要了解舌與疾病的關係，我們有必要先來了解一下舌的組成和構造。舌附著於口腔底、下頜骨和舌骨，有上下兩個面，上面稱舌背，中醫上也稱為舌面，下面稱舌底。在舌面上有一層薄而透明的黏膜，黏膜上有很多細小的突起，稱為舌乳頭。根據舌乳頭的形狀，我們將其分為絲狀乳頭、菌狀乳頭和輪廓乳頭三種，前兩種分布在舌的前部，後者分布在近舌根處。菌狀乳頭和輪廓乳頭上有味覺器，稱為味蕾，是人體產生味覺的主要場所。中醫根據舌在視覺上表現出來的特點，將它分為舌質和舌苔兩大部分。舌質，又稱為舌體，是舌的肌肉和脈絡組織，內含有三種方向的橫紋肌和豐富的血液，正常情況下呈淡紅色，並能靈活地運動。舌苔是覆蓋於舌體上的苔狀物，它的主要成分就是絲狀乳頭，正常情況下呈白色，顆粒均勻地鋪在舌頭表面，和舌面緊密接觸，無法揩去，並且透過這層苔可以隱隱看到淡紅色的舌體，所以中醫將正常的舌象描述為「淡紅舌，薄白苔」。在疾病狀態下，舌體和舌苔都會發生不同的變化，通過對舌體和舌苔的觀察，可以判斷疾病的部位和性質，為疾病的診斷提供依據。

先看舌體和疾病之間的聯繫。和前面的望診一樣，對舌體的觀察也不外乎神、色、形、態四個方面。舌神，也就是指觀察到的舌的整體面貌，是我們看到舌時的第一印象。一般來說，舌神包括兩方面的內容。一是榮枯，「榮」是指舌紅潤光澤、有生氣、有光彩，這是有神的表現，表示臟腑精氣充足、功能運轉正常，對疾病來說，說明病輕，易於恢復；「枯」是指舌乾枯死板、晦黯無光澤，這是無神的表現，表示臟腑精氣耗損、功能衰竭，對疾病來說，說明病重，不易恢復。二是靈動性，如果舌體活動自如、舒捲有力，是有神的表現，代表病輕；如果舌體活動僵硬、舒捲不靈、語言謇澀或萎廢不用、伸屈無力，則是無神的表現，代表病重。通過舌神，我們對疾病和臟腑情況就有了初步的善、惡判斷，如要更詳細地了解疾病，還需要仔細地去觀察舌體的色、形以及態。舌體的顏色主要和舌體所含的豐富的血液有關，正常情況下呈淡紅色。而舌體顏色的改變當然也就跟舌體的動脈供血有著密切的關係，供血不足會導致舌體顏色變淺，供血太過會導致舌體顏色加深，血液瘀滯則會使舌體顏色加深而且帶有暗黑的色澤。下面我們就來看幾種常見的舌體顏色變化的類型，並了解一下它們所代表的臨床意義。

淡白舌。舌體顏色比正常的淡紅色要淺淡，甚至全無血色，稱為淡白舌。淡白舌是舌體動脈供血不足引起的，如血液虧少、血壓低等原因導致舌體動脈供血不足。我們講過，體內氣血的生成主要靠脾的運化功能，而血液在血管中正常運行所需要的推動力，又主要依靠體內的陽氣來實現，所以淡白舌的出現，常見於兩種情況：一是脾虛運化無力，導致體內氣血不足，或是久病重病、大出血等導致體內氣血過度耗損；二是陽氣虛弱，無力推動血液運行。

紅舌。紅舌正好和淡白舌相反，比淡紅色要深，甚至呈鮮紅色的舌體顏色，稱為紅舌。紅舌是舌體動脈過度充血所引起，而舌體動脈過度充血的原因，大多是血液循環速度加快，所以紅舌多見於各種發熱性疾病，常見的如火熱內生、外感熱邪等。如果再結合舌體表面的舌苔，我們就能分辨這種熱證是虛熱還是實熱。紅舌兼有黃厚苔的，多屬實熱證；紅舌兼少苔無苔，或舌苔上有裂紋的，往往屬虛熱證。這一點，我們在下面還會詳細介紹。

絳舌。絳舌是比紅舌顏色更深的一種舌體顏色，和紅舌相比，絳舌代表的含義就是熱度更重，程度更深，它和紅舌一樣，既可以是實熱導致，也可以是虛熱導致，我們也需要結合舌苔進行辨別。

紫舌。紫是一種紅中帶藍的色彩，因此，紫舌也有兩方面的含義。如果其中紅的成分多，呈絳紫色的，往往代表體內有熱，血液受熱邪煎熬而濃縮瘀滯，形成絳紫舌；如果藍的成分多或淡紫濕潤的，往往代表體內有寒，血液受寒邪凝固而瘀滯成為淡紫舌。

青舌。青色所主的疾病最主要的就是瘀血和寒證，青舌也不例外。青舌是舌體所含的血液瘀滯而表現出來的顏色，其色彩就像靜脈曲張時突起於肌膚表面的「青筋」，顏色以暗青色為主，缺乏紅色調，因為顏色上類似水牛之舌，所以中醫也稱之為「水牛舌」。青舌是內寒和瘀血的象徵，全舌都呈青色，是寒邪侵襲人體、體內陽氣鬱滯、局部血液凝固的表現；而舌兩邊發青，往往是體內有瘀血的表現。

通過對舌色的觀察，我們可以了解體內的寒熱情況，以及氣血運行的通暢程度，而通過對舌形的觀察，則可以了解機體的內在環境。舌形，指舌的外表形狀，常見的有胖瘦、老嫩、脹癟以及某些特殊的病態。

胖大舌。舌體比正常大，伸舌滿口，望之水分充盈的，稱為胖大舌。因舌體胖大，舌的兩邊與牙齒接觸處常被牙齒的擠壓而形成齒痕，這時也稱為「齒痕舌」。很明顯，胖大舌和齒痕舌都是舌體水分過多所致，而舌體水分過多，又是體內水濕過度積聚所引起，所以出現胖大舌和齒痕舌，就意味著體內存在著水濕停聚的病理現象。

瘦薄舌。舌體比正常小而薄，稱為瘦薄舌。和胖大舌正好相反，瘦薄舌是體內陰液虧耗或是氣血不足，導致舌體不能充盈而形成。如果瘦薄而舌體顏色鮮紅的，那就表明是體內陰液虧損；如果瘦薄而舌體顏色淡白的，則表明是氣血不足。

老舌。舌質紋理粗糙，缺乏潤澤，形狀堅實蒼老的，稱為老舌。老舌在中醫上一般代表實證。

嫩舌。舌質紋理細膩，水分較多，形狀浮胖嬌嫩的，稱為嫩舌。嫩舌在中醫上一般主虛證。

裂紋舌。舌面上有深淺不一、多少不等、各種形態的裂紋，稱為裂紋舌。多數是疾病耗傷體內氣血津液、臟腑精氣不能滋養舌體而導致裂紋的出現，但部分正常人也會出現裂紋舌，我們不能一看到裂紋舌就認為是精氣耗損，關鍵還是要結合人體的整體情況來加以考慮。

點刺舌。「點」是指鼓起於舌面的紅色、白色或黑色的星點；「刺」，也稱「芒刺」，它是舌面的軟刺及顆粒異常增大，形成尖峰狀突起，就好比尖刺一樣。點與刺一般常出現在舌尖或舌的兩邊，往往是各種熱證所引起的。

重（音「蟲」）**舌**。「重」，就是重疊的意思，它是指舌下的血絡腫大，好像在原來的舌頭下面又生了一個小舌頭一樣，所以稱為重舌。如果多處血脈腫大，互相重疊，有如蓮花一般，又稱「蓮花舌」。重舌和蓮花舌都是舌下血脈腫大形成，我們前面講過，心主血脈，心火旺則會導致血脈過度充血而出現腫大，所以重舌和蓮花舌的主病為心火亢盛。

除了上述常見的舌形變化外，很多舌本身的疾病也會導致舌形的改變，如舌部感染、舌部潰瘍、舌部腫瘤等，都會在舌形上出現不同的變化，這都需要我們根據其症狀特徵加以鑑別和判斷。

舌態指的是舌的動態。舌的動態異常，往往是神經系統病變所致。舌態的異常，常見的有僵硬、萎軟、歪斜、顫動、吐弄、短縮、弛縱、痲痺等，歸納起來不外乎兩類：一是舌的運動功能亢進，二是舌的運動功能減弱或消失。舌體運動功能亢進，會出現僵硬、顫動、吐弄、短縮等舌態；而舌的運動功能減弱、消失，則會導致萎軟、歪斜、弛縱、痲痺等舌態。下面我們就來詳細了解一下這些舌態的特徵。

僵硬舌。舌體僵硬板直，舒捲運動不靈活，導致飲食障礙以及語言艱澀，也稱為「舌強（音「匠」）」。我們在「風氣內動」部分曾提到過「諸暴強直，皆屬於風」，所以「舌強」在中醫上是風氣內動的一種表現。

萎軟舌。舌體軟弱，無力舒捲，稱為萎軟舌。萎軟舌是體內氣血或陰液極度虧耗，導致舌體缺乏榮養滋潤而出現的一種舌態。舌的活動主要靠舌肌，舌肌力量的大小又和舌的營養供應有著密切關係，如果人體氣血陰液虧耗，舌肌無法得到充足的營養，自然也就無法很好的工作，就好比我們如果幾天不吃飯，就會渾身乏力、四肢綿軟一樣。

顫動舌。舌體震顫抖動，不能自主，稱為顫動舌，也稱為「舌戰」。顫動搖擺是「風」的特性，所以顫動舌也是內風的一種主要表現。

歪斜舌。舌體往一側偏斜，稱為歪斜舌，多見於腦血管意外（腦出血、腦梗塞）病人。

吐弄舌。舌頭時時伸出口外的，叫吐舌；舌微露出口立即收回，或上下左右不停地舔弄口唇四周的，稱為弄舌。我們平時如果吃了辣的東西或被開水燙了舌頭，一般會張大嘴巴，把舌頭伸出口外以降低舌面溫度，減少舌部的不適。吐舌的道理也是一樣，正是因為體內有熱，所以時時將舌頭伸出口外來獲取暫時的降溫。弄舌和顫動舌一樣，具有「風」的特性，多見於內風。

短縮舌。舌體緊縮，不能伸長，稱為短縮舌。物體的自然特性都是熱脹冷縮，所以舌體的短縮，往往是感受寒邪所致。

弛縱舌。弛縱，當然就是短縮的反義詞，弛縱舌也就是指舌體伸長於口外，內收困難或不能收縮，也稱為「舌縱」。既然寒主收縮，那麼弛縱的原因當然是熱了，所以弛縱舌多由內熱引起，如果伴有萎軟無力，那麼常常是氣血虧損而致。

舌麻痺。麻是指麻木，痺是指僵硬。舌麻痺是指舌的活動不靈，又伴有麻木感覺的一種舌態。如果麻多痺少，往往是氣血不足，舌體缺乏濡養滋潤所致；而痺多麻少，則往往是風氣內動引起。

疾病對人體的影響，除了會在舌體的神、色、形、態上有所反映，也會在舌苔上出現各種變化。我們要了解舌苔在疾病診斷中的意義，那就需要先了解舌苔是怎樣形成的。舌苔的形成和人體脾胃功能有著密切的聯繫。中醫在整體研究的過程中認為，舌苔是水穀精氣（飲食經過脾胃消化後形成的精微物質）升騰於舌上的一種表現，正常情況下，質地不厚不薄，可以隱隱看到下面淡紅色的舌體，顏色呈淡白色。在疾病狀態下，各種外來邪氣或內生邪氣使脾胃精氣的升騰受到影響，就會使舌苔出現各種變化。這種變化可以分為兩類，一是顏色的變化，二是質地的變化。

先來看顏色的變化。舌苔的顏色變化，往往和「熱」有關，為什麼這麼說呢？我們可以用一個模仿飲食消化過程的例子來解釋這個問題。把米和水放在鍋中加熱，在適當的火候下，經過一定時間，生米煮成熟飯，米飯燒熟時呈現一種晶瑩的白色，如果繼續加熱，米飯會逐漸焦黃直至變為黑炭。脾胃是人體消化飲食的主要器官，水飲和食物在胃（就好比是煮飯的鍋子）中混合，通過脾的運化和胃的腐熟（這就好比是灶下的火）使食物成為人體可以利用的水穀精氣（就好比煮熟的米飯），水穀精氣升騰於舌面而顯現出一種薄白潤澤的顏色。如果水穀精氣受到內外邪熱的煎熬則就會導致舌苔顏色出現黃、灰、黑的變化（就好比煮熟的米飯繼續加熱會逐漸變為焦黑），由於邪熱耗傷體內津液，所以，在舌苔出現顏色變化的同時還必然伴有乾燥、糙裂、缺乏潤澤的質地改變。

除了邪熱外，還有一個因素也會使舌苔出現灰黑色改變，結合前面我們講過的顏色和五行的關係，大家想一下是什麼呢？是水。黑色是水的病色，而水又具有陰寒的特性，所以，當體內陰寒內盛、水濕停聚時也會使舌苔出現灰、黑等顏色變化。既然熱與寒都會導致舌苔出現灰、黑的顏色變化，我們又怎麼來鑑別它們呢？由於熱與寒這兩種致病因子具有完全相反的特性，所以，我們可以從舌苔的質地上來辨別它們。邪熱引起的灰、黑苔，必然是乾燥而缺乏潤澤的，而陰寒引起的灰、黑苔卻是濕潤而多水的。從這個例子中也可以看出，除了舌苔的顏色之外，舌苔的質地和疾病性質也有著密切的關係，只有把舌苔質地的變化和顏色的變化結合在一起研究，才能對疾病的性質有一個完整、全面的認識，下面我們就來認識舌苔質地和疾病之間的關係。

舌苔的質地，除了剛才提到的潤燥之外，還有厚薄、腐膩、剝落幾種情況，通過對這些變化的觀察，我們可以了解邪氣的深淺和胃氣的強弱。

舌苔的潤燥主要反映了體內的津液狀況。舌苔滋潤，說明體內津液充足；舌苔乾燥，說明津液虧耗。根據津液虧耗的程度，舌苔乾燥的程度也就有差別，表現出來的質感也會不同。如果津液輕度損傷，表現為舌苔乾燥，看上去乾枯不潤澤，摸上去缺乏水分，在中醫上也稱為「燥苔」。津液中度損傷，表現為舌苔乾燥，舌苔粗糙如砂石，摸上去粗糙不平，中醫也稱為「糙苔」。津液重度損傷，則舌苔乾燥板硬，出現裂紋，就像大旱之後土地龜裂一樣，這時的舌苔中醫稱為「燥裂苔」。如果舌部過於滋潤，舌苔看上去濕滑黏膩，甚至涎流欲滴的，這是體內水濕過多的表現，這種舌苔，中醫稱為「滑苔」。

除了舌苔的濕潤度，舌苔的厚薄對了解疾病性質也有很大作用。舌苔的厚薄主要反映了體內穢濁物質的多少。正常的舌苔，是由水穀精氣向上升騰而在舌面上形成的一層薄白色的苔狀物，透過這層舌苔可以看到下面淡紅色的舌體。當疾病較輕較淺，沒有影響到脾胃對飲食的消化時，舌苔往往以薄為主。而當疾病導致脾胃運化腐熟功能減弱，飲食不能正常消化，在體內異常積聚而形成各種穢濁物質，這些穢濁物質向上燻蒸於舌面，就會導致舌苔的增厚。前面說到，在日常生活中我們常有這樣的體會，當消化不良的時候常會發現舌苔變厚，就是這個道理，因此厚苔在中醫上常作為體內有飲食停滯或是水濕不化的一種標誌。

我們怎樣來判斷舌苔是不是偏厚呢？它和正常的薄白苔之間如何區別呢？區別厚苔和薄苔的標準就是能不能「見底」，所謂「見底」就是指透過舌苔可以隱隱看到下面的舌體。如果透過舌苔不能看到下面的舌體的，我們就稱之為厚苔。厚苔根據其顆粒的粗細以及質地的細膩程度，又有腐、膩的區別。其中舌苔顆粒粗大疏鬆，如豆腐渣堆積在舌面，揩之可去的，我們稱為「腐苔」；如果舌苔顆粒細膩緻密，揩之不去，刮之不脫，並且上面附著有一層油膩狀黏液的，稱為「膩苔」。腐苔主要是體內穢濁物質（如飲食積滯不化、癰瘍等疾病產生的腐敗物質等）在舌面上的反映，而膩苔則是體內水濕過多在舌面上的體現。

最後再來看看舌苔的剝落。舌苔全部或部分缺失，可以直接看到光滑的舌體，這種情況我們稱為舌苔的剝落。根據舌苔剝落的多少，在中醫上分別有不同的名稱。如果舌苔全部退去，舌面看上去光滑如鏡面，稱為「鏡面舌」，也叫「光剝舌」；如果舌苔剝落不全，剝落處光滑無苔，其他地方仍殘留有舌苔，有苔和無苔形成一種紅白相間的「花」色，所以這種舌苔稱為「花剝苔」。前面我們講到，正常的舌苔是人體水穀精氣在舌面上的表現，而水穀精氣的形成又有賴於脾胃對飲食的運化和腐熟功能，所以，舌苔的剝落是脾胃精氣受損、水穀精氣無法升騰到舌面的一種象徵。特別是「光剝舌」，是脾胃精氣極度耗竭的徵象，對疾病來講屬重證、危證，需要特別留心。

把舌苔顏色和質地相結合，就可以較為全面地判斷疾病的寒熱性質和邪氣深淺。常見類型有：

薄白苔。這是正常的舌苔類型，如果疾病較淺較輕，沒有影響到脾胃的正常功能，體內沒有穢濁物質積聚的，往往表現為這種舌苔。

白厚苔或白腐苔。腐苔和厚苔都是體內水濕穢濁之氣燻蒸於舌面的一種反映，而白色又表明體內沒有熱象或是有內寒，所以白厚苔或白腐苔是機體陽氣不旺、水濕內停或飲食積滯的一種反映。

黃膩苔。黃是熱的反映，膩是水濕的象徵，所以黃膩苔所主的疾病，在中醫上稱為「濕熱」。濕熱的形成，往往和脾胃功能以及飲食成分有著很大的關係。如今生活條件好了，飲食中高脂肪、高蛋白的東西多了，這些高脂肪、高蛋白的東西過多攝入體內，則會影響脾胃正常的運化腐熟功能，在體內形成積聚不化的穢濁物質——痰濕。痰濕在體內積累的時間長了會鬱積而發熱，就好比一堆垃圾，長時間不處理的話，就會發酵而產生熱量，這種濕與熱合併在一起的狀態，就是「濕熱」。因為痰濕也是引起肥胖的主要原因，所以黃膩苔在肥胖人口中更為多見。

薄黃苔。苔色變黃，而舌苔的質地仍然為薄苔。黃主熱證，苔薄則證明邪氣表淺，沒有影響到脾胃，體內沒有穢濁物質積聚，所以薄黃苔往往是熱在肌表（如感冒發燒、皮膚軟組織感染發燒等）的表現。

舌苔的顏色與質地的變化是判斷疾病的寒熱性質、人體脾胃精氣盛衰，以及體內穢濁物質多少的重要依據。但我們觀察舌苔的時候也要注意，那就是用來做判別依據的一定要是真正在疾病下表現出來的舌苔。這句話怎麼理解呢？難道舌苔還有假裝出來的不成？對，舌苔也有假冒的，進食某些含有色素或是特殊質地的食物或藥物後，會導致舌苔顏色和質地出現變化而造成各種假象，這種舌苔，我們也稱為「染苔」。如喝過牛奶或新生兒因為吮吸乳汁而出現類似於白苔的假象；吃過花生、瓜子、杏仁、黃豆等富含植物脂肪的食品後，在短時間內會在舌面附著白色渣滓，形成類似於腐膩苔的假象；喝過咖啡、葡萄汁、酒、烏梅或酸梅湯等各種含鐵的補品，往往會把舌苔染成黑褐色；食用蛋黃、維生素B_2、柿子、橘子或有色糖果等，往往會把舌苔染成黃色；服用含有硃砂[32]的藥物，往往會把舌苔染成紅色等等。如果把這些染苔作為疾病診斷的依據，那麼我們就會犯很大的錯誤，因為染苔只是外界色素對舌苔的影響，而不是疾病在舌苔上的反映。

除了舌苔的顏色和質地的變化可以反映疾病的性質和深淺外，舌苔出現在舌面的不同部位對疾病的診斷也有著重要意義。中醫通過醫療實踐，將舌劃分為舌尖、舌中和舌根三部分，並將這三個部分分別和人體的三焦相對應，即舌尖和上焦對應，舌中和中焦對應，舌根和下焦對應，不同部位出現異常舌苔，也就反映了疾病所在的不同部位。例如說舌中出現膩苔，就表明水濕停留在中焦（如脾胃），如果舌根出現膩苔，則表明水濕停留在下焦（如膀胱、腎）等等。由於人體的五臟分屬於三焦，我們又可以把五臟分屬到舌的不同部位。如心與肺屬於上焦，所以可以和舌尖對應，舌尖的變化可以反映心、肺的狀況；脾與胃屬於中焦，所以可以和舌中對應，舌中的變化可以反映脾、胃的狀況；腎與膀胱屬於下焦，所以可以和舌根對應，舌根的變化可以反映腎與膀胱的狀況等等。通過五臟六腑和舌的不同部位的對應關係，我們可以從這些部位的舌體與舌苔的變化來判斷五臟六腑的疾病狀況，這又為我們提供了一個對疾病的診斷依據。

---

32 硃砂，又作朱砂、丹砂、赤丹、汞沙等，為硫黃與汞的天然化合物，《神農本草經》將它列為金石類的上品藥，然而近年因中毒案例頻傳，在台灣已將硃砂列為禁藥。

【第十四章】聽聲與嗅味

聲音的產生
聲音和人體物質的關係
聲音的四個屬性
「金實不鳴」和「金破不鳴」
聽聲辨咳嗽
疾病與氣味

人體的五官是感知外界事物的主要器官，中醫就是充分利用了視覺、聽覺、嗅覺和觸覺來獲取疾病的各種外在徵象。前面講的望診，包括對舌的觀察，都是通過視覺手段來達到獲取疾病信息的目的。在這一章裡，我們則要來講如何通過聽覺和嗅覺手段來獲取疾病信息。由於聽和嗅在古文中都可以用「聞」來表示，所以通過聽聲和嗅味來獲取疾病信息的方法又被稱為「聞診」。

人體發出聲音，是口、舌、齒、唇、鼻、喉、會厭以及肺等器官協調工作的結果，健康的人聲音都有一個共同的特性，那就是發音自然、音調和暢、剛柔相濟，其中又因性別、年齡、體質、情緒的不同，在發出的聲音上也存在差異。如男性的聲音較粗而低沉，女性的聲音較細而清脆；兒童的聲音尖利，老人的聲音渾厚；瘦弱的人聲音輕細，強壯的人聲音高昂；喜悅時發出的聲音輕快而舒暢，發怒時聲音嚴厲而重，悲哀時聲音淒慘而斷續，畏懼時聲音輕微而顫抖，喜愛時聲音溫柔而和緩等等，這些都是正常的聲音。當發音器官本身出現病變，那發出的聲音也就會相應地發生變化，如中風病人由於舌體僵硬或口舌歪斜，常會導致語言謇澀、話語含混不清；聲帶疾病（如聲帶息肉、聲帶小結等）會導致聲音嘶啞；牙齒缺失的患者講話時會因漏風而導致語音異常等等。這些由於發音器官本身病變而導致的聲音異常，西醫對此有著更為詳盡的論述。中醫對聲音的認識，則是從聲音的變化來判斷體內物質的盛衰和功能的強弱，這也是中醫整體思維的具體體現。如果音樂播放器的電力不足，那麼播放片子時就會出現音調、音質的異常。人體的聲音也是一樣，各種發音器官要正常而協調地工作，需要人體提供充足的物質保障，當體內物質如元陰、元陽、氣、血、津液等出現虧耗時，也會導致聲音在音調和音質上發生變化。例如，體格強壯的人，往往聲音洪亮高亢；體質虛弱或是大病、久病後的人，往往語音低微。因此可以這麼認為，人體的元陰、元陽、氣、血、津液是發聲的物質基礎，不同的聲音變化，可以反映出體內不同物質的盛衰情況。

一種聲音一般都具有四個屬性，那就是音調、音質、音強和音量。聲音的任何一個屬性的變化，都和體內的物質盛衰有著密切的關係，下面我們就分別來看看人體的各種物質對聲音到底有什麼影響。

音調。音調高則聲音清脆、尖細，音調低則聲音粗大、低沉。一般認為，音調的高低和人體聲帶的形質有直接關係。聲帶長、鬆、厚的，音調就低，男性的聲帶就屬於這一種；聲帶短、緊、薄的，音調就高，女性的聲帶就屬於這一種。但事實上，聲帶的長短、鬆緊與厚薄的特性是可以發生變化的。舉個大家熟悉的例子，封建社會中的宦官因為生殖器被閹割而導致聲音變尖細，出現類似女性聲帶的特性。中醫認為，對音調的高低起決定作用的是體內元陰（如雌性激素等）和元陽（如雄性激素等）的對比關係。如果元陰相對旺盛，則聲音多尖細清脆，如女性；如果元陽相對旺盛，則聲音多粗大低沉，如男性。當元陰和元陽的對比關係發生變化，則音調的高低也會出現相應的變化，上面的例子就很好地說明了這一點。因此，通過音調的高低，我們可以判斷體內元陰、元陽的相對關係和充足程度：如果女性元陰相對不足或元陽相對過旺，則會導致聲音變粗變沉，類似男子；如果男性元陽不足或元陰相對過旺，則會導致聲音變尖變細，類似女子。

音質。音質主要指聲音的圓潤程度。音質好則聲音圓潤動聽、豐富飽滿；音質差則聲音沙啞粗鈍、乾澀單薄。音質的好壞主要和元陰、津液、血的滋潤作用有關。津液和陰血充足，則聲音圓潤；津液和陰血虧耗，則聲音沙啞。我們肯定有這樣的體會，當講話過多或時間過長後，會口乾舌燥，甚至聲音沙啞，這就是講話耗損了體內的津液，發音器官失去滋潤所致。這時喝點水，潤潤喉嚨，聲音又會慢慢恢復原來的圓潤。因此，津液、陰血對發音器官的滋潤作用是保證音質圓潤的重要因素，而我們也可以根據聲音音質的好壞來判斷體內陰血津液等滋潤性物質的充足程度。

音強。音強指聲音的強弱，它取決於引起物體振動的外力大小。例如我們撥琴弦，用力輕則發出的聲音弱，用力重則發出的聲音強。對人體來說，主要就是發音時呼出的氣流大小以及氣流對發音器官的壓力大小。氣流大、對發音器官的壓力大，聲音就強；氣流小、對發音器官的壓力小，聲音就弱。氣流的大小、氣流對發音器官壓力的大小和什麼有關呢？那就是氣！在人體基本物質這一章中，我們提到氣是元陰和元陽兩種物質相互作用下產生的人體內物質與分子的一種運動，並且通過物質與分子的運動，將元陰和元陽相互作用產生的效能傳遞到各個臟腑器官，從而產生各種生命活動。而人體發音時所需要的能量，正是來源於這個氣，氣足，那麼產生的氣流就大，對發音器官的壓力也就大，而產生的聲音強度就強，反之聲音就弱。所以通過聲音的強弱，我們可以判斷體內氣的充足程度。由於氣是元陰與元陽相互作用的結果，所以，通過聲音的強弱還可以反映出人體元陰和元陽的充足程度。

音量。指聲音的響度，音量的大小和音強有著直接關係，音強強則音量大，音強弱則音量小，所以音量的大小也和人體內的氣有密切關係。我們平時形容一個人聲音響亮，往往稱之為「中氣足」，就是這個道理。此外，對人體來說，還有一個器官和音量有關，那就是肺。肺類似於樂器中的共鳴箱，有了它，就能使聲音音量有效地放大，因此，當肺的共鳴作用減弱時，也會導致音量的變化而出現聲音嘶啞，甚至失音。這種因為肺的原因導致的音量變小或失音，常見有兩種情況：一是感冒咳嗽時出現的聲音嘶啞甚至失音，二是久病體虛而出現的聲音嘶啞和失音。這兩種情況在中醫上分別有一個很有意思的名稱，前者叫「金實不鳴」，後者叫「金破不鳴」，這是什麼意思呢？我們知道，肺在五行中屬金，就好像是古代的銅鐘，銅鐘是中空的，以保證敲打的時候能產生足夠的共鳴，使聲音洪亮悠遠。而當我們感冒時，外界的風寒、風熱邪氣或自身的痰濁物質就會壅塞在肺部，導致肺的共鳴作用下降或消失，引起音啞或失音，就好比銅鐘中間的空腔被其他物體給填塞滿了，再敲打時就不能發出原先洪亮悠遠的聲音，而取代的是沉悶而短促的聲音，所以中醫將這種情況稱為「金實不鳴」。那「金破不鳴」呢？銅鐘要發出洪亮悠遠的鐘聲，還要依賴鐘壁的完整，這樣才能在空腔形成有效的共鳴，如果鐘壁出現缺損，那麼它的共鳴作用也就會遭到破壞，而導致出現「破聲」。對肺來講，氣的固攝作用（參見第六章）是保證肺能形成一個完整的共鳴箱的重要因素，如果久病體虛，過度耗損體內正氣，使氣的固攝作用遭到破壞，就好像是銅鐘的鐘壁被敲碎，勢必會導致共鳴作用的減弱或消失，引起音啞或失音，所以中醫稱這種情況為「金破不鳴」。

疾病除了會對正常發音的音調、音質、音強和音量造成影響外，還會導致人體出現某些異常的聲音，如咳嗽、哮喘、呃逆、噯氣、太息、腸鳴、噴嚏等聲音，這些聲音的出現往往和某些特殊的疾病有關，因此，我們可以通過這些聲音來判斷疾病的種類。例如說咳嗽聲往往是肺受到邪氣侵襲，不能肅降的表現；哮喘聲是氣管痙攣，氣流進出不暢的表現；呃逆聲是膈肌痙攣而發出的聲音；噯氣聲是脾胃消化不良，胃中濁氣上逆的表現；太息聲往往是情緒抑鬱不舒暢的表現；腸鳴聲往往是水飲停留在腸間的表現；噴嚏聲往往是感冒早期的表現等等。這些異常聲音的出現，可以作為判斷疾病種類的依據，而根據這些異常聲音的不同特徵，我們還可以判斷疾病的性質。例如說聲音響亮、粗重的，往往代表是實證（體內正氣還沒有損耗）；聲音輕細、微弱的，往往是虛證（體內正氣已經損耗）。

對於有發出聲音的疾病，聲音還可以作為對疾病診斷用藥的主要依據，其中最典型的莫過於咳嗽。咳嗽多見於肺部疾病，但與其他臟腑的病變也有密切的關係，《內經》上就說「五臟六腑皆令人咳，非獨肺也」，並根據咳嗽的兼見症狀而提出了「肺咳」、「心咳」、「脾咳」、「肝咳」以及「腎咳」的「五臟咳」理論。因為咳嗽是一種有聲音的疾病，而且這個聲音往往又含有很多有關疾病的有用信息，所以對咳嗽時發出的聲音特徵進行研究和分辨，會非常有利於我們發現和判斷咳嗽的根源。

在前面的章節中，我們反覆強調過，疾病表現出來的各種徵象，事實上更能反映出疾病的本質，所以咳嗽聲音表現出來的不同特性，往往也可以真實和直接地反映出疾病的真實面目。咳嗽聲沉悶、重濁，或喉中有「水雞」聲的，多是肺或氣管中有痰濁的表現；咳嗽聲呈陣發性，咳聲響亮，遇風咳劇的，多是感冒早期，風邪襲肺的表現；咳嗽聲清脆的，多是燥邪傷肺，或體內津液、陰血虧耗，肺和氣管失於滋潤的表現；咳嗽陣發，發則連聲不絕，甚至咳至噁心嘔吐或咳血，終止時發出「鷺鷥」叫聲的，多是小兒百日咳的表現；咳嗽聲如犬吠（狗叫聲）的，多是白喉的表現；咳嗽聲低微，咳吐無力，痰如泡沫狀的，多是氣虛的表現；咳嗽聲高亢，發出「空空」聲的，往往是體內元陰虧耗，元陽浮越的表現。這些咳嗽聲音所表現出來的不同特性，對疾病的治療是非常有指導意義的。如咳嗽聲緊悶、喉中有痰聲的，治療就應該以化痰來止咳；如果乾咳無痰的，就應該滋陰潤肺以止咳；而如果咳嗽聲就像敲破鼓，發出「空空」的聲音的，那就要用滋陰潛陽的方法來治療了。

我的一個同事曾講過這麼一個病例，讓我的印象非常深刻。患者是我們醫院的職工，咳嗽一個多月，多方治療效果都不好，這天到我同事處求診。當時我同事正在為其他病人診治，於是患者就旁邊等，在等的過程中咳了幾聲，咳嗽聲就像是敲破鼓發出的「空空」聲，聽了他的咳嗽聲，我同事對他的病情就有了底。這種咳嗽聲，是體內元陰虧耗、元陽浮越的顯著表現，再翻出原先其他醫生的中藥方，卻都是化痰清火的藥，難怪治療沒有效果，於是我同事對那患者說，你回去買幾包五味子沖劑吃吃吧，三天後來告訴我情況有什麼變化。第二天，那患者又來找我同事，說五味子沖劑買不到，我同事便根據陰虧陽浮的本質，給他開了一張補陰潛陽、鎮攝收斂的方子，服用了五天，咳嗽就完全消失了。

在同事的啟發下，我後來對咳嗽的治療也很注重辨聲的方法，尤其是這種「如擊敗鼓」的咳嗽聲，以前的中醫書上都沒有詳細的描述，我學習了同事的經驗後，運用於臨床，效果也非常的好。我朋友的父親咳嗽半個多月不癒，打電話向我諮詢。我說，電話裡看不到舌苔，也摸不到脈象，這樣吧，咳嗽一聲讓我聽聽。他的咳嗽聲，正是我同事所描述的那種「空空」的如擊敗鼓的「破聲」。我說，開三帖藥給你吃吧。朋友的父親說，熬中藥太麻煩了，最好是有什麼方便的中成藥可以吃。我想了想說，那也行，我教你個辦法，你去超市買些烏梅（就是那種蜜餞烏梅），每次吃三至五顆，一天兩次，三天後再告訴我情況。三天後他打電話告訴我，這個方法太妙了，第一天吃完，咳嗽就好像明顯減輕了，今天已經基本不咳了，沒想到烏梅竟然那麼有效。我說，從你咳嗽的聲音特徵看，屬於陰虛陽浮，烏梅味酸，具有收斂攝納的作用，能使浮越的元陽重新潛藏到腎中，所以能治癒你的咳嗽。一味平常的食物，治療好了半個多月的咳嗽，這就是中醫聽聲斷病的奇妙之處！

有關聽聲辨病就介紹到這裡，下面我們接著來講聞診中的嗅味辨病。疾病所產生的異常氣味表現在兩個方面，一是病體本身發出某種異常氣味，二是排泄物氣味異常。病體本身發出的異常氣味，我們可以通過嗅覺察覺到，而排泄物的氣味異常，則往往需要詢問患者才能得到詳細的了解。病體自身發出的異常氣味，常見的有口臭、汗臭、狐臭、身臭、鼻臭等。

口臭。正常人說話時不會有臭氣，口腔或消化系統產生疾病時會導致口出臭氣，口腔疾病引起的口臭多是由口腔中的腐敗物質產生，如齲齒、口腔不潔、口腔潰瘍、口腔的惡性腫瘤等。消化系統疾病引起的口臭多因消化不良導致食物在體內發酵而產生酸臭穢濁的氣味，經食道從口腔散發出來。消化系統疾病引起的口臭會因飽嗝而更加明顯。

汗臭。汗液分泌過多，就會產生一種汗臭味。對發燒病人來說，如果有汗臭，則往往表明身上有汗，這可以為診斷用藥提供依據。

狐臭。是汗腺分泌過於旺盛的表現。

身臭。如果病人身上散發出腐臭味，往往提示患者體表有潰瘍或瘡口腐爛。

鼻臭。鼻出臭氣，經常流濁涕不止的，是鼻竇或副鼻竇炎的表現，中醫也稱為「鼻淵」。

排泄物的氣味異常主要指大小便、痰涎以及婦女的白帶等氣味的變化。例如說咳痰濁厚而濃，夾有膿血並帶腥臭味的，往往是肺膿瘍的表現，中醫稱之為「肺癰」；大便臭穢異常的，往往是有內熱；大便有腥氣的，往往是有內寒；大便有酸臭味的，往往是體內有不消化食物；小便黃赤濁臭的，往往也是有內熱；女性帶下有臭味，往往是有內熱；而帶下有腥氣的，則是有內寒等等。

從排泄物的氣味異常中，我們也可以發現一個規律，那就是排泄物氣味臭穢加重的，往往是有內熱的表現；而排泄物無氣味或有腥氣的，往往是有內寒的表現。這其實也很好理解，食物在熱天容易腐爛發臭，而天冷就相對能保存較長時間。因而，在體內有熱時，往往物質的氧化分解過程加快，腐敗菌的孳生繁殖增加，所以排泄物會出現酸腐臭穢的氣味，而體內有寒時，往往物質的氧化分解速度變慢，所以排泄物也就無氣味或出現腥氣。排泄物的這個特性是臨床鑑別疾病的寒熱性質的一個重要依據。

【第十五章】

問中有玄機

問診的重要性
十問歌
問的內容與意義
小兒問診的重點

人體的主觀感覺可以說是疾病最本質和最直接的反映。例如說同樣是胃痛，一個人表現為冷痛，另一個人表現為燒灼樣痛，這兩個胃痛的性質一樣嗎？給這兩個患者做檢查，結果都會是淺表性胃炎！所以儀器檢查能告訴我們的只是人體在致病因子作用下表現出來的結果，還需要根據這個結果去分析和判斷疾病的本質，如果把這個結果作為疾病的本質的話，那對疾病的治療也就會走上一條彎路。例如說凍傷和燙傷會導致人體組織的炎症，如果對這兩種情況都採用抗炎的方法來治療，毋庸置疑，效果肯定不會好，因為炎症並不是凍傷或燙傷的本質，它只是各種致病因子作用於人體後出現的結果。既然如此，那麼怎樣才能得到有關疾病的本質信息呢？那就是通過患者的主觀感覺。而對於患者的主觀感受，只有通過詳細而有目的的詢問才能獲知，所以問診在疾病的診斷和治療過程中就具有十分重要的作用，它是醫生探究疾病根源時最有力的武器之一。

問診對於探究疾病根源的重要性無可替代，所以中醫歷代醫家都非常重視問診的運用。明朝的名醫張景岳總結了前人的問診經驗，把問診的內容歸納成了「十問歌」，後人又在這個「十問歌」的基礎上加以修改補充，使之成為中醫問診的一個參考模式。這個修改過的「十問歌」是這樣的：

一問寒熱二問汗，三問頭身四問便，
五問飲食六問胸，七聾八渴俱當辨，
九問舊病十問因，再兼服藥參機變，
婦女尤必問經期，遲速閉崩皆可見，
再添片語告兒科，天花麻疹全占驗。

這個「十問歌」言簡意賅，幾乎包括了問診的所有內容，但我們在實際運用中，還需要根據疾病的特點，進行有目的和針對性的詢問，並不一定要完全按照「十問歌」來進行。下面我們就選擇「十問歌」中的主要部分，帶大家去領略一下中醫問診的奧祕和重點。

一、問寒熱

「問寒熱」就是問患者在疾病狀態下有沒有寒熱感覺，通過患者的寒熱感覺，我們可以確定疾病的性質是寒證還是熱證。人體是恆溫動物，而要把人體的體溫維持在一個基本恆定的狀態下，就需要有產熱和散熱兩個系統協調地工作，當疾病影響到這個體溫調節系統（如外界的寒熱刺激或是體內物質的虧損等），人體就會產生或寒或熱的症狀。通過這些寒熱症狀表現出來的不同特性，我們也就可以判斷人體的體溫調節系統失調的原因和根源，從而指導疾病的治療。人體在疾病下的寒熱感覺一般可有惡寒發熱、但寒不熱、但熱不寒以及寒熱往來四種情況，下面我們就來詳細了解這四種寒熱的表現和意義。

惡（音「ㄨˋ」）**寒發熱**。人體有怕冷的感覺，即使是多穿衣服、多蓋被子、烤火取暖或是提高居室溫度仍無法緩解機體的寒冷感，這種怕冷的感覺，中醫稱為「惡寒」。惡寒的感覺常和發熱一起出現，熱度越高，惡寒越明顯，甚至會出現寒戰，所以我們常合稱為惡寒發熱。西醫上大多數細菌、病毒感染引起的疾病，都可以見到這種惡寒發熱的症狀。為什麼細菌、病毒等邪氣侵襲人體會出現惡寒發熱的症狀呢？這就又要提到人體的氣。氣具有護衛機體、開合毛孔、溫煦機體的作用，外邪要侵襲人體，勢必首先要和氣作一番較量，當人體正氣旺盛時，邪氣無法對人體造成影響，人也就不會生病。當人體正氣虧損，或是在某些特定的情況下（比如說受涼），氣對人體的護衛作用就會下降，這時邪氣就會趁虛侵入人體，從而和體內的正氣發生「爭鬥」。爭鬥過程中，氣溫煦機體和開合毛孔的作用就會受到阻礙，使肌表汗腺閉塞，這就導致了惡寒的出現。正氣和入侵的邪氣發生爭鬥，產生熱量，這就導致了發熱。現代醫學認為感染性發熱的產生機理主要有兩個因素：一是由於侵入人體的微生物被白血球吞噬後釋放出內毒素，這種內毒素導致人體體溫調節中樞的改變而導致發熱；二是白血球完成吞噬作用後，在死亡裂解時會產生熱量而引起人體發熱。綜合這兩個因素，我們再回頭看看中醫的解釋，竟然十分吻合，中醫所認為的正邪鬥爭不就是這兩個因素的形象寫照嗎？惡寒發熱的出現，事實上也提示我們，這個時候人體的正氣還比較旺盛，邪氣在人體的表層就遭到了體內正氣的頑強抵抗，所以，中醫把有惡寒發熱症狀的疾病稱為「表證」。根據「表證」表現出來的惡寒和發熱的輕重程度不同，中醫又把惡寒輕、發熱重的疾病稱為表熱證，把惡寒重、發熱輕的疾病稱為表寒證。

但寒不熱。「但」在古文中是只有、只是的意思，但寒不熱，也就是指患者只有寒冷而沒有發熱的感覺。這種寒，在中醫上也稱為「畏寒」，它和「惡寒」的根本區別是，「畏寒」所產生的寒冷感，可以通過添衣加被、近火取暖等方式得到改善。但寒不熱常有兩種情況。一是外界寒邪侵犯人體，引起脘腹、關節、肢體的冷痛，疼痛在熱敷或其他熱力作用下可以緩解或減輕，這是寒邪導致人體局部氣血凝滯，從而產生各種疼痛。在這種情況下，人體本身並沒有物質的虧損，所以，這種寒證在中醫上被稱為「實寒證」。二是人體自身的陽氣虧損，不能溫煦機體，從而產生各種畏寒怕冷、脘腹隱痛、肢體不溫、喜暖喜溫等症狀，由於這種寒證是機體自身陽氣虧損導致的溫煦功能衰退，所以在中醫上被稱為「虛寒證」。

實寒證和虛寒證都會引起人體的冷痛感，而且得熱後都會減輕，我們又該怎樣來區分它們呢？中醫提出了兩個鑑別的方法。第一是根據兩種寒證表現出來的疼痛性質的不同。實寒證的疼痛是氣血受寒後凝滯而引起，所以往往疼痛劇烈而且拒按；而虛寒證的冷痛是體內陽氣的溫煦作用衰退而引起，所以往往以隱隱作痛、喜揉喜按為特點。這就是實寒證和虛寒證的疼痛性質的區別，這個區別也可以作為所有實證疼痛和虛證疼痛的鑑別要點。第二是根據兩種寒證表現出來的全身症狀不同。實寒證是寒氣侵犯人體局部引起的疾病，所以除了寒氣侵犯局部的冷痛外，往往沒有全身症狀；虛寒證是人體陽氣虧損而引起的疾病，由於陽氣對人體具有溫煦、推動的作用，所以虛寒證除了全身畏寒怕冷外，往往還兼有各種臟腑功能衰退的表現，如神疲乏力、精神不振、胃口不開、大便稀溏、遺精滑瀉等症狀。

但熱不寒。但熱不寒正好和但寒不熱相反，是指患者只有發熱而沒有怕冷的感覺。根據發熱的程度以及發熱的症狀，主要有壯熱、微熱和潮熱三種類型。

壯熱。壯熱也就是高熱（體溫常在攝氏三十九度以上）的意思，多因外界邪熱深入臟腑所致，除了高熱之外，往往還有滿面通紅、頭痛如劈、口渴喜冷飲、大汗淋漓等症狀。

微熱。微熱是指熱度較低的發熱（體溫常在攝氏三十七至三十八度之間），這種熱證，往往是人體內在物質虧損導致體內產熱、散熱不平衡引起，常見的有氣虛發熱、陰虛發熱和津傷發熱。氣虛發熱是體內元氣虧耗，汗孔開合失調而導致的一種低熱，往往還兼有元氣虧耗的其他表現，如少氣自汗、倦怠乏力、胃納不佳等，由於勞累會加重人體元氣的虧耗，所以氣虛性發熱往往會在勞累後加重。陰虛發熱是體內元陰虧耗、元陰和元陽之間的制約平衡關係被破壞，導致元陽相對旺盛而出現的一種低熱。陰虛發熱往往表現為午後或夜間出現比較有規律的發熱，就像潮水的漲潮退潮一樣，所以中醫上也稱之為「潮熱」。

陰虛發熱之所以會出現這種「潮熱」現象，還要從人體陽氣的運動規律談起。我們先來看一下自然界的「陽氣」有怎樣的變化規律，太陽是自然界「陽氣」來源，每天都會有朝升夜落的變化，因此自然界的「陽氣」存在著早晨生發、中午旺盛、夜晚潛藏的變化規律。地球萬物都隨著自然界的陽氣變化而生長繁殖，人也不例外，人要適應自然，體內的陽氣也就需要隨著自然界陽氣的變化而變化。早晨從睡眠中醒來後，人體的陽氣就會從腎（腎是儲藏元陽的地方）外出到四肢百骸、五臟六腑，提供給人體進行各種日常活動的能量，並在中午達到最旺盛，午後陽氣又逐漸收斂，到夜晚陽氣回歸到腎，以使人體器官臟腑逐步進入休息狀態，從而進入睡眠。從陽氣的運動變化規律中我們可以看出，午後和夜間是陽氣開始收斂，並逐漸回歸到腎的時間。而腎中所藏的元陽和元陰在正常情況下是互相制約、大致平等的，這樣才能在人體內部形成一個「不溫不火」的內環境，維持人體正常的體溫。如果人體元陰虧耗，那麼當元陽回歸到腎的時候，元陰與元陽之間的寒熱平衡就會被打破，從而產生發熱，這就是陰虛發熱常表現為午後或夜間的潮熱原因。同時，由於這發熱並非是體內真正產熱過多造成的，所以往往熱度不高，或僅表現為患者自覺發熱，體溫卻不升高，這也是陰虛發熱的一個主要特徵。

除氣虛、陰虛之外，還有一種情況也可以引起低熱，那就是津傷發熱。這種情況常見於熱病後期，邪熱損傷體內津液，或是大汗、大吐、大瀉引起體內津液大量丟失所致。這種津傷發熱由體內津液損傷引起，所以往往伴有口乾舌燥、肌膚乾燥等組織缺乏潤澤的症狀。

潮熱。我們在陰虛發熱中已經提到了潮熱的含義，它是指患者到某一特定的時間就會出現發熱或是熱度增高的現象，就像是潮水的漲潮退潮一樣具有規律性。除了上面講的陰虛潮熱之外，常見的潮熱還有陽明潮熱和濕溫潮熱。陽明潮熱是邪熱鬱積在腸道而引起的發熱，因為大腸在經絡學說中屬陽明經，所以稱為陽明潮熱，這種潮熱常出現在下午三至五點，中醫認為這個時候體內陽氣剛好運行到陽明經，陽氣和邪熱相併，導致發熱或熱度增高，而且由於邪熱在大腸，所以常常導致大便乾結、腹脹便祕，因此也被稱為「陽明腑實證」。濕溫潮熱，這是由於濕與熱兩種邪氣共同侵犯人體而造成的一種發熱，這種潮熱常出現在午後，其特點是肌膚初摸上去不覺得熱，但持續接觸一段時間後，會感到越來越燙手，這種熱象，在中醫上稱為「身熱不揚」。因為濕邪具有黏膩重濁的特性（詳見第五章），所以當熱邪和濕邪一起侵犯人體時，熱邪會受到濕邪的包裹和牽制，這樣熱量向外的傳遞就會受到阻礙，從而產生「身熱不揚」的熱象。這種熱象會在午後加重，因為中午是人體陽氣最旺盛的時候，陽氣和邪熱合併，則使體內的熱量達到最高點，但由於濕邪的黏滯作用，熱量在體內的散發產生了滯後效應，所以常常到午後才為人體所感覺到。

濕溫潮熱和陰虛潮熱都出現在午後，我們該如何鑑別呢？濕溫潮熱是體內濕熱蘊結所引起，而濕熱往往會在舌苔上表現為黃膩苔；陰虛潮熱是體內元陰虧耗所引起，而陰虛又往往會表現為舌紅而少苔。通過兩者在舌苔上的不同表現，我們就可以有效地加以分辨。

寒熱往來。寒熱往來指的是惡寒和發熱交替發作，也就是惡寒時不發熱，惡寒完了，接著發熱，發熱的時候也不惡寒，這是寒熱往來和惡寒發熱的區別。寒熱往來主要見於瘧疾病和中醫的「少陽病」。瘧疾是瘧原蟲引起的疾病，瘧原蟲在體內繁殖，破壞人體紅血球，產生寒熱往來的症狀，往往發作時先是寒戰，蓋幾床被子都無法緩解，然後接著發熱，常熱到恨不得泡在冰水裡。這種寒熱發作往往有一定的規律，有一天發一次的，也有兩、三天發作一次的，常常還伴有劇烈頭痛、口渴多汗等症狀。

除了瘧疾外，「少陽病」也會導致寒熱往來的症狀，「少陽病」這個概念出自於漢朝張仲景的《傷寒論》[33]：「少陽之為病，口苦、咽乾、目眩也。」少陽病的發生機理是什麼呢？首先我們來看什麼是少陽。少陽是中醫對人體部位的一個描述，中醫把人體分為陰陽兩個部分，人體背部以及肢體的背側屬陽，腹部及肢體的內側屬陰。陽部主要是人體抵禦外界邪氣的主要部位，陰部則是人體臟腑工作的主要場所，其中陽部從外到內又可以分為三個層次，最外面一層中醫稱為「太陽」，最裡面一層中醫稱為「陽明」，而介於「太陽」和「陽明」之間的中間層，中醫就稱為「少陽」。少陽病就是邪氣侵入到少陽這個層次而引起的疾病。前面我們講過，邪氣侵犯人體，如果人體正氣旺盛，往往在肌表（也就是太陽這個層次）就會和邪氣發生爭鬥，從而出現惡寒發熱的症狀。如果正氣虧損，在太陽這個層次不能有效地抗擊邪氣，那麼邪氣就會侵犯到少陽，邪氣侵入後，正氣不能外出到太陽，肌膚就不能得到陽氣的溫煦，所以出現惡寒。但此時人體的正氣還沒有衰弱到無法抵禦外邪的程度，正氣會通過逐漸積蓄力量這種方式來抵抗邪氣的入侵。等正氣積蓄到一定程度，能和邪氣互相抗衡時，兩者之間又會發生爭鬥，這時就會出現發熱，因為正、邪雙方都無法擊敗對方，所以就導致了少陽病的寒熱往來的發生。這種寒熱往來取決於正、邪雙方的力量對比關係以及相互交戰的情況，所以常常是發無定時的。少陽又是人體膽經的分布位置，所以邪氣侵犯到這個層次，除了出現寒熱往來外，還會出現口苦、咽乾、目眩等膽腑功能失調的症狀。

33《傷寒雜病論》為漢代張機（字仲景）所撰，全書十六卷，分「傷寒」與「雜病」兩個部分。其後該書散佚不全，經晉代王叔和蒐集整理，將專論傷寒部分輯為《傷寒論》、雜病部分為《金匱要略》，成為兼重理論與臨床診療的醫書。張仲景被尊為「方書之祖」與「醫聖」。

二、問汗

汗是人體汗腺分泌的體液，中醫認為汗的形成是「陽加於陰」的結果，意思就是說，汗是人體陽氣蒸騰體內的津液，並使其從汗孔中排出的結果。所以通過問汗，我們可以了解人體汗孔開合的功能狀況，以及體內陽氣、津液的充足程度，從而更好地判斷疾病的本質。例如說兩個患者同樣出現惡寒發熱的表證，其中一個有汗，另一個無汗，出汗情況不同，可以給我們什麼樣的提示呢？在張仲景的《傷寒論》中，把有汗的類型稱為「太陽中風證」，而把無汗的類型稱為「太陽傷寒證」，這是什麼意思呢？「太陽」的概念，我們上面剛講過，那是指人體最外的一層防線，這裡的「中風」和「傷寒」並不是現在西醫上中風和傷寒的意思，而是分別指「被風邪所傷」和「被寒邪所傷」的意思。這就是告訴我們，惡寒發熱而有汗出的，是風邪侵犯人體的結果，惡寒發熱而無汗的，則是寒邪侵犯人體的結果。為什麼風邪會有汗，而寒邪卻無汗呢？風邪的特性是開泄，而寒邪的特性是收引、凝固。風邪開泄，就會使汗孔張開，所以有汗；寒邪收引，就會使汗孔閉塞，所以無汗。同樣是惡寒發熱的表證，通過有汗無汗的差別，反映了完全不同的疾病本質，如果不借助問診，我們如何能得到這些寶貴的信息？

下面來看兩種異常的出汗情況——自汗和盜汗，通過這兩種異常的出汗，我們可以判斷體內陽氣和陰液的盛衰情況。自汗，就是患者時時汗出，不能自止，活動或勞累之後出汗更多，常常濕透衣衫，這種出汗異常就稱為「自汗」。自汗多因體內陽氣虛弱，不能固攝汗孔，津液時時外泄而引起。盜汗，病人睡時汗出，醒後汗止，就好像盜賊等你睡著後入室盜竊一般，所以稱為盜汗。一般的中醫書上把盜汗作為陰虛的特徵，事實上，盜汗有陰虛和陽虛的分別。陰虛盜汗多發生在前半夜，出汗前往往潮熱心煩，熱後出汗；陽虛盜汗多出現在後半夜或凌晨，常常是冷汗淋漓、手足冰冷、四肢不溫等。

三、問頭痛

頭部是人體經絡最為密集的地方，不同的經絡在頭部有不同的分布部位，因此不同部位的頭痛，也就反映了邪氣所在的不同經絡，由於經絡和臟腑有直接的關聯，所以根據頭痛的部位也可以反映出疾病所影響的臟腑。頭的前額部連及眉稜骨是足陽明胃經的走行路線，如果這個部位出現疼痛，那就表明邪氣在陽明經或胃；頭的兩側太陽穴位置是足少陽膽經的走行路線，如果這個部位出現疼痛，那就表明邪氣在少陽經或是膽；頭的後枕部以及頸項部位置是足太陽膀胱經的走行路線，如果這個部位出現疼痛，那就表明邪氣在太陽經或是膀胱；頭的巔頂部位置是足厥陰肝經的走行路線，如果這個部位出現疼痛，那就表明邪氣在厥陰經或是肝；頭部的牙齒部位是足少陰腎經的走行路線，所以如果出現頭痛連及牙齒的，那就表明邪氣在少陰經或是腎；此外，如果頭痛伴有腹瀉的，則是邪氣在太陰經或是脾的表現。

四、問大便

飲食進入人體，經過脾胃的消化後，其中的精微物質在小腸中被人體吸收，為人體提供營養支持，剩下的糟粕物質則通過大腸排出體外。大腸將糟粕物質排出體外所需要的動力，又要靠氣來提供，所以通過對大便的詢問，我們可以了解人體脾胃、大腸、小腸的功能狀態以及氣的充足程度。下面我們就來介紹幾種常見的大便異常情況。

便祕。大便乾燥難解，排便次數減少，甚至數日不解大便、腹中脹滿不適的，稱為便祕。便祕的形成主要和兩個因素有關，一是腸道的蠕動能力，二是腸道的滋潤程度。氣對腸道的推動作用是糟粕物質向體外排泄的動力來源，如果氣不足，則腸道的蠕動能力就會下降，導致糟粕物質在腸道停留時間過長，產生便祕，這種便祕往往兼有神疲乏力、精神萎軟、食欲不振等氣虛的症狀。除了氣的推動作用外，外界的寒邪也會影響腸道的蠕動狀況。寒邪具有收引、凝固的特性，所以寒邪侵犯大腸，就會導致腸道痙攣，不能順利排出糟粕物質而產生便祕，這種便祕在中醫上稱為「冷祕」，常兼有脘腹冷痛、四肢不溫、局部喜暖等症狀。腸道滋潤程度下降引起的便祕，是由於滋潤腸道的元陰、血、津液等物質減少，腸道過於乾燥，所以糟粕物質在腸道中燥結，難以排出體外，這種便祕多見於老年人或是大出血、大量丟失津液的患者，常兼有口乾舌燥、心煩失眠、咽喉乾痛、肌膚乾燥等症狀。

泄瀉。泄瀉和便祕正好相反，是指大便稀軟不成形或呈水樣，並且大便次數增多的一種情況。飲食進入人體，經過脾胃的運化和腐熟（消化過程）、小腸的分清泌濁（吸收過程），最後的糟粕物質經大腸的傳導排出體外（排泄過程），這個過程中任何一個環節發生障礙都會導致大便的異常。其中脾胃對飲食的運化和腐熟功能失調與泄瀉的形成關係最為密切。由於脾胃功能衰退，不能正常運化飲食，水分大量進入腸道，引起泄瀉或水瀉。所以有泄瀉出現，首先要考慮脾胃功能的衰弱。如果泄瀉的大便中夾雜有未消化的食物，如吃下去青菜，大便拉出來還有青菜葉的，我們稱之為「完穀不化」。出現這種情況，除了和脾的運化功能減弱有關外，還和腎中的元陽不足有密切關係。為什麼「完穀不化」和元陽不足有關呢？古人有個很好的比喻來解釋這個問題：飲食要被人體分解和吸收，首先要經過胃的腐熟和脾的運化，而胃對飲食的腐熟就好比是把米煮成飯的這個過程。在這個過程中，胃就好比是燒飯的鍋子，元陽就好比是鍋子下面的火，只有元陽火力旺盛，進入胃中的飲食才能腐熟成人體可以分解吸收的物質。如果元陽虧損飲食就無法正常腐熟，就好比沒有火，米就無法燒成飯一樣，從而出現「完穀不化」的現象。因此，患者如果告訴我們有「完穀不化」的現象出現，那麼就需要考慮患者存在著元陽虧耗。

還有一種泄瀉和情志因素有關。每當情緒不暢或情緒抑鬱時，就會出現腹痛腹瀉，瀉後疼痛又能緩解或減輕，伴有胃脘脹痛、飲食減少、不思飲食等症狀，這在中醫上稱為「痛瀉」。這種泄瀉的產生和肝的疏泄功能失調有關。前面我們講過，肝屬木，主要功能是疏泄，也就是舒暢全身氣血以及情志，如果情志抑鬱，則會導致肝的疏泄功能障礙，這種情況中醫稱為「肝氣鬱結」。氣機鬱結在肝臟，肝無法發揮自身的疏泄功能，也會感到鬱悶，想找地方發泄，於是肝就找到了脾。這是因為肝屬木，脾屬土，木能剋土，肝是剋制脾的臟器，所以當肝氣鬱結的時候，肝就要到脾這裡發泄，結果導致脾的運化和大腸的傳導功能失常，引起「痛瀉」。瀉後，鬱滯的氣機得到暫時疏通，所以症狀會減輕或緩解。

我父親有一個女同事，四十多歲，有次為了一點小事而心情鬱悶，之後得了一種奇怪的病，只要一吃飯，就會出現腹痛腹瀉，瀉完疼痛就緩解，只要不吃東西，就和正常人一樣沒有任何不舒服。超音波、胃鏡等各種檢查都做了，都沒發現任何的異常，半月來深受其苦。因為我也曾給她治過幾次病，每次效果都很好，所以她又打電話給我，要我給她治這個怪病。因為沒有舌苔和脈象做參考，我也不敢說有百分之百的把握。我認為，她身體瘦弱，脾胃功能本身就不是很旺盛，這次情緒鬱悶導致肝氣內鬱、剋犯脾土，所以會出現一進食就腹痛腹瀉的症狀。於是我給她開了一張疏肝解鬱、健脾實脾的方子：炒白朮30克，白芍15克，防風3克，陳皮6克，附子6克，乾薑6克，甘草6克，茯苓12克。三天後，患者打電話給我說，你的方子靈極了，第一帖吃下去，吃飯就不肚子痛了，吃了三帖，現在已經全好了。對這例患者的治療，完全是依靠問診。通過問診獲取的資料，能在很大程度上反映疾病的特性和本質，也是我們診斷疾病和治療疾病的最好依據之一。

五、問飲食喜好

脾胃是人體消化飲食的主要器官，所以通過對飲食喜好的詢問，可以了解人體脾胃的功能狀況和疾病的寒熱性質。例如說，食欲過於旺盛，食後不久就會感到飢餓，進食量雖然多，但人體卻出現消瘦，這往往是脾胃功能亢進的表現，多屬胃火；而食欲不佳，不思飲食，脘腹痞悶，這往往是脾胃功能不足的表現。此外，對飲食的偏好，也可以反映疾病的性質。如同樣是口渴，如果喜歡喝熱水，則證明體內有寒；如果喜歡喝冷水，則證明體內有熱；如果口渴，但只是喜歡將水含在嘴裡而不想嚥下去的，又往往是體內有瘀血的象徵等等。另外，人體對飲食的厭惡感也是我們鑑別疾病的一種很好的手段。厭惡是人體的一種主觀情緒，對某樣東西厭惡，肯定是這樣東西曾經對人體造成損傷或是破壞，所以人體才會對它產生一種厭惡的情緒。某樣東西吃多了，胃脘十分難受，下次再見到這樣東西，也會有厭惡感。疾病也是這樣，某種邪氣或物質對人體造成影響而產生疾病，那麼人體對這種邪氣或物質也會產生厭惡感。如寒邪傷人，人體會產生惡寒；風邪傷人，人體會產生惡風；熱邪傷人，人體會產生惡熱；如果對食物出現厭惡感，往往是傷食的一種表現等等。我們可以利用人體的這個特性，通過詢問患者是否厭惡某樣特殊的東西來了解疾病的病因。

六、問耳鳴

耳中自覺有聲，或如蟬鳴或如響雷，稱為耳鳴。耳鳴有虛、實兩種類型，虛證耳鳴多為肝腎精氣虧損所致，而實證耳鳴則多為肝膽火旺所引起。現代中醫耳鼻喉科的奠基人干祖望教授對耳鳴的虛證、實證提出了一個很好的鑑別方法，那就是通過詢問患者耳鳴在外界噪音干擾下會出現什麼樣的反應來確定耳鳴的虛實性質。在外來噪音下，耳鳴加重，甚至出現煩躁不安的，多為實證耳鳴；在外來噪音下，耳鳴被外界噪音淹沒，鳴聲減輕甚至消失的，為虛證耳鳴；如果無明顯變化的，則再根據其他方面的表現確定其虛實性質。

七、問口味

口味是指患者口中的異常味覺。脾開竅於口，而肝膽屬木，可以剋制脾土；腎屬水，受制於脾土；胃和脾同屬於土，又通過經絡聯繫互為表裡。所以人體口中產生的異常味覺，大多和脾、胃、肝膽以及腎這幾個臟器的功能狀況有關聯。口味的異常，常見有以下情況：

口淡乏味。是脾胃功能低下的表現，常伴有飲食減少、胃脘痞脹、大便溏瀉等症狀。

口甜或口膩。是脾的運化不足、水濕內停的表現。

口中泛酸。肝木剋犯胃土或胃自身功能失常，使胃不能很好地實現自身的通降功能，導致胃酸反流，引起口中泛酸。

口苦。是熱病或膽火亢盛的表現。中醫認為，酸、甜、苦、鹹、辛五種味道也分別有自己的五行屬性，酸屬木，甜屬土，苦屬火，鹹屬水，辛屬金。根據這個五行屬性，又分別和五臟對應，酸入肝，甜入脾，苦入心，鹹入腎，辛入肺，這為我們利用患者味覺的變化來推測疾病的性質和所在的臟腑提供了依據（五味和五臟之間的關係，在第十九章中還有詳細的介紹）。從五味和五行的對應關係中可以看出，苦味屬火，所以火熱病常會表現出口苦。膽汁味苦，所以膽火亢盛時膽氣上燻，也會表現出口苦。

口鹹。前面講過，鹹味屬水，入腎臟，所以腎病常會表現出口鹹。

口中酸餿。多因傷食引起，食物停積在胃，日久發酵，產生酸餿味。

八、問月經

月經是發育成熟的女性一種特有的生理現象，中醫認為它的產生和「腎氣」（即元陰和元陽）有密切關係。一般初次月經年齡多在十二至十五歲，兩次月經之間的週期約為二十八天左右，每次月經持續時間為三至五天，經色紅而無血塊，停經年齡多在四十九歲左右。我們通過對月經週期、量、色、質的詢問，可以了解疾病的虛實寒熱。月經週期提前一週以上、連續三次的，我們稱為月經先期。如果月經先期、經色深紅、質地稠厚、月經量多的，多是血熱所引起。血熱，是指熱邪侵犯血液，導致血流加快，不能安分地在脈管中運行，就像沸騰的水一樣，使月經週期提前。如果月經先期、經色淡紅、質地稀薄、月經量多，多是氣虛所引起。氣對血液有固攝作用，氣虛則血液易於滲出體外，導致月經先期。月經週期延遲一週以上、連續三次的，我們稱為月經後期，其經色淡紅、質稀、量少的，屬於血虛，是血海空虛、月經缺乏形成的物質基礎造成的。就好比水庫中水源枯乏，自然無法給下游放水。其經色紫暗、有血塊、量少的，屬於寒邪凝固血液導致月經後期。身體肥胖的女性，出現月經後期或是閉經，則往往是痰濁阻滯經絡致使月經不能如期而至。對這種月經後期或是閉經，使用常規的養血調經藥往往效果不好，而且由於養血藥大多偏於滋膩，反而會加重體內的痰濕，這時如果採用化痰去濕的方法，就能有效去除患者經絡中的痰濕，恢復正常的月經週期。

九、問白帶

白帶是女性子宮頸黏膜細胞分泌的一種黏液，在正常情況下，可有少量白帶分泌，以滋潤子宮頸和陰道。如果黏液分泌異常增多，或是白帶出現顏色、氣味的變化，就是疾病的象徵，中醫稱為「帶下病」。我們在前面的章節中講過，黏液分泌過多，在中醫上屬於「內濕」的範疇，但帶下的特徵不同，則可以反映其在「濕」的基礎上兼有的寒熱性質。帶下色白、量多、質地清稀、無臭味或是有腥氣的，多是寒濕；帶下色黃、量多、質地黏稠、有臭味的，多是濕熱。

十、問小兒

兒科在中國古代又稱為「啞科」。小孩往往不能準確而詳細地描述自己的各種不適，所以對於小兒疾病來說，通常需要通過對小兒父母或家屬的詢問來了解疾病的情況。根據小兒疾病的特點，重點要詢問小兒出生的情況（如母親妊娠期、哺乳期的情況，有無難產、早產等，可以據此判斷小兒身體素質）、預防接種的情況（對傳染病的診斷有意義）以及詳細的發病經過。小兒的發病經過對小兒疾病的診斷有很重要的參考作用，小兒發病前去過的地方、接觸過的東西或人、吃過的東西、衣著情況、居住環境等，都可以提供很有用的診斷線索，如果能善加利用，往往會有意外的收穫。

這裡我給大家講個清朝名醫葉天士的故事，從這個故事中，我們也可以得到些啟發。當時蘇州城裡有一個財主，這一天，他那五歲的寶貝兒子突然病了，渾身疼痛難忍，任何人只要一碰他的皮膚，就會出現鑽心樣的痛。財主連忙派人去請醫生來診治，可當地的名醫都看不出是什麼病，有認為是受了風寒的，有認為是體內有瘀血的，但各種祛風濕、活血化瘀的藥吃下去，疼痛仍然沒有絲毫的好轉。這時又有人說可能是「中邪」了，於是又請和尚道士來做法事，寶貝兒子的病仍不見起色，人也因為疼痛折磨日益消瘦。這時，財主又想起葉天士來，他可是當時蘇州的第一名醫，如果能請他來給自己兒子治病，那肯定是有希望的。

葉天士到財主家一看，見那小孩皮膚光潔、不紅不腫，看上去絲毫沒什麼異樣，但用手一碰患兒的皮膚，患兒馬上痛得哇哇大哭起來，再診脈，脈象也非常的和緩，應該是沒什麼病呀，可是看小孩疼痛的表情，又不像是裝出來的。這麼奇怪的病，葉天士也是第一次碰到，他皺起眉頭思忖了一會兒，還是想不出個所以然來。於是他仔細地詢問了財主家中的下人，問他們發病前，財主的兒子去過哪些地方，又接觸過什麼東西。下人們說：「少爺哪兒都沒去，那天午睡起來，到庭院的樹下乘涼，回來就發病了，這中間除了在樹下的石凳上坐過，沒接觸過其他的東西。」葉天士說：「那帶我去看看。」下人們就把葉天士帶到庭院中。庭院中生長著一棵粗大茂盛的石榴樹，枝繁葉茂，時時傳來知了的鳴叫。他仰頭望著樹葉出了會神，然後若有所思地走到樹下，看了看地面和樹下的石凳，然後胸有成竹地對財主說：「你兒子的病有治了，不過我要一個藥引，你如果辦得到，我就可以治好你兒子的病，如果辦不到，那我就愛莫能助了。」財主忙說：「只要能治好我兒子的病，我肯定能辦到，先生你快說，要什麼做藥引？」葉天士說：「我要三百斤糯米飯，吃到剩下三兩，這三兩糯米飯就是我要的藥引子。」財主一聽，說：「這好辦。」馬上派下人去蒸糯米飯。

可這麼多糯米飯怎麼能一下子吃完呢？為了給兒子治病，一向吝嗇的財主也決定做回好人，派下人在家門口分糯米飯給老百姓。等這三百斤糯米飯分到只剩下三兩的時候，葉天士取過這些糯米，捏成三個小飯糰，然後脫去小兒身上的衣物，拿起一個飯糰，在小孩身上輕輕地來回滾動。說來也奇怪，全身滾完一遍後，小孩身上的疼痛就減輕了一大半。葉天士又拿起第二個飯糰，仍是輕輕地在小孩皮膚上來回滾動。等三個飯糰用完，小孩身上的疼痛竟然完全消失了。財主見兒子的病好了，連連誇讚葉天士的醫術高超。葉天士只是微笑不作答。等回到家中，徒弟問他：「師父，那小孩患的是什麼病？還有您給那小孩治病用的是什麼方法呀，怎麼平時都沒看您用過呀？」葉天士笑笑說：「我本來也百思不得其解，可是等我到那院子裡一看，我就明白了，那院子裡的石榴樹就是病因所在。」徒弟更奇怪了：「石榴樹會引起疼痛嗎，我以前怎麼沒聽說過？」葉天士說：「我看到石榴樹底下有幾條毛蟲在爬，我就知道這毛蟲身上的毛是引起那小孩渾身疼痛又看不出異樣的原因了。」徒弟又問：「那為什麼要三百斤糯米做藥引呢？」葉天士說：「糯米性黏，可以把刺在皮膚中的毛蟲的毛黏出，病根一去，疼痛當然就止住了。至於那三百斤糯米嘛，我是借他的糧食，救濟一下貧苦的百姓罷了，也算替他積點德吧。」

看過這個故事之後，在佩服葉天士的醫術與醫德之餘，我們也可以從中領略問診在發現疾病病因時的不可忽視性。

【第十六章】神奇的脈診

脈搏蘊涵的信息
脈診的部位
脈象的概念
什麼是平脈
脈的胃、神、根
常見脈象的機理和意義
七絕脈
脈象預測疾病的轉歸

脈診在大多數人眼中是很神奇的，醫生用三個手指在你的脈搏上一摸就能知道你的病情，實在有點不可思議。也正因為這樣，很多人對脈診產生了懷疑，你這三個手指難道能像各種先進的儀器一樣，看到我們內在臟腑的變化嗎？對他們來說，西醫的先進儀器和設備檢查出來的結果，才是值得信賴的。脈診這個可以看作是中醫招牌的診斷方法真的只是一種騙人的東西嗎？脈診真的那麼虛無縹緲嗎？脈診已經過時了嗎？我們是否還有必要把脈診作為不可或缺的診斷手段呢？當我們弄清楚脈診的實質性含義和機理，才能真正跨越阻擋在中醫前面的各種懷疑和否定，走進一個充滿智慧和遠見的醫學領域。

有人說了，脈搏不就是心跳的反映嗎，除了快慢、強弱之外，還能告訴我們什麼呢？這個問題問得很好，脈搏到底能給我們提供什麼樣的信息？只有搞清楚了這個問題，才能真正認識脈診的意義。

《辭海》上對脈搏的定義是：「心臟搏動所引起的壓力變化使主動脈管壁發生振動，沿著動脈管壁向外周傳遞，即成脈搏。」通常所稱的脈搏是指在手腕橈側摸到的動脈搏動（即橈動脈[34]），這也是中醫脈診的部位所在。既然脈搏由心臟搏動而產生，那麼中醫為什麼不選擇心臟作為診察手段，而是要脈搏作為診斷疾病的主要手段呢？實踐過之後你才會更具體地理解脈搏傳遞的信息，現在就請跟著我的步驟來體會一下吧。

把你右手的食指、中指、無名指的指腹放在左手的橈動脈部位。這時注意一下你的力道，是輕輕一按就能摸到還是需要重按才能摸到？這就是脈搏給你的第一個信息：脈的位置深淺。摸到脈搏之後，第一感覺就是脈搏的快慢和強弱，我們可以用手錶來計時，數一下一分鐘內脈搏的跳動次數，一般正常人體脈搏次數為六〇至九〇次／分鐘，如果低於或高於這個標準，那就是過慢或過快了。至於強弱，根據手指下脈搏跳動的力度，我們可以有自己的判斷。這是脈搏給我們的第二個信息：脈搏的速度和強弱。脈搏是動脈的一種有規律的搏動，所以我們仔細感覺，可以感知脈搏跳動的節律，是有規律的還是沒規律的？這是脈搏給我們的第三個信息：脈搏的節律性。這幾個信息是脈搏大致的和整體的面貌，除此之外，我們在脈搏上還能體會到什麼呢？脈搏是脈管壁振動形成的，脈管壁是否會給我們一種質地感？會！仔細體會一下，你摸到的脈搏是不是有柔和鬆軟或是僵硬繃緊的感覺？這就是脈搏給我們的第四個信息：血管壁的彈性和緊張度。你摸到的脈搏是否有一定的粗細？例如說像電線般粗或是像絲線一樣細。這就是脈搏給我們的第五個信息：脈管的粗細度。除此之外你還有新發現嗎？我們是不是可以感覺到自己脈搏跳動的流暢程度，是滑利流暢還是頓澀不暢？這就是脈搏告訴我們的又一個信息：脈搏的流暢度。通過上面的體會，是不是對脈搏有了全新的了解？原來，在脈搏上有著如此豐富的信息！

一般來說，手指對脈搏的感覺可以分為五個部分。㈠心臟搏動的強度、速率和節律。這是引起脈搏強弱、快慢、節律性變化的主要因素。㈡血管壁的彈性和緊張度。這是引起脈搏軟硬變化的主要因素。血管彈性好、緊張度低，那麼脈搏就柔和；而血管彈性差、緊張度高，那麼脈搏就僵硬。㈢動脈中血液的充盈程度。這是影響脈搏粗細的主要因素。血液充足，則脈搏形狀就粗大；血液不足，則脈管不能充分擴張，脈搏就細小。㈣血液對脈管的衝擊力。這個衝擊力是由心臟搏動的力量、血液的充盈度以及血流的速度等因素綜合形成的。衝擊力大，則脈搏就容易觸及；衝擊力小，則脈搏需要重按才能觸及。㈤血液黏滯度大小。這是造成脈搏通暢程度變化的主要因素，血液黏滯度大，則血液流動時受到的阻力就大，血流速度緩慢而澀滯；血液黏滯度小，則血液流動時受到的阻力小，血流速度快而流暢。以上五個因素共同構成了我們對脈搏的感覺。

從上面這些構成脈搏的因素中，我們已經可以得到有關心臟、血管、血液等的信息，而這三者又和人體各物質之間存在千絲萬縷的關係。例如說心臟搏動的原動力來自於體內的元陽；血液在脈管中運行的動力來自於體內氣的推動作用；血管壁的彈性好壞取決於體內元陰的滋潤作用；血管壁的緊張度受到情緒因素以及局部寒熱情況的調節；血液的充盈度除了能反映血液的多少外，還能反映出人體津液的充足程度；血流的速度又和血液中所含雜質的多少有密切關係，雜質多（如痰濁、瘀血等），血液流行的阻力就會增加，從而導致速度減慢等等。這就意味著我們完全可以根據脈搏的特徵推斷體內各種基本物質的充足程度與工作狀態。

在前面我們曾講過，人體五臟是體內陰、陽、氣、血、津液等物質儲藏的地方，這些物質的充足程

34 橈動脈：為前臂肱動脈的一個分支，位於腕部近大拇指處，因橈動脈比較淺層，便利於把脈與測量脈膊。

度與五臟的工作狀態有著直接關係，物質充足，則臟腑功能強盛，物質虧耗，則臟腑功能衰敗。所以從這個意義上說，我們最終可以從脈搏上了解到體內五臟六腑的功能狀態。我們不得不佩服古人的聰明才智，利用一個小小的脈搏，竟然可以獲取這麼多有關人體的信息。因此中醫創造性地把它作為疾病診斷的重要手段，具有深刻意義的——脈搏為我們提供了有關臟腑功能狀態以及人體物質充盈程度的最可靠和最直接的證據，通過這個證據，我們可以真切地了解到人體的內在平衡狀態。

講到這裡，大家應該明白了，脈搏可以告訴我們人體的內在平衡狀態，而不是××病。例如說脈搏可以反映出脾胃功能的好壞，但是不能告訴你是否有淺表性胃炎或萎縮性胃炎，因為脈搏反映的是臟腑器官的功能狀態而不是形態表現。因此，如果哪個醫生告訴你，他能通過脈搏診斷你是糖尿病或是骨質增生，那肯定是在故弄玄虛，要麼就根本是個騙子。

我們接下來看脈診的部位。現在中醫所採用的脈診法，基本都是以橈動脈為主要部位，橈動脈位於手腕的橈側（靠拇指側），這個部位在中醫上也稱為「寸口」。因為我們所摸到的橈動脈的中心部位，離手掌的距離大約在一寸左右。中醫在脈診上並不是一開始就採用「寸口」診脈的，在《內經》的記載中，就是通過診察人體所有的體表動脈來實現對疾病的診斷。在《難經》提出單用「寸口」作為脈診的部位以後，特別是晉朝醫家王叔和在他著的《脈經》[35]中極力推廣用「寸口」診脈以後，中醫才逐漸將脈診部位固定在「寸口」。

中醫選擇橈動脈作為脈診的主要部位，我認為有兩個原因。一是橈動脈部位表淺，伸手即得，易於醫生診察。特別是在封建社會中對女性病人的診察，如果要診察股動脈或頸動脈，往往很不方便。二是橈動脈在中醫經絡學說中是手太陰肺經的循行路線，肺又是百脈朝會的地方，五臟六腑的信息都會通過百脈傳遞給肺，從而在橈動脈上得到反映。為了能更詳細地體察橈動脈所反映的各種信息，中醫以橈骨莖突（手腕橈側可以摸到的骨性突起）為標準，把摸到的橈動脈分為三個部分，橈骨莖突處稱為「關」，關前稱為「寸」，關後稱為「尺」。寸、關、尺構成了中醫診脈的三個部位，醫生用食指、中指和無名指分別來診察這三個部位的脈象（食指診察寸部脈象，中指診察關部脈象，無名指診察尺部脈象），以獲取有關疾病的詳細信息。

為什麼要把「寸口」分為三個部分來分別診察呢？這具有非常重要的意義。中醫上把人體分為上焦、中焦和下焦。上焦包括了人體頭面五官、橫膈膜以上的胸腔以及其中的臟器（如心、肺），中焦包括了人體橫膈膜以下到臍部以上的上腹部以及其中的臟器（如脾、胃、肝、膽），下焦則包括了人體臍以下的腹部以及其中的臟器（如腎、膀胱、大腸、小腸）。寸、關、尺正好和人體的三焦相對應，寸部位置最高，能反映上焦的情況，尺部位置最低，能反映下焦的情況，而關部位置居中，能反映中焦的情況。通過寸、關、尺三部和上、中、下三焦的對應，橈動脈事實上就變成了整個人體的縮影，因而中醫師三個手指所感覺到的，已經不僅僅是脈搏，而是整個人體的奧祕！

中醫把這個從寸、關、尺三部上得到的信息叫「脈象」。為什麼要叫「脈象」？「象」是表現的意思，前面我們講中醫對臟腑的認識，有一個「藏象」理論，這個「象」就是指臟腑功能在人體外部的表現，所以我們可以這麼來理解「象」的含義，所謂「象」就是指各種信息的一種外在表露。例如說打開電視機，我們可以看到各種畫面，聽到各種聲音，畫面和聲音就是一種象，它是電流、電視信號、光線、聲波等信息在電視機上的一種綜合表現。因此脈象就是人體內部信息在脈搏上的一種表露。人體內

35《脈經》為西晉王叔和對脈學的總結，分門別類，條理清晰，其中記載的脈象有二十四種之多，並提出季節與氣候對脈象的影響，歸納出「春弦、夏洪、秋毛、冬石」的特點。此外，王叔和對張仲景《傷寒雜病論》有整理編次之功。

部的信息在脈搏上表達出來了，要獲取這個信息還需要一個接收器，這就是我們的三個手指——食指、中指和無名指。通過這三個手指對寸、關、尺三部脈象的接收，我們就等於拿到了打開疾病之門的鑰匙。不管是健康或是疾病，人體內在的各種變化都已經真正掌握在我們的手指之下，就看我們是否能識別和判斷了。

要識別和判斷脈象所反映出來的各種疾病信息，首先需要知道什麼是正常的脈象。關於正常人的脈象，在《內經》中有這麼一段記載：

人一呼脈再動，一吸脈亦再動，呼吸定息，脈五動，閏以太息，命曰平人，平人者不病也。

這句話翻譯成白話文就是：正常人在呼吸時，每一呼脈搏就跳動兩次，每一吸，脈搏也跳動兩次，這一呼一吸，稱為「一息」，這「一息」之間，脈搏總共跳動四次，加上呼與吸之間暫停的時候，脈搏跳動一次，所以正常人在一個完整的呼吸過程中脈搏總共應該跳動五次，這就是健康的狀態。《內經》稱這種健康狀態下的人為「平人」。什麼是「平」？平者，衡也，不高不低、不胖不瘦、不浮不沉、不快不慢、不緊不緩、不軟不硬、不亢不卑、不滿不虧，這就是平，這就是人體健康的真理所在！我們在第三章中闡述過，人體內各臟腑各器官之間維持在一種動態的平衡狀態之下，這就是健康。這種動態的平衡是什麼？不就是我們祖先在幾千年前就已經提出的「平」嗎？一個「平」字，把健康的概念闡述得淋漓盡致。

正常的人稱為「平人」，那麼正常人所表現出來的脈象，當然就叫作「平脈」了。根據《內經》的描述，平脈應該是寸、關、尺三部都可以摸到脈搏，一分鐘七〇至八〇次，手指下的感覺是不浮不沉（指脈搏的位置既不是很表淺，也不需要重按才能感覺到）、不大不小（脈搏的形狀既不粗大，也不細小）、從容和緩（既不過快，也不太慢，既不過於緊張，也不過於鬆弛）、不軟不硬（血管壁既不過於鬆弛，又不過於收縮）、柔和有力（血液對血管壁的衝擊力既不鼓指，又有一定的力度）、節律一致，並會隨著外界環境的變化和生理需要出現一定的變化。

根據以上表現，中醫總結了平脈的三個特點，那就是胃、神、根。「胃」是指脈象上有胃氣。什麼是「胃氣」？我們在前面講過，胃是人體接受飲食的器官和飲食進行消化的場所，所以在中醫上胃也被稱為「水穀之海」，人體進行生命活動所需要的營養物質，都離不開胃正常的接受和消化食物的功能。從這個意義上說，胃是生命之本，是人體氣血生成的源頭，胃能正常接受和消化食物，人體能得到充分的營養供應，這種狀態就稱為「有胃氣」。對脈象來說，「有胃氣」也就是人體各種物質充盈、臟腑功能平衡而協調的一種表現，例如上面講的不浮不沉、不大不小、不軟不硬、從容和緩、柔和有力、節律一致就是有胃氣的表現。也就是說，脈象只要符合「平」這個原則的，那就是有胃氣。下面來看「神」，我們在望診中也接觸過「神」，我們把人體生命活動的總體表現稱為「神」，它是人體各種物質在體表的一種綜合表現，那麼對脈象來說，「神」就是人體內各種物質在脈搏上的一種綜合表現，它的特點就是從容和緩、柔和有力。「根」，顧名思義就是根本的意思。在有關臟腑的知識中我們講過，腎臟所藏的精氣（元陰和元陽）是人體各種生命活動的原動力所在，也就是人體的根本，所以腎中精氣的充足程度，反映到脈象上，就是平脈的根。而人體的上、中、下三焦和脈搏的寸、關、尺三部是分別對應的，腎位於人體的下焦，所以和腎相對應的是脈搏的尺部。腎中精氣旺盛，反映到脈象上就是脈的尺部沉按有力，這就是脈象有根的主要表現。脈象的根，就好比是一棵大樹的根，如果這個根不受傷、不損壞，那麼即使是枝葉全部焦黃、枯萎、凋落，它還能重新冒出新芽，重新煥發生機。因此對於疾病來說，脈象的根是判斷疾病預後好壞的重要依據。脈象有根，則疾病就輕，預後就好；脈象無根，疾病就重，預後往往不良。胃、神、根這三個要素構成了正常脈象的主要特點。

正常的脈象，隨著外界環境、生理狀態、年齡、性別、情緒等不同而出現一定的變化。例如說夏天人體血管擴張，脈象多為洪大，冬天血管收縮，脈象多沉緊；活動後脈象多加快，靜臥時脈象多緩和；小兒脈象常比大人快；女性脈象常比男子弱等等。

對正常的脈象有了一定了解之後，接下來探討疾病狀態下脈象的變化及其意義。疾病狀態下的脈象又稱為病脈，中醫歷代醫家不斷補充和完善，共總結出了二十八種較為典型的病脈，下面就選擇其中主要的和常見的病脈，探討一下其形成的機理及意義。

浮脈。中醫對浮脈的描述為「如水漂木」，意思就是指手指感覺到的脈象就像是漂在水上的木頭，一是脈象表淺，輕按就能感覺到，二是重按脈象反而減弱，所以中醫稱為「舉之有餘，按之不足」。浮脈是表證（外邪侵犯人體肌表，人體正氣外出抗邪，在肌表發生爭鬥而產生惡寒發熱等症狀的，稱為表證）的主要脈象。表證為什麼會出現浮脈呢？表證是人體正氣和外來邪氣在肌表發生爭鬥而產生的一種證候，正氣外出抗邪，勢必鼓動脈管，從而形成浮脈。

沉脈。正好和浮脈相反，浮脈是浮在肌表的一種脈象，而沉脈則是需要重按才能觸摸到的一種脈象。浮脈與沉脈反映了脈象位置的深淺，距肌膚淺的為浮脈，距肌膚深的為沉脈。脈的位置深淺往往和兩個因素有關。一是人體肌肉的厚薄。肌肉厚者往往脈位較深，肌肉薄則脈位較淺。二是人體氣對脈的鼓動作用。這就好比吹氣球，氣足的話，脈管就膨脹得大，就容易摸到，從而表現為浮脈；氣虧則脈管瘦癟，脈象深藏於內而表現為沉脈。沉脈多見於兩種情況，一是元氣虧耗，無力鼓動脈管而引起，這種沉脈常常沉而無力。另一種情況是邪氣深入於臟腑，人體正氣聚集在體內以抗擊邪氣，或是正氣被邪氣圍困，不能外出到肌表，這也會導致氣對脈管的鼓動作用減弱，從而出現沉脈。但這種沉脈由於元氣並沒有虧耗，所以脈位雖沉，而脈的搏動力量往往還是較強，這可以和元氣虧耗所引起的沉脈相區別。

遲脈。遲，就是慢的意思，遲脈，是指脈搏跳動緩慢，每分鐘低於六〇次的一種脈象。脈的快慢，取決於心跳的快慢。心跳的快慢和寒、熱兩個因素有著密切的關係，熱可以使心跳加快，而寒則可以使心跳變慢。所以遲脈主要是寒證的表現。寒證主要有兩種類型：一是外寒，也就是外界的寒邪侵犯人體引起的疾病，如關節、胃脘的冷痛等；二是內寒，這主要是人體元陽虧耗，不能正常溫煦機體而產生的疾病，如畏寒怕冷、四肢不溫、腰膝痠軟等。

數脈。數，就是快的意思，數脈也就是脈搏跳動過快，每分鐘高於一二〇次的一種脈象。數脈所主的疾病主要就是熱證。熱證和寒證一樣，也有內外的區別，外感熱邪或火熱內生都會表現出數脈。

洪脈。洪是什麼意思？洪水來時是一種什麼樣的感覺？我們可以用「波濤洶湧、沖牆倒壁」這八個字來形容。用這個「洪」字來形容脈象，足可見這種脈象給人的感覺是極度有衝擊力的。洪脈表現出來的這種衝擊力，和脈管在心臟收縮和舒張時產生的壓力差有關，壓力差越大，脈象的衝擊感就越強。所以當體內邪熱極度亢盛，引起心臟收縮過於強烈，就會在脈象上表現為洪脈。

細脈。脈形細小，稱為細脈。你可以試著把手指按在繃緊的絲線上，這種感覺就是細脈的特徵。細脈的產生主要和氣、血兩個因素有關，氣可以鼓動脈管，血可以充盈脈管，這兩者的充足程度最終決定脈的粗細形狀。所以細脈主要是體內氣血虧耗在脈象上的一種反映。

滑脈。滑就是指圓滑流利，中醫形容滑脈「如珠走盤」，意思就是像珠子在光滑的盤子中滾動一樣，絲毫沒有阻滯和羈絆。脈象圓滑流利，往往是體內氣血充足、往來流利的一種表現，所以正常人體出現滑脈並不一定是病態。女性還有一種特殊的狀態下會出現滑脈，那就是懷孕的時候！這就是我們在電視或小說上看到的「喜脈」。這是因為女性在妊娠時期要給胎兒提供營養，體內的氣血會異常充盛，同時氣血在體內的循環也會加快，所以在脈象上表現為滑脈。除了婦女妊娠以及正常人會出現滑脈，滑脈還是痰飲病的主要脈象。前面我們講過，痰飲是人體水液代謝障礙而形成的一種病理產物，痰飲的特性是濕濁黏滑，這個特性反映在脈象上就是滑脈！

弦脈。中醫形容弦脈「如按琴弦」，從這個比喻我們可以看出，弦脈具有兩個特徵：一是脈管具有一定的緊張度和繃緊感，這才能產生「如按琴弦」的感覺；二是脈象在形狀上比細脈要略粗，而且有一定的力度。所以弦脈往往不是體內的氣血虧耗所引起。從這兩個特點中，我們可以推斷出，弦脈的產生往往是血管收縮的一種表現。那什麼原因會導致血管產生收縮呢？現代醫學認為，人體的交感—腎上腺系統是引起血管收縮的一個重要因素，當人體在某種緊急條件下（如緊張、焦慮、抑鬱、憤怒、創傷、疼痛、寒冷刺激、失血等），交感—腎上腺系統就會被調動起來，使血管產生收縮。我們再來看中醫對弦脈的認識，中醫認為弦脈是肝氣鬱結、疼痛或是瘧疾的主要脈象。肝氣鬱結是情緒抑鬱或緊張而導致肝的疏泄功能失常，瘧疾是瘧原蟲引起人體紅血球的破壞，加上疼痛，這三者不就是引起交感—腎上腺系統興奮和血管收縮的條件嗎？

緊脈。緊脈脈形如按繃緊的繩索。緊脈和弦脈類似，都是血管收縮而表現出來的一種脈象，但緊脈在血管收縮程度上要超過弦脈。從琴弦和繩索的比較中也可以看出，緊脈在脈的形狀上比弦脈更粗大，在力度上更勝弦脈，甚至可以感到脈搏在指下有左右彈手的感覺。緊脈的形成機理和弦脈相似，多見於寒邪侵犯人體。如果結合前面講的浮脈或沉脈，就可以判斷寒邪所在的位置。如脈象緊而兼浮，那麼就說明這個寒邪在肌表；如脈象緊而兼沉，則是說明寒邪已經深入臟腑。另外，劇烈的疼痛也會出現緊脈，它的形成也是因為人體的交感—腎上腺系統興奮引起血管收縮。

長脈。脈的長度超過三個手指所按的部位，中醫稱為長脈，長脈是體內氣血有餘的表現，所以常見於體質健壯之人。如果脈象長而兼弦，那又常是肝火過旺的表現。

短脈。短脈和長脈相反，就是指脈的長度不能充盈寸、關、尺三部，三個手指按在寸、關、尺三個部位，如果寸部不能滿指或是尺部不能滿指，這種脈象稱為短脈。短是一種不足的表現，如果是寸部不能滿指，則說明心、肺精氣不足（因為寸部對應的是心臟和肺臟），如果尺部不能滿指，則表明腎臟精氣虧損（因為尺部對應的是腎臟）。此外，如果體內有痰濁或瘀血阻滯經絡，氣血不能正常流通，也會出現短脈，這就需要結合全身其他症狀加以鑑別和區分。

弱脈。弱就是軟弱無力的意思，中醫把沉而無力的脈象稱為「弱脈」。脈象無力，當然是人體臟腑氣血虧損的表現。脈搏力量的大小和心臟搏動的力度、脈管中血液的充盈度、氣對血液的推動力有著密切的關係，所以，脈象弱，是人體內元陽、氣血虧耗的一種外在反映。

芤脈。芤是蔥的古稱，中醫形容芤脈「如按蔥管」。蔥管的特性就是「中空」，所以芤脈的特徵也就是「中空」。怎麼理解脈象的「中空」呢？那就是輕按可以摸到脈，重按也可以摸到脈，唯獨中等力度下卻感到脈象空空如也，中醫把它形容成蔥管，是不是很形象？這種脈象的出現往往是由於血急劇減少，不能充盈血管，而血管卻仍然維持有一定的容積和緊張度，所以表現出「中空」的特徵，常見於急性失血或大吐、大瀉導致津液大量丟失等疾病。

結脈。脈搏跳動緩慢，中間時有停跳，兩次停跳之間間隔的時間往往不相等，中醫這種脈象稱為結脈。結脈的出現和心臟的搏動異常有關，西醫上心律失常中的房性早搏常表現為結脈。由於心房提早搏動，而其代償間隙又不完全，所以會出現這種脈搏停跳、間隔不等的脈象。心臟的自主搏動，其原動力來自於人體的元陽和氣，所以結脈的出現，往往是人體陽氣虧損、寒邪凝滯心脈的結果。

代脈。脈搏跳動過程中出現有規律性的停跳，停跳間隔時間較長的稱為代脈，往往是心臟室性早搏所引起。由於心室過早搏動後會有一個完整的代償間隙，所以表現為停跳有規律，間隔時間長。代脈在中醫上的意義類似於結脈，也是心臟所藏的精氣虧耗所引起。

以上是疾病狀態下常見的脈象，這些脈象雖然和正常的平脈不同，但基本上都還具有胃、神、根這三個特性，這也意味著人體臟腑精氣未絕，只要治療得法，患者大都可以逐漸好轉和康復。但如果脈象失去了胃、神、根這三個特性，那就意味著人體胃氣衰敗，臟腑功能衰竭，生命已經垂危，這個時候，疾病往往已經難以治療了。這種沒有胃、神、根的脈象，中醫稱為「真臟脈」，亦稱怪脈、死脈、絕脈。所謂「真臟脈」就是臟腑精氣不能正常儲藏在臟腑之內，反而泄於體外而出現的一種沒有胃、神、根的脈象。中醫在臨床實踐中共總結了七種常見的真臟脈，由於真臟脈是人體臟腑真氣外泄、臟腑功能衰竭的表現，出現這種脈象，往往意味著病情的危重或是瀕臨死亡，所以中醫又稱這七種脈象為「七絕脈」。下面我們就來了解一下這七種絕脈。

釜沸脈。釜是煮東西用的鍋子，沸是沸騰的意思，釜沸的意思就是鍋子中沸騰的水。脈象和沸騰的水一樣，可以說是脈搏極淺，幾乎是浮在皮膚之上，按之無根，脈跳極快，不能數清楚脈搏次數，此起彼伏，這種脈象多出現在臨死之前。

魚翔脈。魚的活動一般是通過尾部的擺動來實現的，所以魚翔脈的具體表現就是脈搏浮在皮膚表面，頭部固定而尾部搖擺不定，就像魚在水中游動一樣。出現這種脈象，往往說明體內陽氣耗竭。

蝦游脈。蝦在水中游動有一個特點，它能產生一種彈跳，因此，蝦游脈是指脈在皮膚，如蝦游水，時而跳躍指下，並伴有躁動不安跡象的一種脈象。蝦游脈的出現，意味著大腸精氣耗竭。

屋漏脈。破屋漏雨往往是一滴滴下，良久再來一滴，既緩慢又無衝擊力。屋漏脈就好比破屋漏雨，脈搏極慢而無力，許久才搏動一下，這種脈象多見於胃氣將絕。

雀啄脈。脈在筋肉之間，脈搏的跳動就像是麻雀啄食一樣，一會兒急來三、五下，一會兒又停止不來，脈搏來止無定數，這種脈象是脾氣將絕的表現。

解索脈。脈在筋肉之間，脈搏跳動一會兒快，一會兒慢，時密時疏，散亂無序，就像是解亂繩一樣，這種脈象是腎氣衰竭的表現。

彈石脈。脈位較沉，脈象極硬，辟辟彈指，就像是按在堅硬的岩石之上，毫無柔和軟緩的跡象，這種脈象多見於腎氣將絕之候。

脈象不僅可以反映人體內在的疾病信息，更可以反映出疾病時機體的功能狀態，通過這兩種信息的綜合對比，我們可以根據脈象的表現來推斷疾病的預後和轉歸。其中，預後指疾病最終可能出現的結果，轉歸指疾病可能出現的變化和後果。例如說脈象由緩和而轉為弦急，說明人體正氣漸衰而邪氣漸盛（緩和是脈有胃氣的特徵，而弦急往往是病邪在脈象上的反映），往往是疾病加重的表現；相反，如果脈象由原來的弦急而轉為緩和，則又說明邪氣漸退而胃氣漸復，這就是疾病好轉的跡象。再例如，久病體虛、失血吐瀉等患者，由於體內氣血津液消耗，應該在脈象上表現為虛弱，如果出現洪、滑、數、大等過於亢盛的脈象，則說明此時的人體正氣大衰，而邪氣熾盛，往往是疾病危重、預後不良的一種反映。

明朝的大醫家孫一奎在治病時非常重視脈診，經常通過脈象來分析和推斷疾病的根源，同時，他也很重視通過脈象來判斷和預測疾病的發展情況，在這裡我再講一個他的故事。

有一年秋天，孫一奎應朋友的邀請，給一個李姓青樓女子診病。診病過程中，李姓女子有數聲咳嗽，她自稱咳嗽只是偶爾出現，自己感覺也沒有什麼特別不適的地方，但每次月經來都很少，只有一、兩滴，並伴冷汗淋漓，醒後就會感到四肢痠軟、體力不支。孫一奎細心地診完脈，並沒有開方子，而只是安慰了那女子幾句，說只要多休息就沒事了。回到客棧，他朋友問他，為什麼不開方子呢？孫一奎嘆了口氣說，她的脈象告訴我，疾病已到晚期，藥物恐怕是沒用了。他朋友很奇怪地說，那女子看不出有什麼大病呀，看上去精神也不錯，怎麼會嚴重到沒藥可治了呢？孫一奎說，她的脈象很怪，兩寸部短澀，兩關部弦，兩尺部洪滑。脈的關部，對應人體的肝膽，關脈弦也就意味著肝火旺盛，而現在是秋季，秋屬金，肝屬木，金能剋木，所以秋季不應該出現如此亢盛的弦脈，現在肝火在受到剋制的季節仍然如此旺盛，必然會損耗人體的陰液。再看她的尺部脈，尺脈對應的是人的腎，尺脈洪滑，是腎中元陰虧耗、元陽偏亢的表現，而她又是青樓女子，肯定多動慾火，這樣就更加損傷體內的元陰。最後再看她的寸部脈象，寸部對應人體的心、肺，寸脈短澀，則表明心、肺精氣不足，肺是水之上源（詳細解釋請參看第七章），肺中精氣虧耗，就無法再滋養和補充腎中的元陰。綜合她的脈象，是邪火旺而真陰竭，而且現在已經有咳嗽表現出來了，這就是人體真陰衰竭的徵兆，古書上說「陰虛則病，陰絕則死」，所以我斷定她無藥可醫，到明年二月春季木旺的季節，肯定會病情加重而死。後來果然被孫一奎說中，那李姓女子在第二年二月死亡。

我們以前看電視或小說，總覺得中醫通過脈診可以知道患者病情，可以判斷疾病深淺，可以預測疾病轉歸，非常不可思議。其實脈象是人體信息的反映，就像氣象是天體信息的反映一樣，既然我們通過天體表現出來的徵象可以推斷它未來的變化，為什麼就不能通過脈象表現出來的特徵來推斷疾病的預後呢？相信中醫吧，想想古人留給我們的二十四節氣，它過時了嗎？它錯誤了嗎？由此，我們完全有理由相信，在同樣的研究方式（通過事物外在的象來探究事物內部的變化規律）下誕生的中醫學同樣是科學而值得信賴的。

【第十七章】疾病的虛實

什麼是虛證，什麼是實證？
虛證的類別和表現
臟腑的實證
對「非典」的幾點思考

通過望、聞、問、切四種方法，我們已經取得了詳細的疾病外在表現和徵象，現在要做的事情就是把這些外在表現和徵象與人體內部的動態平衡情況有機結合起來，以實現對疾病的診斷，這個過程在中醫上稱為「辨證」。

什麼是「證」？「證」不同於「症」，「症」是症狀，而「證」則是各種症狀所反映出來的人體內部動態平衡變化的根源和實質。例如說感冒時會出現惡寒發熱、鼻塞流涕、頭痛咳嗽、脈浮等症狀，而這些症狀綜合在一起就稱為「表證」，「表證」事實上就說明了邪氣侵襲人體肌表。因此，辨證實際上就是辨人體內部動態平衡的破壞環節和程度。通過辨證，我們可以在紛亂複雜的疾病表象背後，找到疾病的真正根源，從而為疾病的治療提供直接的依據。

人體內部的動態平衡往往是由兩個因素構成。一是人體的各種基本物質，如氣、血、元陰、元陽、津液等。這些物質是人體進行生命活動的能量和動力來源，物質充足，那麼人體臟腑的功能就旺盛，從而保證生命活動的正常進行。二是各臟腑的功能狀態。臟腑自身功能強盛，臟腑之間能相互協調工作，這是人體順利完成各種複雜的生命活動的保障。當人體的基本物質出現虧損或是臟腑功能發生紊亂，就會造成人體內部動態平衡的破壞，從而出現各種疾病。所以對疾病的本質來說，也可以分為兩大類：一類是以人體基本物質虧損為主要原因的疾病，中醫稱為「精氣奪則虛」，所以也稱為「虛證」；另一類就是以內外邪氣擾亂臟腑功能為主要原因的疾病，中醫稱為「邪氣盛則實」，所以也稱為「實證」。這兩類疾病形成的原因不同、對人體內部動態平衡的影響不同，所以在疾病的表現上也有著完全不同的特點。弄清楚疾病的虛實，也就在大體上把握住了疾病的本質，下面我們就來詳細探討虛證和實證的特點和表現。

人體的基本物質有元陰、元陽、氣、血、津液，這些物質如果過度損耗（如起居勞累、縱欲過度、久病耗損、先天不足、失血等），就會導致虛證的產生。由於元陰、元陽、氣、血、津液等物質對人體所起到的作用是不同的，所以根據人體所虧耗的物質不同，也存在著陰虛、陽虛、氣虛、血虛。不同的虛證，其含義是不同的，同時它的外在表現也是不同的。

一、氣虛

氣是人體元陰、元陽相互作用下產生的一種物質運動，它主要有三個作用。第一，推動作用，如推動臟腑運轉，推動物質運輸、排泄，以及推動心臟搏動和血液循環等。第二，防禦作用。氣能周流全身，就像是護衛人體的城牆，能夠時刻抵禦外界邪氣對人體的侵犯。第三，固攝作用。固攝有兩個含義，一是固定，指氣能起到固定臟腑位置的作用；二是攝納，指氣有攝納人體的精微物質的作用，使各種對人體有益的營養物質（如血、津液等）能正常在體內循環運輸。氣的過度虧耗所引起的虛證，我們稱為「氣虛」。

既然氣虛是氣的過度虧耗，那麼，氣虛的外在表現就應該以上述三個功能衰退為特徵。㈠氣的推動作用減弱會導致臟腑機能衰退和物質運輸、排泄障礙。如心臟功能減弱則會出現心跳緩慢、搏動無力、心悸心慌、心神不安、脈象細弱；脾胃功能減弱，則會出現胃納不佳、飲食乏味、胃脘飽脹、大便溏瀉、飲食不化、食後思睡；肺臟功能減弱，則會出現呼吸短氣、聲音低微、胸悶不舒、咳吐無力；膀胱功能減弱，則會出現小便無力、淋漓不盡；大腸功能減弱，則會出現排便無力、大便祕結；循環系統功能減弱，則會出現血流緩慢、血液瘀滯等等。㈡防禦作用減弱會導致人體免疫力下降，汗孔開合失常，出現短氣自汗、容易感冒等症狀。㈢氣的固定作用減弱，會導致臟腑無法正常固定原來的位置而出現臟腑下垂，如胃下垂、腎下垂、子宮下垂等；氣的攝納作用減弱，會引起人體血、津液等物質異常丟失，出現月經過多、出血不止、自汗盜汗等疾病。中醫對這種由於氣虛而引起的出血，稱為「氣不攝血」，因為氣主要儲藏在脾，所以也稱為「脾不統血」，中醫有個治療這種出血的方子，叫「歸脾丸」，其中「歸脾」的意思就是使血液重新歸屬脾（氣）的統攝。這個方子以補氣藥人參、黃耆、龍眼肉為主，搭配養血收斂藥物，對治療氣虛引起的出血有很好的療效。

氣為什麼會有「攝血」作用呢？我們知道，血液能正常在血管中運行而不滲出到血管外，和血管壁的通透性有很大關係。血管壁的通透性低，血管的密封性能就好，血液中的細胞就不容易跑到血管外；如果血管壁的通透性高，血管的密封性就差，血液中的各種細胞就可以滲到血管外而引起出血症狀。血管壁的通透性主要取決於血管壁細胞之間結合的緊密程度，細胞之間結合緊密則血管壁的通透性就低，反之通透性就高。血管壁細胞之間的結合力靠什麼來提供？那就是氣。所以氣虛就會使血管壁各細胞之間的結合力下降、管壁通透性增高而引起出血。這種出血，使用止血藥往往效果不佳，需要通過補氣攝血的方法來治療。這就好比管道破損引起的漏水，只有使管道破損的地方得到修補，才能從根本上解決漏水問題。

我曾治療過一個月經中期出血（兩次月經中間，會有一次陰道出血）的患者。患者當時來就診時面色蒼白，語聲低微，胃口不開，神疲乏力，中期出血多呈咖啡色或淡紅色，舌淡苔白，脈象細弱，是很明顯的氣虛證，為什麼前面這麼多中醫都治不好呢？我取過她以前用過的藥方一看，所有的藥方用的藥都是以清熱止血為主，並且患者還告訴我說，她之前看過的中醫生都說她是血熱，還叮囑她平時不要吃任何熱性的食物。我說，從你的症狀、舌苔和脈象來看，我認為絕對不是血熱，而應該是氣虛。我們對一個疾病本質的判斷，不能一見到出血就認為是熱，或是一見到瘀血就認為是寒，而是要根據疾病表現出來的各種症狀，運用中醫「辨證求因」的方法去分析和推斷疾病的本質。就拿這個患者的症狀來說，面色蒼白、語聲低微、胃口不開、神疲乏力、舌淡苔白、脈象細弱都是氣虛的表現，如果是血熱的話，那在症狀上就應該表現為面紅、月經量多而顏色鮮紅、舌紅、脈數有力等熱象，沒有這些熱象，怎麼能診斷為血熱呢？於是我參照歸脾丸的思路，給她開了一張益氣攝血的方子：高麗參6克（另煎成濃汁，兑服），黃耆45克，白芍10克，當歸炭10克，炒白朮20克，阿膠珠10克（烊），遠志10克，炮薑炭10克，木香10克，海螵蛸10克，升麻炭6克。並告訴她以後不需要忌熱性食物。這個方子共吃了十四帖，患者的中期出血就止住了，後來隨訪一直沒有復發。

二、血虛

血是滋潤和營養人體的物質，所以血虛就會導致人體臟腑組織的滋潤和營養性下降，從而出現各種症狀。血虛的主要症狀可以歸納為一句話，叫「一黃五白四不養」，什麼意思呢？「一黃」，指面色萎黃，在談望診時我們解釋過，就是淡黃枯槁、無光澤的意思，血虛患者往往會表現出這種萎黃的面色。「五白」，指面色蒼白、嘴唇淡白、爪甲淡白、舌體淡白、眼結膜淡白，這五種白色都是血虛導致組織供血不足而引起的。「四不養」，指血不養心、血不養肝、血不養頭目、血不養肢體。血虛不能滋養心臟，就會出現心慌心悸、失眠多夢、心神不寧等症狀；血虛不能滋養肝臟，則會出現耳鳴耳聾、月經量少或閉經、兩脅疼痛、情志不暢等症狀；血虛不能滋養頭目，則會出現頭暈眼花、視力減退或雀盲[36]、健忘多夢等症狀；血虛不能滋養肢體，則會出現手足麻木、皮膚乾燥起白屑、肢體震顫、關節拘攣不利等症狀。

造成血虛的原因，一是消耗過度，如大出血、久病耗損、思慮過度等；二是生成不足，如長期營養不良或是消化吸收功能差，導致人體沒有足夠的精微物質來生成血液。除這兩個常見原因之外，人體的氣不足也會導致血虛的產生。有句話叫「氣能生血」，也就是說，氣充足是保證血液能正常生成的重要因素。因此，對於血虛患者，中醫常在補血藥中加入補氣藥，以增強補血效果。中醫有個補血的名方，叫「當歸補血湯」，就是在這種思路下制定的。方子僅兩味藥，一是補氣藥黃耆，二是補血活血藥當歸，而且黃耆和當歸的比例是六比一，就是通過大劑量的補氣藥和小劑量的補血藥配合來到達治療血虛的目的。中醫之所以這麼重視氣在血虛病中的作用，那是因為氣是人體各種生命活動的動力所在，所以氣的充足程度，當然直接關係到人體造血功能的強弱。從這個意義上說，通過補氣來生血，確實給我們提出了一個治療血虛的新思路，而且這種方法使人體自身的造血能力增強，從而達到補血的效果，所以其療效是長期的。

三、陰虛

陰虛就是指人體元陰虧損而導致的虛證。元陰有兩個作用，一是滋潤人體臟腑器官，二是限制元陽

---

36 雀盲，雀鳥在日落後就看不見東西，所以指人在薄暮或光線不足時視力減退，如「雀盲眼」、「夜盲症」。

的過度亢奮，所以元陰虧損導致的陰虛證，也就具有兩個特徵，那就是乾燥和元陽偏旺。乾燥是各臟腑組織缺乏陰液滋潤而引起。如肌膚缺乏滋潤，就會出現皮膚乾燥甚至皸裂等症狀；口腔咽喉缺乏滋潤，就會出現口乾舌燥、咽喉乾痛、聲音嘶啞等症狀；眼睛失去滋潤，就會出現眼睛乾澀、視物模糊等症狀；鼻腔失去滋潤，就會出現鼻乾疼痛等症狀；腸道失去滋潤，就會出現大便乾結、數日一解甚至肛裂便血等症狀。元陰虧損，還會造成對元陽的制約作用減弱而出現元陽過度亢奮的各種症狀，如潮熱、盜汗，男子性慾亢進、遺精，脈象細數等症狀。

同時，元陰虧耗對不同的臟腑也會造成不同的影響，常會在上述「乾」和「熱」的特徵上再表現出不同臟腑功能失調的表現。如影響到心臟，稱為「心陰虛」，會出現心煩失眠、兩顴潮紅、五心（兩手心、兩足心及心臟）煩熱等症狀；如果影響到肝臟，稱為「肝陰虛」，會出現頭暈耳鳴、面部烘熱、脅肋灼痛、手足蠕動、心煩易怒等症狀；如果影響到胃腑，稱為「胃陰虛」，會出現飢不欲食（雖然感到飢餓，但卻不想吃東西，是胃陰虛的特徵性表現）、胃脘嘈雜隱痛，甚至乾嘔呃逆等症狀；影響到肺臟，稱為「肺陰虛」，會出現乾咳無痰或是痰少而黏、痰中帶血、形體消瘦等症狀；影響到腎臟，稱為「腎陰虛」，主要表現為腰膝痠軟、骨蒸[37]潮熱、眩暈耳鳴，男子陽強易舉，女子經少經閉等。由於腎是元陰儲藏的地方，元陰虧損，最先影響到的就是腎，所以其他臟腑的陰虛，常常都兼有腎陰虛的各種症狀。

中醫治療陰虛有一個十分著名的方子，叫「六味地黃丸」。現在很多人都把六味地黃丸看作是補腎的良藥，只要一說到腎虛，很多人就會想到六味地黃丸，甚至有很多老年人把六味地黃丸作為常吃的滋補藥物，這中間其實存在著很大的誤解。六味地黃丸只是滋補元陰的藥物，只適合於「陰虛」這種虛證，而老年人出現身體虧損往往是多種多樣的原因引起。前面我們講過，人體有陰、陽、氣、血、津液等多種基本物質，不同的物質虧損會導致不同的「虛」，因而也就需要不同的滋補法。如氣虛就需要用人參等補氣的補品來滋補，而血虛則又需要選擇阿膠等補血的補品來滋補，還有接下來要講的陽虛，就需要用鹿茸等補陽的補品來滋補等等。其中只有陰虛才適合於用六味地黃丸作為滋補的藥物，我們需要根據自己表現出來的各種症狀來判斷體內物質虧損的種類，再選擇合適的滋補品，這樣才能真正有益於身體和健康。現在很多人只知道補品是補虛用的，而不知道虛有氣、血、陰、陽的區別，補品也各有自身的藥性，如果用錯了，不但起不到補虛的作用，反而會給人體帶來相反的作用。如陰虛患者選擇人參做滋補品，那對人體來說無疑是火上加油，不但不能使陰虛得到改善，反而會加重元陽的亢奮，輕者會流鼻血，重者會導致腦溢血發作而危及生命。

關於亂用補品，不知從什麼時候起，鐵皮石斛成為腫瘤患者的良藥，很多人把它當作腫瘤放射性治療及化療之後的滋補品。事實上，鐵皮石斛只是一味滋補陰液的藥物，如果患者在放療、化療之後表現為陰虛（如口舌咽喉乾燥、大便祕結、骨蒸潮熱、五心煩熱、心煩失眠、飢不欲食、兩顴潮紅、盜汗、舌紅少津、脈象細數等）的，那鐵皮石斛無疑是一味良藥；但如果患者在放療、化療之後表現為陽虛（畏寒怕冷、四肢不溫、小便清長、大便溏瀉、舌淡苔白、脈遲無力）或氣虛（神疲乏力、胃納不開、飲食不化、不飢不食、四肢無力、短氣自汗、舌淡苔薄、脈弱）的也用鐵皮石斛來滋補，這不但不會給身體帶來好處，反而會更加損傷人體的陽氣，使疾病加重。就好比一個燃燒著的爐子，如果火勢衰弱了不去補充柴火，反而澆上一桶水，當然只會把火給澆滅了，所以我們千萬不能忽視亂用補品可能帶來的危害。

四、陽虛

陽虛是人體元陽虧耗而出現的一種虛證。元陽對人體有什麼作用？我們來看一下自然界中的太陽就

---

37 骨蒸，在中醫裡，指午後出現盜汗，面頰和手、足、心輕微發熱等症狀，常見於結核病患者。

可以理解元陽對人體生命活動的重要性。元陽充足，則人就充滿活力，元陽虧損，人體各種生命活動也會衰退直至死亡。所以明朝醫家張景岳認為：「天之大寶，只此一丸紅日；人之大寶，只此一息真陽。」元陽和人體其他物質還有一個區別，它有一個週期性的變化過程。人體的陽氣和太陽一樣，在人體中有每日和每年的變化更替，白天陽氣外出，實現人體的各種活動，夜晚陽氣歸藏，使人逐漸休息而進入睡眠狀態。此外，陽氣還隨著四季的更替，在體內存在著春生、夏長、秋收、冬藏的週期性變化。春天陽氣外出到肌表，血管擴張，人體新陳代謝也隨之增強，並在夏天達到最旺盛的狀態；秋天陽氣收斂到腎臟，血管收縮，人體新陳代謝也隨之減弱，並在冬天達到最虛弱的狀態。陽氣的這種週期性變化，保證了人體能隨時和外界環境相適應，並能在各種氣候下維持人體內環境和體溫的穩定。

元陽虧損會導致哪些症狀呢？設想一下冬季時我們有什麼感覺？對，是陰冷，還有樹木凋謝、一片蕭瑟，所以元陽虧損，最突出的表現就是人體熱量不足——畏寒怕冷。此外，由於元陽是人體生命活動所需要能量的根源所在，所以元陽虧損還有一個重要表現就是人體新陳代謝的衰退和減弱，出現如心跳變慢、血壓降低、基礎體溫低、少汗或無汗、消化功能減退、反胃呃逆等症狀。元陽的虧損，一則先天稟賦不足，二則後天損耗過度，如房勞、起居、勞累、過食冷物以及藥物損傷。尤其是藥物損傷，更為多見，現在很多醫生一看到腫瘤、肝炎、腎炎等病名，不管患者表現出來的症狀是什麼，一概給予清熱解毒的寒涼藥物，並且一用就是經年累月，導致人體陽氣在寒涼藥物作用下日益受損，直至衰竭。很多患者在這種治療之下，身體日益衰弱，直至生命垂危，不知這到底是真的病重還是由於錯誤治療而導致疾病日益嚴重？

我曾治療過一個呃逆患者，患者因為胃癌而做了胃切除手術，術後又進行了化療，為了盡可能減少癌症的復發，患者術後一直在一位老中醫那裡吃中藥調理。中藥吃了幾個月後出現了一個新問題，那就是呃逆不止，往往一連十多分鐘不能停止，中藥越吃呃逆越厲害，後來患者只好將中藥給停了，但呃逆卻無法好轉，試過針灸和其他各種土方都沒有明顯效果，後來經人介紹來我這裡就診。患者精神不振、語音低微、畏寒怕冷，從衣著上看就和別人差一個季節，在就診的過程中不斷呃逆，舌淡白、苔薄，脈象沉細而微弱，很明顯是一個元陽虧損而引起的呃逆，可再取過原先服用的方子一看，卻仍然是大量的清熱解毒藥（如香茶菜、蛇舌草、藤梨根、山海螺、黃連之類），如此用藥，呃逆如何能好？於是我根據患者表現出來的陽虛本質，開了一張溫陽止呃的方子：黃耆30克，黨參30克，附子12克，乾薑9克，代赭石15克，丁香10克，旋覆花15克（紗布包煎），柿蒂10克，大棗30克，炒甘草9克。上藥濃煎四十五分鐘，約煎成大半碗，每次服一口，過五分鐘，再喝一口，如此將藥喝完。上方共用五劑，患者來述呃逆基本沒有了。後來因為大多數醫生告訴她腫瘤不能吃熱藥，患者轉去服用原先的寒涼藥物，導致呃逆復發。我又用補陽的方法治療，並且告訴她以後不要再去吃那些涼藥了。我說，那些藥既然會使你呃逆發作，就證明根本不適合你的身體，你為什麼還要去吃呢？患者說，那些藥是治腫瘤的，我想吃一點對腫瘤有好處。我說，即使那些藥真的對腫瘤有用，可是它會損害你的身體，就好比一個駝子去治病，醫生一腳把他的駝背給踩直了，可是駝子的命也沒有了，你說是駝背重要還是生命更重要？中醫有句古話叫「留人治病」，意思就是說，生命是治療疾病的前提條件，如果生命都不存在了，那病治好了還有什麼意義？

上面講述了人體物質虧耗而引起的虛證，下面接著來探討疾病中的實證。實和虛正好相反，虛證是人體物質虧耗引起的，實證則是各種內外界因素導致的臟腑功能紊亂，由於不存在物質虧損，所以稱為實證。前面講的六淫、疫癘、七情等原因引起的疾病，都可以歸納在實證的範圍之內，在這裡，我主要介紹的是各臟腑由於自身功能失調而導致的實證。

一、心與小腸的實證

心火亢盛。心火亢盛屬於內火的一種，其症狀特點是心臟功能紊亂和火熱內盛。心在中醫上主要功能是主神志和血脈，所以心火亢盛的主要表現有心胸煩熱、煩躁不安、夜寐不安、面紅目赤、口渴喜冷飲、口舌生瘡、大便乾結、小便黃赤、肌膚瘡瘍、紅腫熱痛、舌紅苔黃、脈數而有力，嚴重者會出現狂躁譫語、打人毀物、吐血衄血等症狀。在臟腑中我們講過，心和小腸之間有經絡聯繫，心火亢盛也會引起小腸功能的異常。小腸的功能是什麼？是分清泌濁，而這個分清泌濁的功能和人的小便有密切關係，所以心火亢盛，常會影響到小腸的功能狀態，導致小便的赤澀灼痛，這種情況在中醫上也稱為「心熱下移小腸」。

心脈痺阻。心脈痺阻是指各種原因引起心臟脈絡阻塞不通，導致心臟缺血缺氧，以心區疼痛為主要特徵的一種病症。引起心脈痺阻的原因常見的有瘀血、痰濁、氣滯和寒邪，不同的原因引起的心脈痺阻往往會表現出不同的疼痛特徵，我們可以根據不同的疼痛特徵以及其他相關症狀來分析和判斷心脈痺阻的根源，找出真正的病因。如瘀血引起的心脈痺阻往往表現為心區針刺樣疼痛，並伴有口唇、舌色紫黯或有瘀斑瘀點、脈象澀等症狀；痰濁引起的心脈痺阻往往表現為心區悶痛，並伴有體胖痰多、胸悶不舒、頭身沉重、舌苔白膩、脈象沉滑等症狀；氣滯引起的心脈痺阻往往表現為心區脹痛或是攻竄作痛，生氣或情緒鬱悶時加重，心情舒暢時減輕，脈象弦而有力等症狀；寒邪引起的心脈痺阻往往表現為劇痛，常常胸痛徹背、背痛徹胸，難以忍受，並且發病突然，遇熱疼痛可減輕，可伴有四肢不溫、畏寒肢冷、脈象沉緊等症狀。

心脈痺阻的證候類似於西醫上的冠心病、心絞痛以及心肌梗塞。血管阻塞不通只是一種表象，它可能由瘀血、痰濁、氣滯和寒邪四種原因導致，如果我們能根據疾病表現出來的跡象很好地判斷它的本質，並給予針對性的治療，就能從根本上解決血管阻塞的問題。由此看來，在很多的地方，傳統的思維方式可能更適合生命科學的「動」和「變」的特徵，也更容易從整體上去把握疾病的本質。

痰迷心竅。心在中醫上是人體神志的主宰，痰迷心竅指的就是體內痰濁積聚影響心對神志的主宰作用而出現的精神抑鬱、神志癡呆、表情淡漠、喃喃自語、不辨親疏等症狀的一種疾病，也稱為「癲證」。

痰火擾心。痰火是指痰濁和內火夾雜在一起而形成的一種致病因素。內火的特性就是熱和亢奮，所以痰火擾心和痰迷心竅相比，它造成的神志異常往往具有狂躁和發熱的特性，如高熱伴有神志不清或是面紅目赤、狂躁不安、夜不能寐、呼吸氣粗、胡言亂語等。痰火的產生，往往有內外之別：內者，多因精神刺激過度導致火熱內生（在講情志致病時提到，五志過極皆能化火），火熱煎熬人體津液而成為痰火；外者，多因感受火熱邪氣，火熱邪氣侵入人體，引動體內積聚的痰濁（如素體肥胖、脾弱多濕的人群）而形成痰火。

二、肝與膽的實證

肝氣鬱結。肝氣鬱結我們曾多次提到，就是肝的疏泄作用出現障礙的一種病症，多由情志不暢所引起。肝氣鬱結的主要表現是情緒抑鬱，胸脅部或是少腹（腹的兩側稱少腹）部脹悶竄痛，多太息，婦女可見乳房脹痛、月經不調等症狀。

治療婦女乳房脹痛，逍遙丸具有很好的效果，現在幾乎變成婦女乳房小葉增生的專用藥了，其實逍遙丸的真正作用是治療肝氣鬱結。因為女性容易受情緒影響，或是多愁善感，或是鬱悶不舒，從而導致肝氣不能正常疏泄，產生乳房小葉增生等疾病，逍遙丸能疏通肝氣，因此能治療乳房小葉增生而引起的脹痛。了解了這一點，我們就知道逍遙丸並不是專治婦女乳房脹痛的藥物，而是治療肝氣鬱結的藥物。

也就是說，只要符合肝氣鬱結的症狀（如上面提到的情緒抑鬱，胸脅部或是少腹部脹悶竄痛，多嘆息等等），就可以用逍遙丸來治療，而不是只能用於婦女的乳房小葉增生。平時遇到肝氣鬱結的男性病人，我讓他們吃逍遙丸，他們往往會覺得很奇怪，逍遙丸不是女人吃的嗎？所以我在這裡解釋一下，讓更多的人明白逍遙丸的實際功效和用途，從而糾正大家以往對逍遙丸的片面認識。

肝火上炎。所謂肝火，就是在肝的疏泄功能失調的基礎上又出現內火的症狀。所以肝火的主要表現就是在肝氣鬱結的基礎上出現如面紅目赤、口苦口乾、急躁易怒、頭脹耳鳴、舌紅苔黃、脈象弦數等內熱的症狀。我們平時常把發怒稱為「大動肝火」，由此可見，肝火的產生和情緒有很大的關係。

肝膽濕熱。濕邪與熱邪混雜在一起，我們稱為「濕熱」。肝膽濕熱，就是指濕熱邪氣影響到肝膽的正常功能而出現的一系列病症。肝膽濕熱最主要的症狀有兩個。第一是面目、肌膚以及小便顏色發黃，這是因為濕熱邪氣影響到膽汁的正常排泄和輸布所造成的。濕熱為什麼會影響膽汁的排泄和輸布呢？我們給水加熱，水會沸騰，同理，熱邪影響到膽，也會使膽汁沸溢到管道之外，從而引起面目、肌膚以及小便顏色發黃等症狀。第二是右脅肋部脹痛、噁心泛惡、納呆（不想吃東西或見了食物沒胃口，中醫稱為納呆）。右脅肋部是肝膽所處的位置，濕熱邪氣侵犯肝膽，肝氣不能正常疏泄，所以出現右脅肋的脹痛。在前面我們曾講過，肝膽屬木，而脾胃屬土，木能剋土，所以肝的疏泄功能失調往往會影響脾的運化以及胃的通降。脾的運化障礙，就會出現納呆，胃的通降障礙，就會出現噁心、泛惡。

寒滯肝脈。寒滯肝脈的主要表現是少腹牽引睾丸墜脹冷痛，甚至陰囊收縮引痛，往往遇冷加重，遇熱減輕，脈象多為沉弦。寒的特性就是收縮，所以寒邪引起的疾病多以各種收縮牽引的症狀為特色，而少腹、睾丸、陰囊等部位正是肝臟經絡分布的區域，所以當寒邪侵犯肝臟時，會出現這些部位的收縮牽引以及冷痛不適的症狀。

三、脾與胃的實證

濕困脾胃。久居潮濕之地或是平素飲水過多導致水濕在體內過度積聚，影響脾胃功能而產生食少便溏、脘腹痞悶脹痛、噁心不欲食、舌苔白膩等症狀的，我們就稱為「濕困脾胃」。

講到脾胃病，現代西醫學把胃幽門螺旋桿菌看成是引起胃炎的一個重要因素，並由此採用殺菌治療的方法，對此，我提出一些不同的看法。我們能在胃炎患者身上找到大量幽門螺旋桿菌，但這是否意味著幽門螺旋桿菌就是引起胃炎的主要因素呢，通過殺菌的方法是否能徹底殺滅胃部的幽門螺旋桿菌呢？我們曾經講過，在發臭的池水中可以檢測到大量的腐敗菌，可是引起池水發臭的根本原因是這個腐敗菌嗎，通過殺滅腐敗菌的方法能使水質得到根本的改善嗎？不能！所以我們應該從更高的高度來探討疾病發生的真正根源。我們都知道，池水中腐敗菌大量繁殖的根源是水的流動性被破壞後形成了適合腐敗菌生長繁殖的環境。因此，我們完全可以這麼認為，胃局部的動態環境遭到破壞才是幽門螺旋桿菌在胃中大量繁殖的根源！而只有恢復胃部正常的動態環境，才能從源頭上杜絕幽門螺旋桿菌的生長和繁殖！

胃的動態環境有哪些方面？我認為主要有以下幾個因素。一是胃的蠕動情況。胃的正常蠕動是保證食物能充分磨碎並及時輸送到小腸的基本條件。如果胃蠕動能力不足（如氣虛或陽虛就會造成這個結果），則食物就不能及時從胃部排空，飲食在胃部停留時間過長，就會腐爛發酵，為幽門螺旋桿菌提供適宜的繁殖環境。二是胃部血液供應情況。血液在提供給胃各種營養物質的同時，也會帶走胃工作時產生的各種代謝廢物，因此，胃部的血液循環就好比是流動的活水，使胃能保持一個相對穩定和潔淨的環境。如果胃部血液循環障礙（如瘀血、氣滯就會造成這種結果），胃在完成自身功能時產生的代謝廢物就無法及時運走，從而使胃部形成適合幽門螺旋桿菌生長的環境。三是胃部的雜質積聚情況。如上面講到的水濕如果過多地在胃部積聚，就會在胃部形成一個過於潮濕的環境，而這正是適合幽門螺旋桿菌等微生物生長的有利條件。我們只有解決了上述三個引起胃部動態環境破壞的問題，才能從根本上消除胃幽門螺旋桿菌，從而治癒胃炎。

食滯胃脘。暴飲暴食、飲食不節，超過了脾胃的消化能力，就會導致飲食在胃脘停滯積聚，產生各種不適。食滯胃脘的主要表現為胃脘脹悶甚至疼痛不適、厭食，時常噯酸腐氣或嘔吐酸腐食物，吐後胃脘脹悶疼痛可以減輕，大便酸腐臭穢，瀉後或放屁後胃脘脹悶疼痛也可以減輕，舌苔厚膩。對飲食積滯引起的疾病，中醫根據積滯的不同部位而有吐、消、下三種方法。吐法，就是通過嘔吐使積滯在體內的飲食排出體外的方法，這種方法適合於飲食積滯在胃的上脘或胸膈以上部位；消法，就是運用消食化積的藥物使停滯在體內的飲食得以消化的方法，這種方法適用於飲食停滯在胃的中脘部位；下法，就是通過通大便使停滯在體內的飲食從腸道排出體外的方法，這種方法適合於飲食停滯在胃的下脘或腸道等部位。那怎麼樣來判斷飲食停滯的部位呢？我們可以從症狀上來進行推斷和分析。飲食停滯在胃的上脘或胸膈以上的，常表現為胸膈脹悶、噁心欲吐、時時嗝酸腐氣等症狀；飲食停滯在胃的中脘部的，常表現為胃脘脹悶、不思飲食或厭食、胃中疼痛等症狀；飲食停滯在下脘部或是腸道的，常表現為胃脘飽脹、大便溏瀉、大便中夾雜酸腐臭穢物質、瀉後胃脘疼痛可以減輕等症狀。在吐、消、下三法中，消法是運用得最多的一種方法，我們可以根據積滯的食物類型來選擇合適的藥物。如山楂擅長消肉食引起的積滯，神麴擅長消酒水引起的積滯，穀芽、麥芽擅長消穀麵引起的積滯，肉桂、麝香擅長消瓜果冷飲引起的積滯等等。

寒邪犯胃。過食生冷或貪涼取冷、露腹夜臥都會導致寒邪犯胃。寒的特性是收引，所以胃受到寒邪的影響後，常會引起胃部肌肉收縮痙攣，從而出現胃部冷痛，疼痛劇烈時可使人身體蜷縮。

胃火亢盛。胃火和心火、肝火道理一樣，也是內火的一種，以胃的功能過度亢進和內熱為主要特徵，其表現有：胃脘灼痛、多食易飢、口渴喜冷飲、牙齦腫痛潰爛、齒衄口臭、夜間磨牙不止、大便乾結、小便黃赤、舌紅苔黃、脈象多數而有力。

瘀阻胃絡。瘀血阻滯在胃脘就會影響胃的新陳代謝和正常運轉，引起胃痛的發生。在講瘀血時我們提到，瘀血引起疾病的特徵性症狀是固定不移的針刺樣疼痛，所以瘀阻胃絡的主要表現也就是胃脘部刺痛，疼痛部位固定不移。

胃部疾病大多都有胃痛的表現，如胃寒出現冷痛，胃熱出現灼痛，氣滯引起脹痛，瘀血引起刺痛，胃虛引起隱痛等等。而這些不同性質和特點的胃痛，其實是我們了解疾病本質的最好依據。

四、肺與大腸的實證

寒痰阻肺。我們在講痰飲的時候，提到痰有寒、熱之分。寒痰的主要特徵是痰色白而清稀或呈泡沫狀，這種痰主要是肺泡、氣管、支氣管的黏膜細胞分泌的黏液過多而形成。寒痰阻肺除了上述痰的特徵外，還可以見到咳嗽畏寒、胃納不佳、面目虛浮、舌淡苔白膩、脈象滑等症狀。這種痰並不是細菌感染而引起的，所以使用抗生素治療往往效果不佳，需要使用溫化寒痰的藥物（如乾薑、細辛、薑半夏等）才能取得良好效果。

熱痰壅肺。熱痰的特徵是痰色黃稠，有時可呈黃綠色。熱痰壅塞在肺部，除了上述熱痰症狀，還可見咳嗽發熱、呼吸氣粗、大便乾結、小便黃赤、面紅目赤、舌紅苔黃、脈象滑數等症狀。如果邪熱亢盛，還會引起肺部組織腐爛化膿，產生肺膿瘍，這時候往往表現為高熱咳嗽、咯腥臭濁痰甚至咯吐膿血。對於熱痰的治療才可以使用上面提到的清熱化痰藥物，如果形成了肺膿瘍，除了使用清熱化痰藥外，還需要使用清熱解毒排膿的藥物，如薏仁、冬瓜仁、魚腥草、桔梗等，促進肺部膿液排出，恢復肺的正常功能。

大腸濕熱。大腸濕熱，多由飲食不潔、嗜酒等因素造成，濕熱的特性就是既有濕邪的黏膩重濁，又具有熱邪的灼熱、亢進，所以濕熱侵犯大腸常常可見到腹痛腹瀉，裡急後重，時時欲大便，大便黏滯不爽、臭穢異常，肛門灼熱甚至有火辣感，舌紅苔黃膩，脈象滑數等症狀。西醫上的急性胃腸炎大多屬於這種類型。我們平時吃了不乾淨或是變質的東西後出現腹痛腹瀉，只要吃上幾片黃連素，往往就能好轉，為什麼黃連素能有這樣的效果？飲食不潔引起的腹痛腹瀉是由於不潔食物在體內腐爛發酵，形成一種濕熱邪氣，擾亂大腸功能。而黃連素是中藥黃連中的主要成分，黃連的主要作用就是清熱燥濕解毒，是治療各種濕熱病症的妙藥，所以黃連素對這種病症有著較好的療效。中醫治療大腸濕熱有個名方叫「香連丸」就是黃連和木香兩味藥配伍而成，黃連清熱燥濕，可以去大腸濕熱，木香理氣止痛，可以恢復大腸功能，兩藥並用，既可去濕熱之本，又可解腹痛之標，所以可以迅速改善大腸濕熱引起的腹痛腹瀉、肛門灼熱、裡急後重、大便不爽等症狀。

五、腎與膀胱的實證

腎是人體儲存元陰、元陽的地方，一般只有虛證而沒有實證，所以這裡主要講膀胱的實證——膀胱濕熱。濕熱我們已經多次提到了，如肝膽濕熱、大腸濕熱等，凡是濕熱，都具有黏膩、灼熱等相同的特性，只是由於侵犯的臟腑不同，會在病灶部位和外在表現上稍微有些差異。膀胱是人體儲藏、排泄小便的主要器官，所以濕熱侵犯膀胱，常常表現為小便的異常，如尿頻尿急，尿道灼痛，小便黃赤短少或淋漓不暢，小便時牽引腰背、小腹或睪丸疼痛甚至尿血，舌紅苔黃膩，脈象滑數等。急性尿路感染大多屬於膀胱濕熱的類型。

回顧一下前面講的肝膽濕熱和大腸濕熱，我們可以發現，凡是中醫上的濕熱疾病，都和西醫的微生物感染有一定聯繫。如肝膽濕熱，西醫上叫病毒性肝炎；大腸濕熱，西醫叫細菌性腸炎；膀胱濕熱，西醫叫尿路感染。從疾病的命名上就可以看出中、西醫對這類疾病認識有很大的差異，西醫對這類疾病的認識是以疾病的表面現象為重點，在病灶周圍可以發現大量的細菌、病毒等微生物，所以西醫理所當然地認為微生物感染是這類疾病的根源，這個概念現在已經是深入人心了。但如果再深入一層去想想，微生物為什麼會感染人體，為什麼同樣的條件下有些人感染而大多數人不感染呢？在潮濕炎熱的夏天，食物往往容易變質，而在寒冷乾燥的秋冬，食物相對就可以放置較長的時間而不變質。對變質的食物進行化驗，同樣可以發現大量的細菌，因此，對於食物的變質，我們可以很清楚地判斷它的根源無非就是一個外界的環境，是外界潮濕炎熱的環境給微生物提供了一個適宜的生長繁殖環境。明白了這個道理，再來看感染性疾病。我們完全可以這麼認為，感染性疾病的發生無非也是一個環境問題，這個環境既可以是外界環境（由氣溫、濕度、地理位置、風力、氣壓等綜合而成），也可以是人體內部的環境。外界環境的異常（如冬季溫熱如春、春季不溫反寒、夏季過於潮濕悶熱等）會導致某些特殊的微生物在特定的區域內出現大量繁殖，造成流行性疾病；人體內環境的異常（如水濕在體內過多積聚，瘀血導致血液循環不暢等）則可以在體內形成適合微生物生長繁殖的內環境，從而導致微生物感染個體而發病。對於這類疾病，中醫認為是濕熱引起的，濕熱就是一個環境概念，它指出了引起這類疾病的一個環境根源，外界或體內的濕熱才是造成這類感染性疾病的真正根源！

說到這裡，我想起了二〇〇三年在中國出現的非典型肺炎[38]，對此，有一些個人的觀點想在這裡提一下。引起非典型性肺炎的微生物，現在認為是冠狀病毒的一種變異體，這種病毒是去年才出現的嗎？顯然不是。它本來就存在於空氣之中，只不過正常情況下數量極少，所以不會對人體造成影響，但如果

38 非典型肺炎，是一種急性的呼吸系統感染，世界衛生組織（WHO）將其名稱公布為嚴重急性呼吸道症候群（SARS），指流感病毒、支原體、衣原體、腺病毒以及其他未明的微生物所引起的肺炎。

時間、空間、氣候形成了一個適宜它生長繁殖的環境，它就會大量繁殖，侵犯人體，從而造成疾病的大規模流行。因此，我認為對於一種流行性疾病，應該更重視局部的環境因素。打個比方，一盤發霉的食物，拿到沙漠中去，黴菌會在沙漠中擴散傳播嗎？當然不會。這一點在杭州的「非典」病例上也可以得到證實，杭州所發現的「非典」病例都是輸入性病例，也就是說是在「非典」高發區受到感染，回杭州之後再發病的，但他們在杭州的家人雖然和病人有過親密的接觸，但卻無一人發病。這也不難看出環境因素是傳染病爆發和流行的重要條件，如果環境不適合這類細菌或病毒生長，它就無法造成大規模的感染。由此不難推斷，「非典」在秋冬再次爆發的可能性幾乎為零。

可以用歷史來做一個證明，在古代根本沒有現今嚴格的消毒、預防措施，也不了解疾病的發生和細菌、病毒等微生物有關，但我們好像沒有發現哪個朝代出現過今年發、明年又發這樣反覆發作的瘟疫，而且運用中藥也都能取得很好的效果，為什麼會這樣？我想這個道理很簡單，上面我們已經講過，任何一種流行性疾病（傳染病）的發生，都是某些平時數量較少而毒性較強的微生物，在某一個特定的環境下（如氣候反常、洪澇災害、地震等）大量繁殖的結果，這種特定的環境是多種因素的綜合，而要在時間、空間和氣候上出現兩次完全一樣的環境因素的可能性是極小的，所以，我們完全不需要擔心「非典」會再次大規模爆發。

古代並不知道傳染病是微生物引起，但中藥確確實實能治療傳染病，這個道理是什麼？那就是因為中醫是從內、外環境的角度出發來探討這類疾病的根源，中醫認為傳染病的產生是「感天地之癘氣」的結果，癘氣是什麼意思？「癘」是乖戾的意思，「氣」就是氣候、節氣的氣，我們前面講過，這個氣就是指一種溫度、濕度、氣壓、風力等的綜合信息。結合起來，癘氣就是指一種不正常的自然環境，從這個意義上講，中醫所說的「癘氣」的概念才真正指出了傳染病的根源！既然找到了疾病的根源，那麼治療就有依據了，我們可以根據傳染病表現出來的不同症狀特徵，通過望、聞、問、切四種手段來判斷和分析這種癘氣到底是由什麼環境因素造成的。是寒，是濕，是熱，還是濕熱相合，或是寒濕相合？然後採用散寒、化濕、清熱等手段來改變環境對人體造成的影響，從而達到治癒傳染病的目的，這就是中醫能治療傳染病的道理所在。我們不需要去研究微生物的種類和特性，只要知道引起它過量繁殖環境因素是什麼，通過改變這個環境因素，就從根源上遏止了它的繁殖和擴散，從而治癒它所引起的疾病。

目前，中國在「非典」的病原體研究上投入了大量的資金和人力，是否也可以從環境和微生物角度來進行一些研究呢？我認為病原體的研究往往有滯後性，對突如其來或是以往沒有發現過的傳染病常常束手無策，而環境與微生物之間關係的研究具有前瞻性和遠見性，不管微生物的種類如何，只要了解造成疾病的環境特性，我們就可以對疾病採取有效的治療和控制手段。

【第十八章】溫熱病雜談

什麼是溫熱病？
發熱的原因和本質
溫熱病的四個層次
關於中藥副作用的幾點思考

溫熱病是指感受外邪而出現的以發熱為主要症狀的一類疾病。隨著全球氣候的變暖以及自然生態環境的破壞，這類疾病也越來越多見。現代醫學認為這一類外感發熱疾病大多數是由微生物感染而引起，因此對這類疾病的治療也往往以抗菌、抗病毒為主，再輔以一些對症治療，如物理降溫、補充水分、糾正電解質紊亂等。如果感染人體的微生物對抗生素不敏感，就靠大量的激素使體溫逐漸恢復正常，但是大量或長期地使用激素，又會帶來新的問題。例如對人體免疫功能和骨骼系統的損害、激素依賴等，很多人在這樣的治療下，發燒是好了，但終生留下了嚴重影響生活品質的後遺症。這就提出了一個問題，遇到現有抗生素不能殺滅的微生物引起的發熱，或是以前未發現過的微生物引起的發熱，我們該怎麼辦？除了使用激素是否還有更好的辦法？對於不明微生物引起的發熱我們是否就束手無策了？要回答這些問題，我們首先要弄清楚引起發熱的根源，這樣才能從中找出治療的方法。

微生物感染人體而引起發熱，它的主要機理不外乎兩個。第一，微生物的內毒素擾亂人體的體溫調節中樞，使人體體溫調節中樞的體溫調定點上移而造成發熱。人體的體溫調節中樞就好比是一個溫度控制按鈕，在正常情況下，它的調定點是攝氏三十七度左右。也就是說，通過體溫調節中樞的控制，人體的產熱和散熱在攝氏三十七度左右達到平衡，如果微生物的內毒素擾亂了人體的體溫調節中樞，使調定點上移，這時人體就會通過增加產熱和減少散熱的方式，使機體體溫在高於攝氏三十七度的基礎上達到新的平衡，這就產生了發熱症狀。第二，微生物感染人體後，血液中的白血球就會和侵入人體的微生物進行「爭鬥」並大量吞噬入侵的微生物，白血球在吞噬微生物後自身也會死亡，並被人體所分解，在分解過程中釋放出大量的熱量，這也是引起人體發熱的主要原因。從這兩個原因中我們不難看出，人體的產熱和散熱平衡的失調才是發熱的根源所在，微生物在發病的過程中只是一個誘導因素而已，它是引起發熱的一個原因而不是發熱的本質。

原因和本質之間有什麼差別？我們可以舉個例子來說明。比如說有人打了你一拳，你會覺得疼痛，請問疼痛的原因和本質是什麼？很簡單，原因是被人打了一拳，而本質是局部軟組織受傷。對於微生物感染人體而引起的溫熱病，中醫認為微生物感染是原因，而人體產熱散熱平衡的失調才是本質所在，因此我們的治療也以此為重點！那麼中醫是怎樣來判斷體內產熱散熱的平衡失調情況的，又是如何來糾正這個平衡失調的？下面就來探討這幾個問題。

前面我們講過，中醫對疾病的認識是建立在對人體內在動態平衡的研究基礎上，如果人體內部各器官臟腑能處於一種動態平衡的狀態，那麼人體就是健康的，反之，如果體內的這種動態平衡遭到破壞，那麼人體就會出現各種不適症狀，這時人體就處於疾病狀態。所以疾病所表現出來的各種症狀實際上和體內的動態平衡之間有著密切而直接的聯繫，而我們可以根據這個聯繫，以疾病表現出來的症狀和體徵為依據，推斷出體內平衡破壞的環節和程度。

對溫熱病來說，運用中醫的思路要找出其本質（也就是機體產熱散熱平衡的失調情況）是很簡單的。我們只要對它表現出來的各種徵象進行研究和分析就可以得到有關機體產熱和散熱的平衡情況。比如說，溫熱病表現為發熱惡寒、無汗、頭痛、關節痛、脈象浮緊或浮數的，可以推斷它的本質是外邪引起人體汗腺閉塞、散熱不足而使體溫升高。對這類發熱，只要採用發汗的方法使汗腺分泌增加、加快散熱，就能恢復正常的體溫。如果溫熱病表現為發熱不惡寒、汗大出、口渴喜冷飲、脈象洪大的，可以判斷它的本質是外邪引起人體代謝亢進，產熱大量增加，超過散熱水平，從而引起體溫升高。這時就不能再用發汗的方法了，而是要用清熱的方法使機體的代謝亢進得到抑制、減少體內熱量的產生，逐漸使體溫恢復正常。

雖然沒有儀器可以檢測到微生物，但中醫運用自己的思路和方法卻能有效治療微生物感染所造成的疾病，這就是因為中醫是從人體內在的動態平衡角度來分析和判斷疾病本質的。從這種思路出發，無須知道微生物的種類，只要把握住了人體內在平衡失調的環節和程度，就把握住了疾病的真正根源和本質。就好比被人打傷產生疼痛，只要使受傷的軟組織得到恢復，疼痛也就會隨之消失，至於打你的人是誰，是高是矮，是胖是瘦，是男是女，實際上都是無關緊要的。現在我們就來看看，微生物感染人體造成的平衡失調到底有哪些類型，每種類型又會出現哪些症狀，弄清楚這兩個問題，我們也就弄清楚了溫熱病。

中醫認為，溫熱病對人體內在平衡造成的破壞可以大致分為四種類型，這四種類型也代表了溫熱病由淺到深的四個層次。

衛分證。第一個層次，中醫稱為「衛分證」。「衛」是防衛的意思，「分」是部位的意思，「衛分」，也就是指人體抵禦外邪的部位。人體抵禦外邪的第一道防線在肌膚，肌膚可以阻擋外界邪氣進入體內，同時還通過汗孔的開合調節著人體的產熱和散熱平衡。衛分證就是指外邪侵入人體，導致肌表的防禦和散熱功能失調而引起的一種溫熱病類型。這時，人體內在平衡的破壞主要在於散熱障礙和肌表氣血失和，所以表現出來的症狀主要以發熱惡寒、頭身疼痛、無汗或汗出不暢為特徵。這時邪氣還停留在肌表位置，尚未影響到人體的臟腑功能和新陳代謝，疾病的重點在於邪氣一方，所以在症狀上還會表現出邪氣自身的特性。如寒邪會表現出收引、凝滯的特性，出現惡寒重、發熱輕、骨節疼痛、頭疼腰痛、無汗、脈象浮緊等症狀；熱邪會表現出灼熱、傷津的特性，出現發熱重、微惡寒、頭痛口渴、咽喉腫痛、舌邊尖紅、脈象浮數等症狀；濕邪會表現出重濁、黏膩的特性，出現發熱惡寒、頭痛而沉重、口膩納差、骨節疼痛而煩、面目浮腫、舌苔厚膩等症狀。對於這個層次的溫熱病，其本質無非就是汗孔閉塞和肌表氣血運行不暢，只要能解決這兩個問題，所有症狀也就會隨之消失。那如何來解決這兩個問題呢？根據邪氣的性質，如果是寒邪引起的，那就散寒發汗；如果是熱邪引起的，那就清熱發汗；如果是濕邪引起的，那就祛濕發汗。這不就解決了嗎？是不是很簡單？中醫不研究引起感染的微生物的種類，但照樣可以迅速有效地治癒溫熱病。

氣分證。第二個層次，中醫稱為「氣分證」。氣是元陰和元陽相互作用而產生的一種物質的運動，這種物質的運動是人體新陳代謝和臟腑運轉的動力來源，也是人體熱量的主要來源，所以中醫稱「氣主煦之」。如果邪氣擾亂了氣的功能，使氣運動加快，那麼就會導致人體新陳代謝亢進，產熱大量增加，這就形成了溫熱病的「氣分證」。所以氣分證主要以新陳代謝亢進、體內熱量產生過多為主要特點，主要表現有：發熱不惡寒反惡熱、大汗出而熱不退、心煩口渴、面紅目赤、頭痛如劈、咳吐黃稠痰、呼吸氣粗、大便臭穢或下痢純青黑水、小便黃赤短少或淋漓澀痛、舌紅苔黃、脈象洪大等。溫熱病到了這個層次，邪氣的性質已經不重要了，最重要的是人體新陳代謝出現的異常亢進，所以對這個層次的溫熱病，在治療時應該以平復亢進的新陳代謝為重點。常識告訴我們，熱可以使物質運動加快，而冷則可以使物質運動變慢，所以要平復亢進的新陳代謝，就需要使用寒涼的清熱瀉火藥，如黃連、黃芩、黃柏、梔子、石膏等。但寒涼藥的特性是抑制人體新陳代謝和物質運動，就像冬季氣候寒冷，萬物的生機就會受到抑制，所以寒涼藥如果使用不當，也會給人體造成很大的副作用，如損傷人體陽氣、損傷脾胃的運化功能等。

講到這裡，不能不提有關中藥的副作用問題，對這個問題我認為一直以來都存在兩個誤區。一是認為中藥沒有副作用，長期吃對人體不會有什麼影響。在大多數老百姓眼裡，中藥是吃不壞的，所以即使不對證，也沒多大害處。二是前一段時間，有關中藥木通造成人體腎功能損害的事例被大張旗鼓地宣傳。其實這兩種觀點都是對中藥的一種錯誤認識。為什麼這麼說呢？中藥治病，就是通過藥物的不同藥性使人體被破壞的內在平衡重新得到恢復。例如溫熱藥可以使人體新陳代謝旺盛、臟腑功能增強，所以可以治療各種因新陳代謝衰退、臟腑功能虛弱而造成的虛寒性疾病；而寒涼藥則可以抑制人體新陳代謝、減弱臟腑功能，所以可以用來治療因人體新陳代謝亢進、臟腑功能過強而引起的實熱性疾病等等。但如果是實熱病，卻使用溫熱藥來治療，那就無異於火上加油；如果是虛寒病，卻使用寒涼藥來治療，那又成了雪上加霜；或者人體本來就處在健康平衡狀態，卻長期服用寒性或熱性藥物，則又會破壞人體原有的平衡，導致寒證或熱證產生。不恰當地用藥會對人體健康產生影響，這種影響其實就是中藥的副作用，俗話說「是藥三分毒」，說的就是這個道理。從這個意義上說，不僅僅是現在提得較多的木通，任何一味中藥如果使用不當，都存在著副作用。

那麼第二種觀點又錯在哪裡呢？有一個所謂驗證木通損傷腎臟的實驗，實驗方法是給小鼠餵食木通煎成的藥汁，連續餵上三個月，然後將小鼠殺死，觀察它腎臟的變化，最後的結論是木通可以導致腎臟損害。我覺得這個實驗已經完全脫離了實際意義，照這種方法，任何藥物都會對臟腑造成損害，為什麼這麼說呢？任何藥物都有它的偏性（或叫特性），這個偏性是用來糾正人體失調的內在平衡的，如果藥物沒有偏性，它也就不具有治療作用。藥物的偏性使用得當就是治病的良藥，如果使用不當，就會對人體造成傷害。因此，副作用的大小不在藥物，而在於使用藥物的醫生，從這個角度去認識中藥，這才是客觀和正確的。打個很簡單的比方，食物是好東西，它是人體營養的來源，但如果不加節制地暴飲暴食，那就會引起脾胃損傷、飲食積滯，這應該是個顯而易見的問題。木通會對腎功能造成損傷，但是這種損傷是怎樣產生的？那是在不恰當地使用木通的情況下產生的！木通是一味用來清熱利尿的藥物，其藥性寒涼，能去體內的熱邪和濕邪，主要用於以尿頻、尿急、尿痛，小便黃赤灼熱，口舌生瘡，心煩不寐，舌紅苔黃膩，脈象滑數等具有濕與熱兩個特性的膀胱濕熱證或心熱下移小腸證。這裡要說明的是，膀胱濕熱證或是心熱下移小腸證並不是簡單地等同於西醫的尿路感染，而是要在症狀上表現出上述濕與熱特徵的才適合於用木通來治療。如果沒有這些濕熱的特徵表現，或是反而表現為排尿無力、淋漓不暢、畏寒怕冷、四肢不溫、腰膝痠軟、小便清長、下肢浮腫等陽虛症狀的，只是因為西醫診斷為尿路感染或腎炎就想當然地使用木通來治療，最後當然會導致腎功能的損害。

營分證。第三個層次，中醫稱為「營分證」。「營」，是營養、滋潤的意思，在人體內具有營養、滋潤作用的主要是元陰、津液、血這三種液態物質。溫熱病的第二個層次（也就是氣分證）主要是以人體新陳代謝過度亢進為特徵，如果這種新陳代謝的亢進持續存在，不能得到有效的控制，那麼它對人體的液態物質就會產生兩方面的影響：一是導致血液運行加快，二是導致元陰和津液的過度消耗。這就好比是對一鍋冷水進行加熱，除了水分子運動加快而產生沸騰之外，還能使鍋裡的水逐漸蒸發而減少。當機體在外邪的影響下出現了以血液運行過快和陰液過度消耗為特徵的平衡失調時，就稱之為「營分證」。血液運行亢進所帶來的後果就是人體的動脈過度充血，從而出現斑疹隱隱、舌體紅絳等症狀，另外由於心有主血脈的作用，血液運行亢進也會擾亂心臟的機能，導致心煩不寐、心悸心慌等症狀。營分證除了血液運行亢進的表現之外，還表現為元陰和津液的虧耗。元陰虧耗，對元陽的制約作用就會相對減弱，所以常表現出低燒不退、夜熱早涼（體溫晚上高，白天低）、手足蠕動、脈象細數等虛熱症狀；津液虧耗則主要表現為口乾咽燥、肢體乾瘦、舌上少津等細胞脫水的症狀。對這個層次溫熱病的治療，一方面要去除體內的餘熱，抑制血液的運行亢進，另一方面還要重點補養被熱邪損耗的滋養物質。

中醫上有一個方子叫「清營湯」，主要就是用來治療這個層次的溫熱病的。它的藥物組成為：犀角9克，生地15克，銀花9克，連翹6克，玄參9克，黃連4.5克，淡竹葉3克，丹參6克，麥冬9克。這個方子由兩類藥物構成：一是清熱藥，如銀花、連翹、淡竹葉、黃連、犀角等；二是滋養藥，如生地、玄參、麥冬、丹參。而且滋養藥的用量明顯大於清熱藥，這就說明，溫熱病的營分證在證候的特點上是以陰液的虧耗為重點。在清熱藥中，我們重點來看兩味藥，一是犀角，二是黃連。犀角，在原方中所用劑量為9克，在劑量上僅次於最多的生地，所以犀角在方中的重要性可見一斑。犀角的主要作用，中醫稱為「涼血」（關於犀角的功用，在下面的血分證中還有詳細介紹，可以互相參閱），從字面意思看，涼血當然就是指使血液的溫度下降。溫度下降之後能對血液的運行造成什麼影響？當然是運行速度減慢，細胞運動減弱。所以「涼血」從本質上來講就是能抑制血液過於亢進的活動性，這也就是「清營湯」要重用犀角的道理所在。黃連大家比較熟悉，尤其是它的苦味非常出名，有個成語叫「啞巴吃黃連，有苦說不出」，就形象地描述了黃連味苦的特性。苦味能清火又能入心臟（在第十九章中有詳細介紹），所以中醫上把黃連作為清心火的要藥。「清營湯」中使用黃連就是通過黃連來改善營分證中由於心臟機能亢進而引起的心煩不寐、心悸心慌等症狀，並且可以輔助犀角起到抑制血液運行亢進的作用。

方子中還有四味滋養藥。其中丹參主要作用是補血涼血，古人稱「一味丹參飲，功同四物湯」。「四物湯」是中醫上著名的補血方劑，丹參能和「四物湯」相提並論，說明丹參有很好的補血作用，加上丹參又具有涼血作用，所以在營分證上使用既能補充血液中被消耗的水分，又能使血液運行的亢進狀態得到一定的抑制。生地、玄參、麥冬這三味藥組合在一起稱為「增液湯」，一看這個方名就知道它的功效是滋養人體的陰液了，因而可以使人體虧耗的元陰和津液得到充分的補養。這四味滋養藥再配合前面的清熱藥既可以使人體亢進的功能得到抑制，又能使耗損的陰液得到滋養，從而達到有效治療營分證的目的。

血分證。第四個層次，中醫稱為「血分證」。這是溫熱病最深的一個層次，溫熱病在衛、氣、營三個層次沒有得到有效或及時的治療，機體亢進的新陳代謝與物質運動不能得到很好的抑制，那麼溫熱病就會轉入到「血分」的層次。在營分證中我們已經講到，熱能使血液流動速度加快，也能使血液中各種細胞成分的運動加快，只是在營分證中，血液的這種運行亢進還處於較輕的階段，僅僅是以動脈充血為主要特徵。但如果血液在邪熱的作用下運行進一步亢進，血液中的各種細胞成分就無法平靜地在脈管中運行，而是溢出到血管之外，使肌膚表面形成紫黑斑疹或引起尿血、便血、衄血、吐血等症狀。這種因為血液運行亢進而導致的出血在中醫上稱為「血熱妄行」。同時，血液在熱邪的煎熬下水分逐漸減少，血液越來越黏稠，這就會導致血液的瘀滯。所以溫熱病到這個層次，對血液的影響往往表現為出血和血瘀並存，而此時的治療也需要從抑制血液的運動亢進和改善血液因黏稠度增加而形成的瘀滯這兩方面入手。這就是清代名醫葉天士提出的「入血就恐耗血動血，直須涼血散血」的治療原則。

此外，我們知道人體的血液狀態和心臟功能之間存在著密不可分的關係，所以溫熱病到血分這個層次上，除了對血液造成出血和血瘀這兩種影響外，必然還會對心臟的機能也造成影響。而心臟功能障礙勢必就會導致人體的神志異常，如出現煩熱躁擾、昏迷譫妄、狂言亂語、手腳抽搐、角弓反張等症狀。神志異常和上面的血熱妄行構成了血分證的證候特徵，這也是血分證所揭示的人體內在平衡被破壞的本質。溫熱病到了血分層次，其重點是在於血熱血瘀以及心神失常，如果不解決這兩個問題，就無法恢復人體被破壞的內在平衡，也就無法迅速有效地治癒疾病。

治療血分證所造成的血熱、血瘀以及神志失常，中醫上有一味很重要的藥物，那就是犀角。犀角，即犀牛角，唐代《藥性本草》認為犀角具有「鎮心神，解大熱，散風毒」的作用，可以用來治療「熱如火，煩悶，毒入心中，狂言亂語」等症。犀角之所以具有這些功效，全靠犀角本身所具有寒涼的特性。

中醫認為每種藥物都具有自身的寒熱性能，例如我們吃薄荷、馬蘭頭，會有清涼的感覺，吃生薑、胡椒會有溫熱的感覺，這就是藥物寒熱性能的具體體現。藥物的寒熱性能對疾病的治療有著重要意義，寒性藥可以減緩人體新陳代謝，抑制臟腑功能活動；而熱性藥正好相反，可以加快人體的新陳代謝，促進臟腑的功能活動。現在有科學家提出通過冷凍的辦法把患有現代醫學無法治療的疾病的人體保存起來，到醫學發展到可以治療時再將人體解凍進行治療，這種設想就是利用了寒對人體新陳代謝以及臟腑功能的抑製作用。對於中醫來說，藥物的寒熱特性在疾病治療上具有重要的意義。

我曾聽父親講過關於犀角的事。父親說，他小時候，家裡有一個犀角做的小碗，這個碗有一個很神奇的地方，那就是在炎熱的夏天，放在這個碗裡的食物過上兩、三天都不會餿腐。當時我也覺得很神奇，一個小碗，竟然有類似冰箱的作用，真是不可思議，現在想來，這就是犀角具有的寒涼特性的一種反映吧。犀角這種很強的寒涼性決定了它能夠產生涼血清心的效果，故而成為治療溫熱病血分證的一味重要藥物。但由於犀牛是國家保育動物，犀角已被禁止作為藥物來使用，現在多用水牛角來代替。但我在翻閱歷代「本草」時也發現，水牛角藥性比較平和，雖然有去熱解毒的功效，但缺乏犀角這樣強烈的寒涼性能，所以無法達到涼血清心的效果，這在歷代《本草》關於水牛角的主治記載上可以得到證實。如《名醫別錄》認為水牛角可以治「時氣寒熱頭痛」，《日華本草》[39]認為水牛角可以治「熱毒風及壯熱」等。這些病症無非相當於溫熱病的衛分證或氣分證，而要在血分證上使用，則水牛角似乎有力不從心的感覺，那麼有沒有更好的藥物來替代犀角呢？去年我因點校《握靈本草》[40]，又把《本草綱目》從頭到尾通讀一遍。這次通讀，我發現了一味功用更接近於犀角的藥物——玳瑁。玳瑁生於海中，屬海龜科，一般長度為〇・六公尺左右，大者可達到一・六公尺，頭頂有兩對前額鱗，上頜鉤曲，背上的角質板呈覆瓦狀排列，並隨著年齡的增長逐漸趨向平鋪狀，表面光滑，具有褐色和淡黃色相間的花紋，性強暴，以魚蝦海藻等為食，中藥上所用的為其背甲。李時珍認為本藥「解毒清熱之功，同於犀角」，可以

「鎮心神」，治療「傷寒熱結狂言」。根據這個發現，我在臨床上常用玳瑁、銀花炭、蓮芯、連翹四味藥組合，取名為「代犀散」，用於血分證的治療，效果明顯要優於水牛角，可供大家參考。

藥物選擇好了，還有一個使用的問題。對於犀角和玳瑁的使用，古人都強調「生用，磨汁服」，這個使用方法和藥物的療效有很大關係。犀角和玳瑁能治療溫熱病的血分證就是因為它具有特殊的寒涼特性，如果喪失了這個特性，它就不再具有涼血清心的效果，所以要想犀角或玳瑁在血分證的治療上發揮作用，就需要保全它這個「寒」的特性。如何來保全呢？古人提出了「生用，磨汁服」的使用方法，如果你不注意這個方法，還是按照煎中藥的常規，放到水裡一煮，那寒性就被破壞了，它原來的涼血清心的作用當然也就減弱或喪失了。所以，我們在學習中醫時不單單要學習藥物的性能主治，還要學習和留心藥物的使用方法，明明是一個對證的藥物，但如果使用不得法，也會導致藥物效果的下降或喪失。

經過對溫熱病四個層次的探討，我們發現中醫對疾病的認識始終是以人體內在的動態平衡為出發點，溫熱病的衛分、氣分、營分、血分四個層次就是代表了四種不同的平衡破壞類型，要採用相應的解表發汗、清氣散熱、清營透熱、涼血散瘀、清心醒神等治療方法。

很多人認為中醫不科學、不客觀，其實就是因為沒有真正地走進中醫，一看到中醫的陰、陽、虛、實就覺得不可捉摸、不著邊際，但一旦真正走進這個天地，深入地了解了陰、陽、虛、實的含義，你就

39《日華本草》（亦作《日華子本草》），為《日華子諸家本草》的簡稱，著作年代不詳。此書著重於藥性理論，將藥物分為涼、冷、溫、暖、熱、平等六種，是一部綜合性的本草著作。

40《握靈本草》，又名《東皋握靈本草》，為清代王翃所撰。記載四百餘種藥物，分類次序以《本草綱目》為依據，並有主治、發明、選方三項，內容集自《神農本草經》及各家本草文獻，與作者的發揮。

會發現，中醫是一門非常嚴謹和客觀的醫學，它處處以人為本，對疾病的診斷和治療有著嚴密的分析、推理、論證過程。就拿溫熱病來說吧，不同的層次有不同的症狀特徵，不同的症狀反映和揭示出體內不同的病變機理，我們就是通過症狀和內在機理之間的關係來作診斷的。這個診斷過程雖然沒有儀器介入，但卻是條理分明、有據可依的，你能說它不科學嗎？相反，我倒是覺得這種診斷方法更能讓我們隨時了解機體的內在情況，從而更能對疾病作出正確而客觀的判斷。打個比方，口渴了便會想喝水，口渴這種感覺事實上就客觀反映了機體缺水這樣一個內在機理，而化驗檢查卻根本無法發現口渴的本質所在，那麼從口渴推斷到缺水這個過程客觀嗎？客觀！科學嗎？科學！正確嗎？正確！中醫對疾病的診斷就類似於這個過程，而且比它更為詳細和嚴密。中醫對疾病的診斷可靠嗎？當然可靠！中醫對疾病的認識玄而又玄嗎？當然不是！既然這樣，你還有什麼理由不相信古人留給我們的這門寶貴的醫學財富？

下篇。找尋治病的良方

【第十九章】中藥是如何治病的

前面的章節詳細討論了人體臟腑的奧祕以及疾病的相關知識，從本章起，我們要來探討與疾病治療有關的內容。要治病，就離不開藥物，中醫用來治病的藥物，當然就是中藥。中藥大多取自於天然的植物、動物、礦物，其中尤以植物為多，所以在古代，中藥也被稱為「本草」。

關於中藥的發現和運用，一般都認為起源於神農氏。漢代的《淮南子．修務訓》中有這麼一段記載：

古者，民茹草飲水，採樹木之實，食蠃蠬之肉。時多疾病毒傷之害，於是神農乃始教民播種五穀，相土地宜，燥濕肥墝高下，嘗百草之滋味，水泉之甘苦，令民知所辟（通「避」，遠離的意思）就（靠近的意思），當此之時，一日而遇七十毒。

民間更是廣泛流傳著「神農嘗百草」的傳說。據說神農一生下來就是個水晶肚子，五臟六腑全都能看得一清二楚。那時候，人們經常因為亂吃東西而生病甚至喪命，神農決心嘗遍所有的東西，好吃的放在身邊左邊的袋子裡，給人吃，不好吃的就放在身子右邊的袋子裡，作藥用。第一次，神農嘗了一片小嫩葉。這葉片一落進肚裡，就上上下下地把裡面各器官擦洗得清清爽爽，像巡查似的，神農把它叫作「查」，就是後人所稱的「茶」。神農將它放進左邊袋子裡。第二次，神農嘗了朵蝴蝶樣的淡紅小花，甜津津的，香味撲鼻，這是甘草。他把它放進了右邊袋子裡。就這樣，神農辛苦地嘗遍百草，每次中毒，都靠茶來解救。後來，他左邊的袋子裡花草根葉有四萬七千種，右邊有三十九萬八千種。但有一天，神農嘗到了「斷腸草」，這種毒草太厲害了，他還來不及吃茶解毒就死了，後世為了紀念神農為百姓作出的貢獻，所以都尊神農為中藥起源的鼻祖。

神農嘗百草的故事雖然有些神話色彩，但也不是完全沒有可信度。吃含有薄荷的糖果，咽喉會有清涼的感覺，而吃生薑、花椒，則胃部會有溫熱的感覺，這就是說，對某些食物我們可以感覺到它作用的部位和性能，如上面說的薄荷具有清涼的作用，生薑、花椒具有溫熱的作用。對不同食物帶來的不同感覺完全可以在治療疾病時有意識地加以運用，如咽喉灼痛時，就可以利用薄荷的清涼作用來治療，胃部冷痛時，可用生薑或花椒的溫熱作用來治療。這說明如果一個人有著比常人更敏感的體質（傳說中的神農可能就是這樣一個人），那他就有可能感覺到所吃的各種食物的性能和它所作用的部位（臟腑），這樣他就可以有意識地主動食用各種動、植物，並且把自身的感受記錄下來，這就成了最原始的藥物知識。當人們生病時，就可以根據平時記錄下來的功效，有意識地選擇某些合適的動、植物進行治療，並在治療過程中根據疾病的變化和病人的感受來不斷地積累和豐富藥物知識，這樣日積月累就形成了現在豐富多彩的中藥理論。以上是關於中藥起源的一點設想，那麼中藥是如何治病的呢？

中藥能治療各種疾病，主要依靠其所具有的偏性，這個偏性是恢復人體內在平衡、治癒疾病的關鍵所在。中藥的偏性主要體現在兩個方面，一是藥物的「氣」，二是藥物的「味」。什麼是中藥的「氣」呢？這個「氣」指的就是中藥所具有的寒、熱、溫、涼四種不同的特性。如薄荷給人清涼的感覺，所以它的氣就是涼，生薑給人溫熱的感覺，所以它的氣就是溫。不同的藥物都具有不同的氣，其中寒和涼屬於同一性質，溫和熱屬於同一性質，只是在程度上有差異，涼之甚者為寒，所以有時也把涼稱為「微寒」，而溫之極者為熱，所以有時也把熱稱為「大溫」。中藥所具有的寒、熱、溫、涼這四種不同的特性稱為「四氣」，也稱為「四性」。在這四氣之外，有些中藥性質平和，既不過熱，也不過寒，這類藥中醫也稱之為「平性」藥。但每一種平性藥，其實還是具有偏溫或偏涼的特性，所以中醫對藥物性能的描述，還是習慣稱為四氣，而不稱作五氣。

中藥所具有的四氣對疾病的治療有什麼意義呢？我們知道，人是一種恆溫動物，所以，在正常情況下人體需要通過產熱和散熱之間的平衡調節來保持體溫的恆定。當內外界因素擾亂人體內在平衡，導致疾病發生後，人體的產熱和散熱的平衡往往也會遭到破壞，如果產熱多於散熱，那就會出現發熱、功能亢進等症狀，而如果散熱多於產熱，那又會出現畏寒、功能衰退等症狀，這也意味著疾病往往可以分為兩大類，那就是熱證和寒證。中藥所具有的四氣就是用來糾正疾病狀態下人體的寒熱失衡情況的。寒涼藥可以抑制人體的新陳代謝，減慢臟腑器官的活動和血液循環，所以用來治熱證；溫熱藥可以增強人體的新陳代謝，加快臟腑器官的活動和血液循環，所以用來治療寒證。中醫最早的藥物學專著《神農本草經》上說「療寒以熱藥，療熱以寒藥」，說的就是藥物「四氣」對寒熱證的治療作用。在學習和認識中藥時，首先要理解和掌握的也就是四氣，只有了解了藥物的基本特性，我們才能更好地使用這些藥物。例如對於寒邪侵犯人體、凝固血液導致的血瘀和熱邪侵犯人體、煎熬血液導致的血瘀，在選用活血化瘀藥時就需要考慮藥物所具有的寒熱性能。對於寒邪引起的血瘀，就要選擇性能溫熱的活血藥，如紅花、桂枝、艾葉等；對於熱邪引起的血瘀，就需要選擇性能寒涼的活血藥，如赤芍、丹皮、丹參等。如果選反了，不但起不到活血作用，反而會導致病情加重。明明是血瘀證，為什麼活血藥用下去沒效果？這就是沒有重視藥物寒、熱、溫、涼的氣的緣故！這就是中藥四氣的作用和意義。

下面我們來講中藥的「味」。味就是味道，也就是味蕾對中藥的感覺，一般來說，主要有酸、苦、甘、辛、鹹五種，所以也稱為「五味」。其中有些藥物沒有特殊的味道，中醫上稱之為淡味，由於其味道不顯，因而中醫常把淡味並附於甘味。還有些藥物具有澀味，由於澀與酸常並存而類似，所以中醫又把澀味並附到酸味之中，在習慣上仍然稱為「五味」。

中藥所具有的五味又有什麼作用和意義呢？不知道大家有沒有吃過芥末？芥末辛辣，吃時往往會有明顯的「通鼻竅」感覺，這就說明辛味具有開通、發散的作用。我們在日常生活中也常會用到辛味的發散和開通作用，例如說平時受點風寒，鼻塞流涕，頭痛惡寒，這時熬上一碗薑湯，趁熱喝下，再蓋上被子出一身汗，人就會感覺輕鬆很多，這就是利用了生薑氣溫味辛的特性來發散風寒。除了辛味的開通、發散作用，中醫在實踐中發現，酸味具有收斂、澀滯的作用，苦味藥具有瀉火、燥濕的作用，甘味藥具有補益、和緩的作用，鹹味藥具有瀉下、軟堅的作用，淡味藥具有利水滲濕的作用。根據這個理論，我們可以從味道上來推測和發現藥物的作用。如酸棗仁、五味子、山茱萸這些藥物都具有酸味，所以能起到收斂止汗的功效；如黃芩、黃連、黃柏這些藥物都具有苦味，所以能起到清熱燥濕的功效；如黃耆、黨參、熟地、枸杞子這些藥都具有甘味，所以能起到補益身體的功效；如芒硝、牡蠣、食鹽這些藥物都具有鹹味，所以能起到瀉下通便或是軟堅散結的功效；茯苓、薏苡仁這些藥物都具有淡味，所以能起到利水滲濕的功效等等。

中醫認為，五味除了各自具有不同的功效之外，還和人體的五臟有著密切的關係。具體來說，酸味可以入肝，苦味可以入心，甘味可以入脾，辛味可以入肺，鹹味可以入腎。五味和五臟的關係，是中醫的一大發明創造，牢記五味入五臟的關係，對治療疾病有很大的幫助。

我一個朋友去年十月天氣漸冷的時候出現右脅部疼痛，夜間尤甚，人略有疲乏感，舌淡紅苔薄白，脈象細弱，我診斷為氣虛肝鬱，給予補氣解鬱藥三帖，本以為十拿九穩，不料三帖藥吃完，症狀沒有任何好轉。既然藥物無效，那當然是辨證上存在問題了，於是我再仔細對這些症狀作了一個分析，右脅部疼痛，病位應該在肝，疼痛的性質患者自述不是脹痛也不是刺痛，那應該可以排除氣滯（鬱）和血瘀，脈象虛弱，疾病的性質應該為虛證，綜合起來，疾病的根源應該在於肝虛。再則，肝屬木，而十月正是秋季，秋屬金，金能剋木，所以發病。想到這裡，我豁然開朗，這回可找到病根了，那肝虛該如何治療呢？運用酸能入肝的原理，我擬了一張方子，藥物組成為：山茱萸15克，五味子10克，酸棗仁15克，桂枝3克，當歸12克，白芍10克，柴胡3克，麥芽3克。這張方子吃到第二天，我朋友就打電話給我說，這次的藥真靈，現在脅部已經基本不痛了。

再舉個例子，中醫上有個補腎的方子叫「青娥丸」，記載於宋代的《太平惠民和劑局方》[41]，主要由核桃仁、補骨脂、杜仲三味藥組成，主要功用是溫陽補腎，主治腎氣虛弱引起的各種腰痛。原書註明該藥的服法是「溫酒、鹽湯下」，用酒是取其活血的功效，用鹽湯則就是利用鹹能入腎的作用，以增強核桃仁、補骨脂、杜仲等藥物的補腎作用。我在臨床上遇到腎虛腰痛的患者，如有嫌煎中藥麻煩的，我就叫他們回去買上一些核桃肉，用淡鹽水炒過，每天吃三至五顆，連續服用一個月，也能取得比較好的效果。所以五味入五臟的理論在臨床上是禁得住考驗的，如果運用得當，會帶來意想不到的效果。

41《太平惠民和劑局方》，又名《和劑局方》，為宋代太醫局所編，經多次增補修訂刊行與調整。此書收錄民間常用方劑，將成藥處方分為：諸風、傷寒、一切氣、痰飲、諸虛、痼冷、積熱、瀉痢、眼目疾等十四門，共七百八十八方，記述其主治、配伍及具體制法。

中藥還有一個特性，那就是「歸經」。「歸」，是歸屬、專任的意思，「經」，就是指人體的經絡和它所屬的臟腑。「歸經」也就是指不同的藥物能對某一經絡及其所屬的臟腑起到特殊的治療作用。中藥為什麼會具有這個作用？在前面我們曾提到過，人體的生命原物質（元陰與元陽）相互作用產生氣，氣攜帶有生命原物質相互作用而產生的效能，這個效能通過經絡傳遞到臟腑，就產生了臟腑的各種生理活動。所以經絡的實質，我認為就是氣將其攜帶的效能向靶器官傳遞的一個路徑。是否可以這麼設想，如果中藥能增強或減弱氣在某個路徑上的傳遞，那麼，它就能實現對某一臟腑功能的改變，這也就是「歸經」！如果把五味與五臟的關係和歸經理論相結合，那麼五味能入五臟就意味著五味可以對氣在不同的路徑上的傳導產生影響。如酸味入肝，是因為酸味可以影響氣所攜帶的效能向肝臟傳遞；苦味入心，是因為苦味可以影響氣所攜帶的效能向心臟傳遞；甘味入脾，是因為甘味可以影響氣所攜帶的效能向脾傳遞；辛味入肺，是因為辛味可以影響氣所攜帶的效能向肺傳遞；鹹味入腎，是因為鹹味可以影響氣所攜帶的效能向腎傳遞。

現在對中藥的研究，往往只看到有效成分、藥理作用，而事實上，中藥能起到治療疾病作用的關鍵，卻是在於中藥所具有的自然特性上。這個自然特性包括中藥的四氣、五味以及歸經，中藥能糾正人體被破壞的內在平衡，也全靠這個自然特性。如前面講的寒涼藥可以治療熱證、溫熱藥可以治療寒證，辛味可以發散、酸味可以收斂、甘味可以補中、苦味可以瀉火、鹹味可以軟堅，辛味可以入肺、酸味可以入肝、甘味可以入脾、苦味可以入心、鹹味可以入腎等等。如果忽略了這個自然特性，我們就不可能從本質上去認識和理解中藥的作用，甚至會出現很多的偏差。例如說牡蠣這味藥，其主要成分無非就是碳酸鈣，從藥理上研究除了能中和胃酸外沒有任何作用，中醫卻認為牡蠣具有益陰潛陽、軟堅散結、鎮驚安神、收斂固脫的作用，這些能在實驗室中發現嗎？不能！這些作用有效嗎？臨床證實非常有效！那中醫是如何發現這些作用的？那就是通過對藥物自然特性的認識！中醫認為牡蠣生於水中，具有陰寒之氣，所以能益陰潛陽；牡蠣質地重墜，所以能鎮驚安神；牡蠣味鹹而澀口，所以能軟堅散結、收斂固脫。正是因為古人注意到了藥物所具有的自然特性以及這個特性對人體內在平衡的作用，才有了今天豐富多彩、療效確切的中藥。所以認識中藥不能只盯在幾個有效成分上，而要去思考它的自然特性，思考它的四氣、五味以及歸經，這樣才能很好地使用這些中藥，真正發揮中藥神奇的功效。

金元時期四大名醫之一、中醫寒涼派的創始人劉完素對藥物的自然特性有一段非常精闢的論述，從中我們可以得到很多的啟發。他是這麼說的：

夫物各有性（就是指物體的自然特性），制而用之，變而通之，施於品劑，其功用豈有窮哉。如是，有因其性為用者，有因其所勝而為制者，有氣同則相求者，有氣相剋則相制者，有氣有餘而補不足者，有氣相感則以意使者。……蛇之性上竄而引藥，蟬之性外脫而退翳，虻（虻蟲，一種以刺吸牛等牲畜血液為生的昆蟲，類似於蠅而稍大）飲血而用於治血，鼠善穿而用以治漏，所謂因其性而為用者如此（利用藥物的生理特性）。弩牙（弩上鉤弓弦的機栝）速產（指弩牙可以用來催產），以機發而不括也；杵糠（杵是搗物用的棒槌，杵糠指用棒槌搗糠後黏附在棒端的糠屑）下噎（噎嗝，一種咽喉梗塞、飲食難進的疾病，類似於現在的食道癌）以杵築下也，所謂因其用而為使者如此（利用藥物的使用特性）。浮萍不沉水，可以勝酒；獨活不搖風，可以治風，所謂因其所勝而為制也如此（利用藥物表現出來的自然剋制特性）。麻，木穀而治風；豆，水穀而治水，所謂氣相同則相求者如此（利用藥物的五行屬性）。牛，土畜，乳可以療渴疾；豕，水畜，心可以鎮恍惚，所謂因其氣相剋則相制也如此（利用藥物的五行剋制特性）。熊肉振羸（羸，指羸弱，身體瘦弱無力的意思），兔肝明視，所謂其氣有餘補不足也如此（利用藥物的稟賦特性）。鯉之治水，鶩之利水，所謂因其氣相感則以意使者如此（利用藥物的生活屬性）。……所以如此之類，不可勝舉。故天地賦形，不離陰陽；形色自然，皆有法象。毛羽之類，生於陽而屬於陰；鱗甲之類，生於陰而屬於陽。空青法木，色青而主肝；丹砂法火，色赤而主心；雲母法金，色白而主肺；磁石法水，色黑而主腎；黃石脂法土，色黃而主脾（這就是五色配五臟的具體運用）。故觸類而長之，莫不有自然之理也。欲為醫者，上知天文，下知地理，中知人事，三者俱明，然後可語人之疾病。不然，則如無目夜遊，無足登涉，動致顛殞，而欲癒疾者，未之有也。

由此可見，觀察和探索藥物的自然特性，對認識藥物的功效有著非常重要的作用。

中藥的自然特性為什麼能對疾病起到明顯的治療作用呢？我們知道，中藥所用的藥物，大多來自於天然的動、植物及礦物，這些藥物都是在自然環境中孕育產生的，它們在和自然界的氣候、地理環境等綜合因素對抗、適應的過程中，勢必會在體內形成一種能對抗和適應外界因素的物質（就好比人生活在自然界中，時刻要抵禦外界的微生物對人體造成侵犯和破壞，所以在人體內就會形成一種能抵禦微生物入侵的防禦物質，如免疫球蛋白、白血球、淋巴細胞等），所以在不同的自然因素下形成的藥物，它體內所產生的物質是完全不同的。不同的物質能對人體的內在平衡產生不同的影響，這就構成了中藥變化萬千的作用和功效。如生長在炎熱乾旱地帶的植物（如蘆薈、仙人掌等），往往會在體內產生具有清涼滋潤特性的物質，用以對抗外界的炎熱和乾旱，這種具有清涼滋潤特性的物質，對人體內在平衡的影響就是抑制人體新陳代謝、減緩臟腑的活動、減慢血液循環等，所以可以用來治療人體機能亢進而引起的火熱病。如生長在高寒地帶的植物（如雪蓮、人參等），往往會在體內產生具有溫熱特性的物質來對抗外界的寒冷，這種具有溫熱特性的物質，對人體內在平衡的影響就是促進人體的新陳代謝、增強臟腑活動、加快血液循環等，所以可以用來治療人體機能衰退而引起的虛寒病。現在我們已經知道，藥物的自然特性其實就是藥物在和自然因素相適應和對抗的過程中產生的某種物質的具體體現，這種物質是客觀存在的，所以我們完全可以信賴它、肯定它，並在疾病的治療中大膽地使用它。

中藥除了四氣、五味、歸經之外，還有一個升降沉浮的特性。所謂升降沉浮，是指藥物對人體的作用有著各自不同的趨向性。升，就是上升；降，就是下降；沉，就是下沉、潛納；浮，就是外浮、發散。由於升和浮、降和沉這兩類趨向性有一定的相似性，很難完全區分開，所以常合稱為「升浮」和「沉降」。中藥為什麼會具有這個升浮或沉降的特性呢？我們還是要從中藥所蘊含的自然特性上去找尋答案。在前面講到，中藥具有寒、熱、溫、涼四氣，而物理學知識告訴我們，熱往往會使分子向上運動，所以溫熱藥作用於人體，會導致人體內的各種物質分子產生向上、向外的運動，從而表現出升浮的性能。而寒涼藥作用於人體，則會導致人體物質分子產生向下、向內的運動，從而表現出沉降的性能。這就是中藥四氣和升降沉浮之間的關係。

中藥的五味是否也會對藥物的升降沉浮性能產生影響呢？會。前面提到，辛能散，酸能收，苦能瀉，甘能補，鹹能軟，另外還有淡味能滲濕。這六種味道所起到的作用可以分為兩大類：一類對人體能起到興奮、增強作用，如辛味的發散、甘味的補益、淡味的滲濕等，這類藥體現出來的特性就是升浮；另一類對人體能起到抑制、減弱作用，如酸味的收斂、苦味的瀉火以及鹹味的瀉下軟堅等，這類藥體現出來的特性就是沉降。所以在《內經》上說「辛甘發散為陽，酸苦涌泄為陰，鹹味涌泄為陰，淡味滲泄為陽」。陽的特性是升浮，陰的特性當然就是沉降，這就是五味對藥物升降沉浮的影響。

具有升浮特性的藥物對人體的作用具有向上、向外的趨向性，所以能起到提升陽氣、發表散寒、催吐等作用；而具有沉降特性的藥物對人體的作用具有向下、向內的趨向性，所以能起到潛陽降逆、鎮驚瀉火、滲濕利尿、瀉下通便等作用。中藥的四氣、五味綜合起來，就是李時珍所說的「酸鹹無升，辛甘無降，寒無浮，熱無沉」。

除了中藥的四氣和五味，還有一個因素可以影響到藥物的升降浮沉特性，那就是藥物的質地。質地輕的藥物（如植物的花、葉）往往具有升浮的特性，而質地重的藥物（如礦物類，甲殼類，果實）往往具有沉降的特性。藥物的這個輕浮重降的特性，對臨床用藥有很大的指導意義。例如說，治療頭面、肌表、上焦等部位的疾病，就需要選擇質地輕揚的藥物，利用它升浮的特性，使藥物能上趨外達，以發揮良好的作用。中醫有句話叫「治上焦如羽，非輕不舉」，指的就是這個意思。再例如治療腰腹、下肢、下焦等部位的疾病，就需要選擇質地重墜的藥物，利用它沉降的特性，使藥物能下沉潛鎮，以發揮應有的作用。中醫有句話叫「治下焦如權（秤砣），非重不沉」，講的就是這個道理。如果不注意中藥的升浮、沉降的特性，治療上焦病，你選擇質地重墜的沉降藥，治療下焦病，你卻去選擇質地輕揚的升浮藥，這就好比你想在水面游泳時，偏要在你身上綁上一塊大石頭，而你想潛到水底時，偏要給你套上救生圈，你說這是一種什麼樣的滋味？所以，我們在使用中藥時千萬不能忽視這個升降浮沉的性能。

中醫上有很多著名的方劑都是利用藥物的升浮或沉降特性創造出來的。這裡我們探討的兩個方子可以說是大名鼎鼎，一個是金元時期四大名醫之一的李東垣的「補中益氣湯」，一個是近代名醫張錫純的「鎮肝熄風湯」。這兩個方子有一個共同點，那就是都是利用藥物的升降性能來調節人體內部氣血的升降失常。氣是人體內物質的一種運動，這種運動既有上升也有下降，氣的升降運動平衡，才能保證機體正常的生理功能，而當氣的升降功能失調，就會造成各種疾病。那如何來糾正氣的升降失常？這就需要使用升浮或是沉降的藥物。補中益氣湯的主要成分是黃耆、黨參、白朮、甘草、當歸、陳皮、升麻、柴胡，主治氣虛下陷（氣不足而導致的上升運動不足）導致的食少納差、大便稀溏、臟腑下垂、眩暈乏力、勞熱神疲、脫肛等症。這個方子的巧妙之處在於以黃耆、黨參、白朮、甘草等補氣藥為根本，補充人體虧損的氣，然後又加入了柴胡、升麻兩味升浮藥，使整個藥方產生一種升浮的動力，促進和加強了氣的上升運動，因此可以治療氣虛下陷引起的各種疾病。如果去掉柴胡和升麻，全方的升浮作用就會下降或消失，對氣陷的治療效果也就會下降。鎮肝熄風湯的主要成分是生白芍、天冬、玄參、茵陳、甘草、川楝子、麥芽、龜板、代赭石、生龍骨、生牡蠣、牛膝，主治氣血上逆頭部（氣的上升運動太強）而引起的頭目眩暈、目脹耳鳴、腦部熱痛、心中煩熱、面色如醉以及中風手足不遂、口角歪斜、語言謇澀等症。這個方子運用大量的質地重墜的藥物，如龜板、生龍骨、生牡蠣、代赭石等，使整個藥方能產生一種強烈的沉降效果，更妙的是加入了牛膝這味特殊的沉降藥。金元時期四大名醫之一的朱丹溪稱「牛膝能引諸藥下行」，所以在牛膝的引導下，更增強了鎮肝熄風湯的沉降效果，從而可以迅速改善氣血上升過度而引起的諸般疾病。

藥物升降浮沉的特性，在達到特殊的治療效果同時，也帶來一個問題。例如說黃芩是一味清熱解毒藥，氣寒味苦，從藥物本身的升降特性來說，偏重於沉降，那當我們頭面部有火熱證時，黃芩的這個沉降特性使得它不能很好地治療頭部的熱證，那該怎麼辦呢？怎樣才能既保全黃芩本身的寒涼性能，又能使黃芩獲得一種升浮的特性呢？這就要對藥物進行一些處理，來改變藥物原來的升降特性，這種處理在中醫上也稱為「炮製」。李時珍在《本草綱目》中提到兩種改變藥物升降特性的方法，他說：「升者引之以鹹寒，則沉而直達下焦；沉者引之以酒，則浮而上至顛頂。」根據這個思路，就能很好地解決黃芩的升降問題，只要對黃芩進行酒炒，就能使黃芩既保留原來的寒涼性能，又獲得升浮的特性，從而可以更好地用來治療人體上部的熱證。同樣的道理，如果把溫熱的藥物用鹽水炒過，那就能使它具有一種沉降的特性，例如說杜仲、益智仁、補骨脂等藥用鹽水炒過，藥性就能沉降到下焦，從而更好地發揮補腎溫陽的作用。除此之外，用醋炒藥物，能增強藥物的收斂、止痛作用；用薑汁炒藥物，則能增強藥物的發散性能等等。這是利用炮製來改變藥物升降沉浮特性的幾種常用方法。對藥物進行炮製，除了能改變藥物的升降沉浮特性之外，還有以下作用。

第一，降低或消除藥物的毒性或副作用。如半夏、天南星用薑汁製，大戟、甘遂用醋製後可以降低毒性；何首烏用酒蒸後可以去除致瀉的副作用等等。

第二，改變藥物的性能。除了上面講到的對藥物升降性能的改變之外，還可以改變藥物的其他性能。如生地的作用是涼血清熱，如製成熟地後作用就變為滋陰補血；薏仁生用可以利濕消腫，炒熟用則變為健脾助運；大黃生用主要用於瀉下通便，用酒製後作用變為活血化瘀；當歸的主要作用是補血活血，炒成炭後可以用來止血等等。

藥物炒成炭後為什麼會具有止血作用呢？關於這一點，中醫的解釋是「血見黑則止」，這句話該怎麼理解呢？為什麼黑色具有止血作用呢？這需要從五色和五行的關係中去尋找答案。炭為黑色，黑屬水，而血為紅色，紅屬火，水能剋火，所以黑色的炭就有止血作用。對於中醫的這個「血見黑則止」的理論，很多人都覺得很難理解，他們認為藥物炒成炭之後，有效成分都破壞掉了，哪裡還能有什麼止血作用？但我認為，絕對不能只考慮中藥的有效成分，而是要從藥物的自然特性、天地造化上去思考和研究。在防毒面具、淨水裝置上常用到活性碳，這就是利用了活性碳吸附性強特性，它能吸附空氣或水中的大顆粒物質。因此，我們可以認為，藥物炒成炭後也能吸附血液中各種細胞成分，從而達到止血的作用。如果對中藥的認識就局限在有效成分上，那我們就不可能全面地認識中藥。舉個簡單的例子，同一品種的兩隻雞，一隻關在雞籠裡，餵牠吃飼料，一隻放在山上，讓牠自己去覓食，養上三個月後殺來吃，這兩隻雞的味道一樣嗎？不一樣。哪隻味道好？當然是後面這隻。這就是天地造化的奧妙，不是單單一個有效成分就可以解釋得了的，所以對中藥的認識，一定要從天地造化上去參悟、去思索，這樣才能真正領悟和感受到中藥的無窮奧妙。

第三，增強藥物的療效。如玄胡用醋製後可以增強止痛作用，紫菀、款冬花用蜜炙後可以增強潤肺止嗽的作用，當歸用酒炒後可以增強活血作用等等。

第四，引藥入經。這種炮製方法往往是利用五味入五臟的關係，用不同味道的液體對藥物進行炒製，使藥物能更好地作用於某一臟腑。如利用鹹能入腎的原理，用鹽水來炒製知母、黃柏、杜仲、補骨脂等藥，使這些藥物能更好地作用於腎臟；利用酸能入肝的原理，用醋來炒製柴胡、青皮、鱉甲等藥物，使這些藥物能更好地作用於肝臟；利用甘能入脾的原理，用蜂蜜來炙甘草、黃耆等藥物，使這些藥物能更好地發揮補脾的作用等等。

每味藥物都有著自己的自然特性，當兩味藥配合在一起使用時，它們之間就可能產生各種變化。有些變化是對治療有益的，如增強療效、降低毒性等，這些就需要加以利用；而有些變化對治療是有害的，如降低療效、增加毒性或產生副作用等，這些就需要加以避免。中醫通過觀察和總結，認為藥物之間的配伍有七種主要的類型：

單行。「單」，就是單獨，單行也就是指不需要其他藥物輔助，單獨使用某一味藥物就能發揮其治療作用。例如說，人體元氣潰散、大汗淋漓、面色蒼白，甚至大小便失禁、神志不清，這個時候就可以單用一味人參，濃煎後服下，稱為「獨參湯」，能迅速起到補氣固脫的效果。

相須。兩種藥物作用類似，一起合用可以彼此增強療效的，稱為「相須」。如知母與黃柏同用，可以使滋陰降火的功效得到明顯的增強；黃耆和黨參同用，可以使補氣固表的作用明顯增強；藿香和佩蘭同用可以增強化濕的功效等等。

相使。使是佐使、輔助的意思，當兩味藥同時使用，一味藥為主，一味藥為輔，輔藥可以增強主藥作用的，稱為「相使」。如「黃耆使茯苓」，同用後可以增強補氣利尿的作用。

相畏。一種藥物的毒性和烈性受到另一種藥物的抑制，稱之為「相畏」。如半夏的毒性能受到生薑的抑制，我們就稱「半夏畏生薑」。

相殺。一種藥物能消除另一種藥物的中毒反應稱為「相殺」。如服用巴豆中毒，用綠豆可以解除，我們就稱「綠豆殺巴豆」。

相惡。一種藥物能破壞另一種藥物功效的，稱之為「相惡」。如萊菔子能破壞人參的補氣作用，所以我們稱「人參惡萊菔子」。

相反。兩藥同時使用，會產生毒、副作用的，稱為「相反」。如烏頭和半夏同用、甘草和甘遂同用等都會導致不良反應的出現，所以我們稱「烏頭反半夏」、「甘草反甘遂」。這種相反的關係在中藥的配合使用中屬於配伍禁忌，最好不要同時使用。

在中醫的實踐過程中，配伍禁忌共總結為「十八反」和「十九畏」，可供我們參考。「十八反」是貝母、半夏、白芨、白蘞、栝樓反烏頭，細辛、芍藥、人參、沙參、丹參、苦參、玄參反藜蘆，大戟、甘遂、芫花、海藻反甘草。「十九畏」是硫礦畏朴硝，水銀畏砒霜，狼毒畏密陀僧，巴豆畏牽牛，丁香畏鬱金，牙硝畏荊三稜，川烏、草烏畏犀角，人參畏五靈脂，官桂畏赤石脂。這裡的「畏」也是指兩種藥物配伍會產生毒副作用的意思，不同於上面「相畏」的「畏」。「十八反」和「十九畏」是中醫在實踐中積累的藥物配伍禁忌，但在臨床中有很多「十八反」、「十九畏」同用的方劑，如「海藻玉壺丸」中就有海藻和甘草同用，所以這些配伍禁忌並非是完全不能一起使用的，還需要在實踐中加以注意。

通過上面的內容，我們大致了解了中藥治病的機理和奧妙，但是單味藥的作用畢竟比較單一，而且有很大的局限性，有些藥還有一定的毒性，要利用這些藥物來治療複雜多變的疾病，就需要將這些藥物進行合理的配伍，使各種藥物的特性能結合為一個新的整體，從而使藥物的治療作用能發揮到最大、藥物本身的毒副作用降低到最小。這種按照一定規律和原則配合在一起的中藥組合稱為「方劑」，在民間也稱為「湯頭」。

【第二十章】湯頭揭祕

「湯頭」的組成原則
劑型和功效
如何煎製中藥
中藥的服用方法
忌口雜談

湯頭，在中醫學上也稱為方劑，是多種中藥的有機組合，最終目的就是糾正人體內在的平衡失調。

我們知道，每一種疾病對人體平衡造成的破壞都是多方面、多環節的，例如說風寒邪氣侵襲人體，既能造成人體汗孔開合障礙，又會導致血脈收縮、鼻竅閉塞、肺氣不宣等病理變化，在對藥物進行配伍組成湯頭的時候，就需要考慮這些病理變化的主次輕重，並在湯頭中加以體現，這樣才能在疾病的治療中取得良好的療效。在《內經》中就已經提到了湯頭的組成原則，其中說「主病之藥為君，佐君之藥為臣，應臣之藥為使」，這個原則在後世醫家的補充和完善下，逐漸形成了現在的「君、臣、佐、使」的組成原則。下面我們就來看看，君、臣、佐、使在湯頭中到底是什麼含義。

君藥。君是一個國家的主宰，在湯頭中，君藥就是對疾病起主要治療作用的藥物，它是一個方子的靈魂所在。一個方子如果沒有君藥，就好比一支隊伍沒有首領，勢必無法在戰場上取得勝績，所以君藥對一個湯頭來說，其作用和地位是無可替代的。在一個方子中，君藥往往體現在劑量最大上，李東垣就說：「君藥分量最多，臣藥次之，佐使藥又次之，不可令臣過於君。」君藥劑量最大，其意義在於能使君藥的藥性得到充分的發揮，不至於受到其他藥物的影響和牽制，這就好比做菜，主料和副料之間的分量關係一定不能顛倒，這樣才能保證主料的色、香、味能得到充分的體現。

臣藥。臣是君的輔佐，所以臣藥也就是對君藥能起到輔助作用的藥物。在這裡「助」有兩方面的含義，一是輔助和加強君藥對疾病的主要環節起到治療作用，二是對疾病的次要環節或兼證起到一定的治療作用。

佐藥。佐藥有三個含義。一是佐助，就是配合君藥和臣藥，加強對疾病的治療作用。二是佐制，就是消除君藥、臣藥的毒性，或者是制約君藥、臣藥的峻烈之性。如治療濕痰咳嗽的「二陳湯」，由半夏、橘紅、茯苓、甘草、生薑、烏梅組成，其中生薑就是佐藥，它既可以佐助半夏和橘紅起到溫化寒痰作用，又能佐制半夏的毒性和烈性，以減少半夏對人體產生的副作用。三是反佐。在臨床上有時會遇到這樣的情況，明明是寒證，但是當使用熱藥進行治療時，病人卻會對藥物產生格拒反應。這是因為病邪深重，盤踞在人體臟腑之中，當它發現進入體內的藥物是針對它而來，就會產生一種抵抗，以抵制對證的藥物順利進入體內。對這樣的病症，我們就需要對藥物的性能進行一些偽裝，使它表面上具有一種和疾病性質相類似的特性，從而迷惑病邪，使藥物能順利進入到體內，發揮應有的治療作用，這種方法，在中醫上就稱為「反佐」。例如說，寒證本來應該用熱藥進行治療，但如果寒邪較重，它就會對熱藥產生格拒，使熱藥無法發揮應有的作用，這時就可以通過「反佐」的方法（如在大量熱藥中加入少量的寒涼藥）來進行治療。

張仲景的《傷寒論》中有這麼一段記載：

少陰病，下利，白通湯（附子、乾薑、蔥白）主之。少陰病，下利脈微者，與白通湯，利不止，厥逆無脈，乾嘔煩者，白通加豬膽汁湯主之。

少陰病的下利（大便泄瀉）主要是寒邪損傷腎中所藏的元陽而造成的一種疾病，所以張仲景用白通湯來治療，其中乾薑、附子可以溫補元陽，蔥白可以驅除寒邪，是治療少陰病下利的對證方劑。但有些人服用白通湯後反而會出現下利不止、厥逆無脈、乾嘔煩躁等症狀，這又是什麼原因呢？這就是因為寒邪較重或人體元陽損傷嚴重而出現了「格拒」現象，對待這類病人，張仲景提出了用「白通加豬膽汁湯」的方法來進行治療。「白通加豬膽汁湯」就是在白通湯溫陽散寒的基礎上，加入了豬膽汁一味寒涼藥物，使整個方子具有一種寒涼的假象，而盤踞在體內的寒邪受到這個假象的迷惑，就不會對進入體內的熱藥產生排斥和抵制，這就能有效消除病邪對藥物的格拒現象，使白通湯的溫陽散寒功效得以順利實現。這就是反佐方法的具體運用。

使藥。使藥也有兩方面的含義，一是引經，二是調和。在上一章中講過，中藥具有歸經的特性，也就是不同的藥物可以對不同的經絡或臟腑產生特殊的治療作用，我們在治療疾病時就可以根據中藥歸經的特性，選擇某些歸經作用比較突出的藥物來引導其他藥物更好地作用於病變經絡和臟腑，這在中醫上就稱為「引經」。例如頭痛，太陽穴頭痛屬少陽經，可以在藥方中加入對少陽經有突出作用的柴胡做引經藥；巔頂頭痛屬厥陰經，可以加入對厥陰經有突出作用的吳茱萸做引經藥；後腦勺疼痛，牽連頸項部的屬於太陽經，可加入對太陽經有突出作用的羌活；前額頭痛屬陽明經，可加入對陽明經有突出作用的白芷；頭痛牽連齒頰部的屬少陰經，可加入對少陰經有突出作用的細辛；頭痛而伴有腹瀉的屬太陰經，可加入對太陰經有突出作用的蒼朮等等。通過這些引經藥的引導作用，往往能增強藥物對病變經絡和臟腑的作用效果，而這些引經藥物在整個方劑中就是使藥。

使藥的另一個含義是調和諸藥，「調和」也包含了兩層含義，一是調和藥性，二是調和藥味。調和藥性的作用在於使各種藥物的不同特性能夠協調和統一，綜合為一個整體，這樣才能在治療中發揮每一味藥物的最大功效。調和作用在湯頭中的重要性可以用一個比喻來說明。如果可以把疾病看作是侵入人體的敵人，湯頭就是消滅敵人的軍隊，組成湯頭的各種藥物就是士兵，想要軍隊有很好的戰鬥力，首先就要保證軍隊內部的團結和合作，所以調和藥性對一個藥方來說，是保證整個藥方能發揮最大療效的基礎。調和藥味又是什麼意思呢？凡是喝過中藥的人都會有這樣一種體會，那就是中藥大多很苦、很難喝，所以有句話叫「良藥苦口」，但苦味也會帶來很多負面影響，如病人不願意喝、引起胃的噁心嘔吐反應等。這時我們就需要對藥方進行矯味，利用一些有甜味的藥物來降低中藥的苦味，從而減少苦味對治療帶來的不利影響。

在中藥中有一味藥物既可調和藥性又有調和藥味的作用，那就是甘草。甘草有個別名叫「國老」，李時珍在《本草綱目》中稱甘草「能調和諸藥之性，故稱國老」，因為味甜，所以稱「甘草」。甘草的這個特性，往往被用作為一個方劑的使藥。看看歷代的方劑，甘草的使用頻率無疑是最高的。

以上君、臣、佐、使四類藥物的合理搭配就形成了一個既突出重點又協調統一的方劑，這樣的方劑就好比是一支訓練有素、紀律嚴明、指揮得當的軍隊，在和疾病的鬥爭中，自然是無往而不勝的。

有了好的軍隊，如果沒有好的戰術安排，還是無法在戰場上取得好的戰績。如果想要在戰場上百戰百勝，那就需要隨時根據敵人的強弱盛衰來決定戰略方針。《孫子兵法》有一段關於作戰方針的文字：

> 用兵之法，十則圍之，五則攻之，倍則分之，敵則能戰之，少則能逃之，不若則能避之。故小敵之堅，大敵之擒也。

這段話的意思是：用兵的方法應該是這樣的，有十倍於敵人的兵力就包圍殲滅敵人，有五倍於敵人的兵力就猛烈進攻敵人，有一倍於敵人的兵力就分割消滅敵人，有與敵相當的兵力則可以考慮抗擊的方法，比敵人兵力少時可以考慮逃脫的方法，而和敵人相差較大時就應該考慮避免和敵人正面爭鋒，如果自己力量薄弱卻一定要和敵人頑強硬拚的話，那就會被強敵所俘獲。根據疾病的不同性質來制定不同的用藥方針對治療的效果來說，同樣是非常重要的。如果把疾病看成是人體正氣和外界邪氣的一場戰爭，而正邪雙方的力量對比情況就決定了在治療中所應該採取的手段。例如說有些疾病需要急攻，而有些疾病卻需要緩攻，有些疾病又需要守中帶攻，有些疾病還需要純守不攻，那麼中藥方劑靠什麼來實現這個「攻」或「守」的目的呢？這就要利用中藥方劑的不同劑型來實現。在中藥方劑中，常見的劑型有湯劑、散劑和丸劑。

湯劑。是最常用的一種劑型，也是我們最為熟悉的一種劑型，就是將配好的中藥用水或黃酒進行浸泡和煎煮，然後去除藥渣，取汁服用的一種中藥劑型。平時說的吃中藥主要就是指中醫上的湯劑。這個湯劑在治療中能起到什麼樣的作用和效果呢？中醫上有句話叫「湯者，蕩也」，蕩就是掃蕩、蕩滌的意思，這就表明中藥湯劑具有掃蕩和蕩滌病邪的作用。湯劑的這種特性和它自身的劑型特點有著直接的關係，通過水或黃酒的溶劑作用，中藥中的有效成分能充分溶解到水或黃酒中，當藥汁進入胃以後，可以迅速吸收入血液循環，從而在短時間內起到對人體病變臟腑的治療作用。所以湯劑最大的特點就是藥力大、易吸收以及見效快，適合於各種類型疾病的治療，尤其是適用於對急症和重症疾病的治療。重症和急症的發生，無非是兩個原因，一是邪氣熾盛，二是正氣衰微。這就好比兩軍交戰，敵過於強盛而我過於衰弱，這時只有用重兵才能解危救困，有望獲得戰爭的勝利，而湯劑就相當於「重兵」。例如說，遇到熱邪亢盛，導致人體出現高熱、大汗、口渴、便祕等「陽明腑實證」，就要用「大承氣湯」這樣的湯劑，只有具有蕩滌特性的湯劑才能迅速清除體內閉結的邪熱。再例如，中醫治療大出血或久病重病之後元氣外脫，出現大汗淋漓、面色蒼白、神志昏迷等「亡陽證」，就需要使用「獨參湯」這一類的湯劑，只有具有勢大力宏的特性的湯劑才能救危難於頃刻。

散劑。是指將配好的藥物研碎，使之成為混合均勻的乾燥粉末，既可以外用，也可以內服的一種劑型。外用的散劑主要用於調敷患處或是吹摻瘡面，可以起到止血生肌、腐蝕贅疣、化瘀消癰等作用，如治療咽喉紅腫的冰硼散，治療肌膚潰爛不能癒合的生肌散等等。在這裡我們要重點探討的是內服散劑的性能特點。內服散劑根據藥物研末後的粗細程度，在服用上也有兩種不同的方法，藥末極細的，可以直接用開水沖服，而藥末較粗的，可以用水煎煮後取汁服用。內服散劑的最大特性就是「發散」，既可以用於發散邪氣（如風、寒、熱等），也可以用於發散氣血，所以中醫上治療邪氣在肌表或是體內氣血不暢的疾病，常採用散劑這種劑型。如治療風寒感冒有「香蘇散」（香附、陳皮、蘇葉、甘草四味藥為粗末，用水煎服），治療風熱感冒有「銀翹散」（銀花、連翹、淡竹葉、荊芥、牛蒡子、豆豉、薄荷、蘆根、甘草，上藥共杵為散，水煎至香氣大出，取汁服用），治療氣血鬱滯、四肢逆冷有「四逆散」（柴胡、枳實、白芍、甘草四味等份搗末，溫開水沖服），治療肝氣鬱結化火導致的心腹疼痛有「金鈴子散」（金鈴子〔即苦楝子〕、延胡索兩味藥共為細末，每服用酒調下9克），這些都是利用散劑的發散特性而創造出來的有效方劑。

丸劑。是將藥物研成細末，以蜜、水或米糊、麵糊、酒、醋、藥汁等作為賦形劑而製成的圓形固體劑型。丸劑進入胃部以後，隨著藥末不斷溶解，能持續地發揮藥理作用，因此丸劑具有吸收緩慢、藥力持久的特性。所以中醫上稱「丸者，緩也」，這就非常類似於現代西藥中緩釋劑的作用。且丸劑體積小，攜帶、儲存、服用都比較方便，易於長期使用，很適合用於慢性病或療程較長疾病的治療。如治療瘧母症（相當於現代的肝腫大）有鱉甲煎丸，治療瘀血留結胞宮（如現代的子宮肌瘤）有桂枝茯苓丸等等，這就是利用了丸劑藥力和緩而持久的特性，能對腫塊起到持續的消磨作用，而且易於堅持，方便患者服用。此外中藥中有些藥物含有大量的揮發性成分，這些揮發成分在煎煮過程中會大量喪失，從而導致藥效降低或消失，對這些藥物的使用，就需要運用丸劑來保全藥物的藥效。如安宮牛黃丸、蘇合香丸等，這些藥方中含有牛黃、麝香、蘇合香、冰片等易於揮發的藥物，如果使用湯劑或散劑，往往會在煎煮的過程中使藥物的有效成分揮發而降低藥效，所以也需要使用丸劑這種劑型來保全藥物的藥性。除了保全揮發性藥物的性能，丸劑還有一個作用，就是使藥力峻猛的藥物在治療疾病的同時盡可能降低對人體正氣的損傷。如中醫上用於治療水腫腹堅、大小便祕的舟車丸，就是利用丸劑的特性，使方中的芫花、甘遂、大戟、黑丑、大黃等攻下逐水的藥物既能去除蘊結在體內的水飲，又能使藥性緩慢釋放，從而減少這些藥物對人體正氣的損傷。

在臨床上，根據製作丸劑的賦形劑不同，常見的有蜜丸、水丸、糊丸以及濃縮丸等幾種類型。蜜丸，是將藥料細粉用煉製過的蜂蜜做賦形劑製成丸，蜂蜜具有一定的甜味，能起到一定的矯味作用，使藥丸易於入口。此外，蜂蜜對人體具有補益作用，所以蜜丸常用於慢性虛弱性疾病的治療，如治療中氣虛弱的補中益氣丸、治療肝腎虧損的石斛夜光丸等就使用了蜜丸的劑型。水丸，是將藥物細粉用冷開水或酒、醋以及某些藥物煎成的汁水相混合而製成的丸藥。水丸和蜜丸相比，具有易於崩解、吸收快、丸粒小、易於吞服等特點，是一種最為常用的丸劑，如保和丸、六神丸等。糊丸，是將藥物細粉用米糊、麵糊等製成丸劑，糊丸黏性大，崩解時間比蜜丸及水丸都要長，服用後在體內吸收緩慢，作用時間長，既可以延長藥效，又可以減少對胃腸道的刺激，如犀黃丸等。濃縮丸，是將方中某些藥物煎汁濃縮成膏，與其他藥物細粉混合後再行乾燥、粉碎，用水或酒製成丸劑，它比上述其他丸劑所含的有效成分多、體積小，易於服用，可用於各種疾病的治療。

從湯劑、散劑和丸劑各自的特點中不難看出，對於不同性質的疾病來說，選擇一個合適的劑型，對療效有著不同的影響。例如說對於兩個大便閉結不通的患者，其中一個是外界熱邪侵入胃和大腸，和腸中糟粕物質結合而形成燥屎，導致大便閉塞、腹滿脹痛、高熱汗出等症。這時人體正氣未衰但邪氣熾盛，在治療時只有使用「重兵」才能迅速「剿滅」賊邪，從而維護人體正氣的安康，所以常選用「大承氣湯」這樣的湯劑來起到掃蕩病邪的效果。而另一個是年老體衰，陰血虧耗，腸道失去濡養而導致的大便乾結不通，這時需要通過滋養陰血使腸道潤滑，才能順利排出腸中的糟粕物質，因此在劑型選擇上就不能使用「大承氣湯」這樣的湯劑來急攻，而是要選用「麻仁丸」或「五仁丸」這樣的丸劑來「緩攻」，在滋養陰血、扶持正氣的基礎上，再清除停留在體內的糟粕。否則，不但不能起到通便治病的效果，反而會因為過度攻下，耗竭患者的元氣，導致疾病的加重或惡化。所以一個合適的劑型對疾病的治療來講有著不可忽視的作用。

在上述各種中藥劑型中，適用面最廣，臨床使用最多的劑型就是湯劑。從湯劑的概念中也可以看出，湯劑的最重要一點就是需要煎製，我們平時也稱之為「熬藥」。湯劑的煎製過程也會直接影響藥物療效的發揮，清朝名醫徐靈胎就認為「煎藥之法，最宜深講，藥之效不效，全在乎此」。下面我們就來簡單介紹一些關於中藥煎製的常識。

要煎製中藥，首先要有煎藥的器皿，中醫有「銀為上，磁（瓷器）次之」的說法，這是因為銀器和瓷器都具有化學物質穩定、不容易和藥物成分發生化學反應的特性，所以為煎煮中藥的最佳選擇。但現在一般不可能使用銀器來煎煮中藥，只要採用有蓋的陶瓷沙鍋就可以達到目的。有了煎藥的器皿，還要有溶劑，中醫上用來煎藥最常用溶劑就是水。關於水，原先在中醫上也有很多講究。古書上記載，根據疾病的不同，常選用長流水（江河中的水，因其有流動的特性，所以中醫常用來煎煮蕩滌邪穢的藥物）、甘瀾水（用勺將水揚之千萬遍，使水中產生大量氣泡，這種水稱為甘瀾水，具有補益脾胃的功效）、雨水（春季的雨水具有升發的特性，所以可以用於疏理肝氣）、井水、雪水等不同的水來煎煮藥物，現在一般使用自來水、礦泉水、純淨水等水質純淨的水來煎藥，通常情況下對疾病的治療影響不大，用水量一般以浸沒藥物一寸左右為宜。器皿有了，溶劑也有了，還需要有火。火有大火（又稱武火）和小火（又稱文火）之分，一般煎煮中藥都採用「先武後文」的方法，也就是說，先用大火煮沸，然後用小火慢熬，通常煎煮時間為水沸騰後十五至二十分鐘為宜。此外，不同作用的方劑，也應該採用不同的煎煮方法。例如發散藥、攻邪藥就應該用武火急煎，煎煮時間相對要短，以迅速發揮藥物的峻烈性能；而滋補藥、調和藥就應該用文火慢煎，煎煮時間相對要長，使藥物中的滋補成分能充分煎出，並能緩和藥性，持久發揮藥物的滋補效果。

此外，不同的中藥對煎製也有著不同的要求，我們在接觸中藥處方時常可以見到先煎、後下、另燉、烊化、沖服等名詞，這就是對某些特殊藥物提出的特別煎煮要求。下面我們就來了解一下這些名詞的含義。

先煎。指這類藥物需要先行煎煮十至二十分鐘，然後再加入其他藥物一起煎煮。一般來說，介殼類藥物（如龜板、鱉甲、牡蠣、瓦楞子、珍珠母、石決明等）、礦物類藥物（如紫石英、石膏、磁石、代赭石等）由於質地堅硬，通常需要使用先煎這種方法，使煎煮時間延長，有利於藥物成分的煎出。還有有些具有毒性的藥物，長時間的煎煮可以使毒性下降，這時也需要使用先煎的方法，如附子、川烏、草烏等，通常需要先煎二十至三十分鐘，如劑量大的往往需要先煎一小時左右，以降低和消除藥物毒性。此外，泥沙多的藥物（如灶心土、糯稻根等）以及質輕量大的藥物（如蘆根、白茅根、竹茹等）也需要先煎取汁，待汁水澄清後，取上面的清液代水來煎煮其他藥物。

後下。指這類藥物需要在其他藥物即將煎好時（一般在藥物煎好前五分鐘左右）再放入煎煮。這種煎煮法適用於氣味芳香、富含揮發物質的藥物，如薄荷、砂仁、豆蔻、肉桂等，通過後下的方法，可以減少藥物有效成分的走散。

另煎（燉）。指這類藥物需要單獨煎製或是燉製，再將煎（燉）好的藥汁和其他藥物煎成的藥汁兌在一起服用。這種煎煮法一般適用於貴重藥物，另煎（燉）可以盡量保存藥物的有效成分，同時也可以避免貴重藥物的有效成分被同煎的其他藥物吸收。例如人參在煎煮時就應該切成小塊，單獨放入有蓋的盅或碗內，隔水燉兩、三小時，再取汁和其他煎好的藥汁一起兑服。又例如說羚羊角在煎煮時就應該切成薄片，單獨煎煮兩小時左右，取其汁水和其他藥汁一起服用。

烊化。這種方法多用於膠質或黏性大的藥物，如阿膠、鹿角膠、龜板膠、飴糖等，這些藥物在使用時需要先單獨加溫熔化，然後再放入煎好的藥汁中趁熱攪拌，或是再稍微煎煮，使藥物完全溶解再進行服用。這樣可以避免這些黏性大的藥物黏附在鍋底和藥渣上，影響藥物療效的充分發揮。

沖服。對某些貴重而又易於揮發的藥物，就需要將藥物研成細粉，然後直接沖入煎好的藥汁再進行服用。例如說牛黃、麝香、沉香、三七、川貝、肉桂、紫河車、血竭等就需要使用沖服這種服用方法。

藥物煎煮好了，下面就該服藥了。正確掌握服藥的時間和服藥的方法對藥物的療效也有著不小的作用，如果你平時從來沒有注意過這個問題的話，那就隨我來看一看吧。這裡面還是有著很多講究的。一般來說，治療頭面或是心胸等上焦部位的疾病，應該在飯後服藥，這樣可以使藥性長時間停留在人體上部，從而對疾病發揮持續的作用；而治療肝腎或是身半以下部位的疾病時，就應該在飯前服藥，這樣可以使藥效直達下焦，起到力專勢宏的效果。此外，滋補類藥物大多適合空腹時服用，這樣有利於藥物中的滋補成分被人體充分吸收和利用。

以上是服藥時間上需要注意的地方，下面再來看看服藥次數上有什麼講究。

一般中藥的服藥次數為一天服用兩次，也就是一劑藥物煎煮兩次，將兩次獲得的藥汁混合，分早、晚服用，有時也可以分早、中、晚三次服用。遇到病情緊急的時候，可以將兩煎獲得的藥汁一次頓服，或一天服用兩劑以增強療效。遇到高熱不退、熱勢瀰漫的患者，可以將藥物煎好後頻頻服用，以起到持續的作用效果。如病情穩定，僅是用藥鞏固或預防復發的時候，也可以採用隔日服用一劑，甚至隔兩至三日服用一劑的方法。

在服用中藥後，我們還需要注意一些飲食上的宜忌，以避免因飲食不當而造成藥效降低或抵消，這在中醫上也稱為「忌口」。一般來說，服用發散風寒類藥物時，要注意避免過食生冷、黏滑、油膩等食物，以免影響發汗效果；服用補氣類藥物（含人參的中藥）時，要注意避免食用蘿蔔、芥菜等破氣的食物，以免降低人參的補氣效果；脾胃病患者需要注意避免辛辣、菸酒等刺激性較大的食物；失眠患者要注意避免濃茶、咖啡、可樂等含有興奮物質的食物；咳嗽患者要注意避免食用魚、蝦、蟹等腥味食物；癰瘍（相當於西醫的化膿性軟組織感染）以及熱病患者要注意避免食用羊肉、狗肉、鹿肉、鵝肉、雞肉等助陽生風的食物等等。注意這些細節，有助於藥物發揮出最大的療效，使疾病在最短的時間內康復。

治療疾病的「士兵」（中藥）已經有了，「軍隊」（方劑）也組織好了，「作戰方針」（劑型）也確定了，「軍紀」（煎藥法、服藥法、忌口）也宣布了，下面就要向疾病發起總攻了。在進攻過程中，需要根據疾病的虛實、部位的深淺、病程的長短等具體情況來制定具體的「作戰方案」（治法），這樣才能所向披靡。下面就讓我們一起走進這變幻莫測、精彩紛呈的治法天地，看看中醫如何運用計謀策略來制敵取勝、剿滅病邪。

【第二十一章】治病八法之汗法

治病八法
什麼是汗法？
汗法的原理和適應證
實證的汗法
虛證的汗法
汗法的禁忌證

疾病的產生無非是各種內外因素引起人體內在動態平衡失調的結果，那麼對疾病的治療，當然也就是以恢復人體固有的動態平衡為目的。根據疾病對人體平衡破壞的不同情況，中醫創造了很多的方法來恢復人體原有的動態平衡，這些方法我們稱之為「治法」。如外感風寒會導致惡寒發熱、頭痛無汗、骨節痠痛等症狀，這時人體內在的平衡失調主要在於風寒邪氣閉塞汗孔，所以在治療時就採取了使機體發汗的方法來疏通汗孔、發散風寒，從而恢復被風寒所破壞的內在平衡，這種發汗的方法，就是中醫上的一種治法。

我們前面講過，疾病的性質無非就是兩類，一是人體基本物質虧損而導致的虛證，另一類就是內外邪氣破壞人體臟腑機能而造成的實證，所以中醫的治法總的來說離不開兩個原則，那就是「補正」和

「祛邪」。也就是說，中醫的任何治法都是圍繞著「祛除外來邪氣，補充自身正氣」這個原則來進行。中醫通過望、聞、問、切所獲得的各種證據來了解和判斷疾病的虛實情況，並根據疾病虛實而分別採用「補虛」或是「祛邪」的治療方法。如果是虛證，根據虧虛的物質不同而有不同的補法；如果是實證，根據邪氣的不同性質和部位，又有不同的祛邪方法。因此在補虛和祛邪的原則上，又可以演化出豐富多彩的治法，清代醫家程鐘齡根據歷代醫家的治療經驗，歸納出八種主要的治法，這就是沿用至今的「治病八法」。「八法」為：汗法、吐法、下法、和法、溫法、清法、消法和補法，通過這八種基本的方法，我們對疾病的治療就有了一個基本的準則。從這一章起，就逐一來探討這八種治療方法。

汗法，就是通過發汗來治療疾病的一種方法，主要用於各種邪氣侵犯肌表而引起的表證。

中醫認為汗液的產生是「陽加於陰」的結果，意思就是說，人體汗液的產生，主要是陽氣蒸騰陰液，使之從汗孔排出體外的結果。其中人體陽氣對陰液的蒸騰是汗液產生的重要條件，所以當陽氣對陰液的蒸騰受到影響，就會導致人體汗液排泄的障礙，出現出汗不暢或無汗的症狀，這時就需要使用汗法來治療。

由於人體陽氣對陰液進行蒸騰形成汗液的這個生理過程主要是在人體的肌表得以實現，所以當各種外邪侵犯人體肌表，阻遏陽氣的蒸騰作用時，往往就會造成出汗障礙，這就形成了前面講過的「表證」。表證的主要特徵就是具有惡寒發熱的證候，而惡寒發熱正是人體汗孔閉塞、汗液排泄障礙、人體產熱散熱失衡的結果。既然表證是人體汗液排泄障礙所引起，那麼治療當然就是以恢復汗液的正常排泄為根本，這就要靠汗法來實現。

外來的邪氣主要有六種，在中醫上稱為「六淫」，分別是風、寒、暑、濕、燥、火，這些邪氣對人體汗液的生成與排泄的影響往往不是單獨的，而是相互夾雜的。例如說風邪和寒邪一起侵犯人體引起風寒表證，風邪和熱邪一起侵犯人體引起風熱表證，暑邪和濕邪一起侵犯人體引起暑濕表證等等，都會造成人體汗液生成與排泄的障礙，從而導致惡寒發熱、無汗頭痛等症狀的出現，而且由於不同的邪氣具有不同的特性，所以治療時也應該根據邪氣的不同特性而選擇不同的汗法。

一、辛溫發汗法

本法適用於風寒表證。風寒表證是風邪和寒邪一起侵犯人體肌表、擾亂人體汗液的排泄過程而產生的一類疾病。由於寒邪具有收引和凝固的特性，所以風寒邪氣侵犯人體肌表對人體內在平衡的破壞主要表現在汗孔閉塞和肌表氣血凝滯。汗孔閉塞會出現惡寒發熱、無汗等症狀，而肌表氣血凝滯則會出現頭痛、全身骨節疼痛、頸項不舒、脈象浮緊等症狀，這兩類症狀構成了風寒表證的主要特徵。那麼如何來解決汗孔閉塞和肌表氣血凝滯的問題呢？這就需要採用辛溫發汗的方法。

所謂辛溫發汗，就是指使用味辛性溫的藥物來發汗解表的一種方法。前面我們講過，辛味的藥物具有開通、發散的作用，而溫性的藥物又可以改善肌表血液循環，所以味辛性溫的藥物能有效解除汗孔閉塞和肌表的氣血凝滯，從而迅速改善風寒表證所造成的各種不適。中醫上常用的辛溫發汗藥有麻黃、桂枝、生薑、蘇葉、荊芥、防風、白芷、辛夷、蔥白、淡豆豉等。如果我們偶爾受點風寒，出現頭痛鼻塞、惡寒怕冷、關節疼痛等症狀，喝上一碗熱薑湯，蒙上被子睡上一覺，出一身汗，馬上就會感覺渾身輕鬆，這就是利用了生薑的辛溫發汗的特性。

關於辛溫發汗法，中醫上有一個著名的方劑，那就是麻黃湯。麻黃湯出自漢代張仲景的《傷寒論》，其藥物組成為麻黃、桂枝、杏仁、甘草，適用於感受風寒邪氣，出現頭痛發熱、身疼腰痛、骨節疼痛、惡風、無汗而喘者等症狀者。上面我們講過，汗孔閉塞和肌表氣血凝滯是風寒表證的主要特點，麻黃湯就是根據這個特點而制定出來的一個方劑。方中麻黃性溫味辛，有發汗解表、發散風寒的功效，能解除風寒邪氣引起的汗孔閉塞，為方劑中的君藥；桂枝性溫味辛，有溫通血脈的功效，能解除風寒邪氣引起的氣血凝滯，並能輔助麻黃增強發汗作用，為方劑中的臣藥。麻黃和桂枝的組合，能有效治療風寒表證所導致的惡寒發熱以及頭頸骨節疼痛，也是整個方劑的靈魂所在。

風寒侵襲人體，除了會造成肌表的氣血凝滯，引起頭痛、骨節疼痛、頸項僵直之外，也會對肺臟造成影響。因為肺在人體臟腑中位置最高，又通過氣管、鼻腔和外界相通，是人體臟腑中最表淺的一個臟器，所以也最容易被外來的邪氣所侵襲。我們在第七章中講述了肺臟的生理特性，那就是「主呼吸」和「朝百脈」，風寒邪氣侵犯肺臟，就會影響肺的這兩個生理功能，引起肺部氣血凝滯以及宣發肅降功能失調，從而出現咳嗽、氣喘等症狀，所以麻黃湯中使用了杏仁這味藥。杏仁在功效上有什麼特點呢？李時珍在《本草綱目》中認為杏仁「能散能降，故解肌、散風、降氣、潤燥、消積、治傷損藥中用之」。從這段描述中我們可以發現，杏仁在功效上有三大特點：一是能解肌散風，這個功效可以協助麻黃、桂枝去除肌表的風寒；二是能降氣，這個功效可以恢復肺的肅降功能，改善因肺氣上逆而導致的咳嗽等症狀；三是能治傷損。杏仁的這個功效值得我們注意，傷損的根源是什麼？無非是經脈氣血的瘀滯。杏仁能治傷損，那也就意味著杏仁可以有效地疏通氣血、解除氣血的瘀滯。而風寒邪氣對人體的影響，除了導致汗孔的閉塞，另一個特點就是導致肌表和肺臟的氣血凝滯，所以杏仁的疏通氣血作用，既能協助桂枝疏通經絡的氣血，又能有效地疏通肺臟的氣血，恢復肺臟正常的「朝百脈」和「主呼吸」作用。正因為杏仁具有這三方面的功效特點，所以張仲景選擇杏仁來作為方劑的佐藥。

最後我們來看甘草，甘草被稱為「國老」，具有很強的調和作用，它能使麻黃、桂枝、杏仁三味藥緊密結合為一個整體，從而使整個方劑能夠發揮出最大的功效，為整個方劑的使藥。這就是麻黃湯的組方含義，雖然僅有四味藥物，但卻緊緊扣住了風寒侵襲肌表所造成的汗孔閉塞和氣血凝滯這兩大關鍵，所以能在臨床上取得很好的療效。

麻黃湯治療風寒表證，除了藥物配伍上的巧妙之處，它的服用方法也值得注意。原書稱：「溫服……覆取微似汗。」這句話有三層含義。

第一層含義是「溫服」，就是指藥物煎好後要趁熱服用。在寒冷的冬天喝上一碗熱湯，往往會感覺渾身暖和，甚至冒汗，由此可見，「溫服」這種方法能起到輔助發汗的效果，使麻黃湯的發汗效果更加顯著。

第二層含義是「覆」，「覆」翻譯成現代漢語就是蓋被子。蓋被子對發汗效果有著重要作用，千萬不可忽略。我在初學中醫的時候，有一次感受風寒，出現惡寒發熱、無汗頭痛、全身痠痛等症狀，於是我給自己開了一帖麻黃湯，本以為肯定會藥到病除，可是藥喝下去根本沒有出汗的跡象，病情也無明顯好轉。明明辨證正確，用藥也對證，為什麼會沒效果呢？在反覆翻閱張仲景的《傷寒論》上有關麻黃湯的論述後，我注意到了這個「覆」字。於是我第二天又配了一帖麻黃湯，煎好服下後，蓋上被子睡了一覺。睡到一半，我就感覺渾身發熱，漸漸有汗珠滲出，各種症狀也隨著汗出而明顯減輕。從這以後，凡是遇到這類風寒表證，需要用麻黃湯發汗的患者，我都會囑咐他們喝完藥後要蓋上被子睡上一覺，以充分發揮麻黃湯的發汗效果。為什麼「覆」對發汗有這麼大的影響？我們在上面說到，汗的產生是「陽加於陰」的結果，風寒邪氣侵犯人體肌表，會阻遏人體陽氣的正常運行以及對陰液的蒸騰作用，所以會出現無汗的症狀。但這時體內的陽氣並未虧損，通過「覆」（也就是蓋被子）這種方法能使體內的陽氣得到有效的蓄積，這就好比冬天我們常在農地上蓋上一層塑料薄膜，使蔬菜在冬季也能得到很好的生長。人體陽氣得到蓄積，自然就能蒸騰陰液外出而為汗，所以「覆」這個方法是發汗中不可忽視的一個重要內容。

第三層含義是「取微似汗」，這句話的意思是發汗的程度要以微微出汗為佳，不要過度發汗，使人汗出淋漓。為什麼發汗要以微微出汗為佳，多發點汗對人體會造成什麼樣的影響呢？前面我們講過，人體的氣是依附於血液和津液等液態物質而存在的，如果血液或津液這些液態物質大量丟失，也會導致氣的大量耗損而出現「亡陽證」（中醫上把汗出不止、四肢厥冷、面色蒼白、神志不清、脈象微弱這樣的證候稱為「亡陽證」）。汗液正是人體津液所化生，《內經》上說「汗出溱溱是謂津」就說明了汗液和津液的關係，所以如果發汗過度，導致汗出淋漓不止，不但不能對疾病起到應有的治療作用，反而會造成陽氣隨著汗液外泄，出現「亡陽證」這樣的後果。所以「取微似汗」這個度是發汗效果的一個標尺，只有掌握好這個度，才能使汗出病退，取得最好的治療效果。

以上這三層含義對發汗的效果有很大的影響，如果忽略了它，往往會使治療效果大打折扣，而如果能很好地運用它，則往往能使治療取得事半功倍的效果，這是有關風寒表證的發汗法。

二、辛涼發汗法

本法適用於風熱表證。風熱表證主要是風邪和熱邪一起侵犯人體，導致人體汗液排泄障礙的一類疾病，主要表現為惡寒發熱，往往惡寒輕微而發熱較重，伴有頭痛無汗、咽喉腫痛、口舌乾燥、面紅目赤、脈象浮數等症狀。由於熱邪的特性易於損傷人體陰液，所以對待風熱表證就不能使用辛溫發汗的方法，否則就會加重對人體陰液的損傷，從而出現各種變證。但如果不發汗，那麼汗液排泄障礙又無法解除，有沒有一種既能清熱又能發汗的方法呢？有！這就是中醫創造出的辛涼發汗法。所謂辛涼發汗，就是使用味辛性涼的藥物來發汗，這樣既能起到發汗的效果，又能避免辛溫藥對人體津液的耗損。

辛涼發汗這種方法首創於清朝名醫葉天士，但由於診務繁忙，葉天士本人並沒有專著流傳下來，清朝另一個著名醫家吳鞠通對葉天士的經驗加以總結，寫出了一本專門講述外感熱病的著作，這就是《溫病條辨》[42]。這本書中很多有效的方劑其實都取自於葉天士的醫案，經過吳鞠通的整理和命名，成了流傳至今的著名方劑。其中的「銀翹散」就是一張源於葉天士，但經過吳鞠通整理、命名，治療風熱表證的名方。

銀翹散的主要組成是銀花、連翹、淡竹葉、牛蒡子、荊芥、淡豆豉、薄荷、蘆根、甘草、桔梗。我們先來分析一下銀翹散的組成，不難看出，銀翹散主要由兩類藥物組成：一類是銀花、連翹、淡竹葉、薄荷、蘆根、桔梗、牛蒡子等辛涼藥物，這一類藥物在整個方劑中占有主導地位；另一類是淡豆豉和荊芥這兩味辛溫解表的藥物，在整個方子中只占很小的比例。為什麼要在大量的辛涼藥物中加入少量的辛溫藥呢？這正是銀翹散的巧妙之處，也是值得我們借鑑的地方。這就表明寒熱刺激對人體的汗液生成、排泄有著不同的影響，藥性寒涼的藥物往往會抑制人體汗液的生成和排泄，從而影響最終的發汗效果。如果銀翹散中沒有荊芥和淡豆豉這兩味辛溫藥，而全是由辛涼藥物組成，那麼整個方劑就會因為過於寒涼而影響發汗作用的發揮，而有了荊芥和淡豆豉這兩味藥，既增加了方劑的發汗效果，又不會因為藥物的辛溫性能而助長風熱邪氣對人體津液的損傷，可謂是一舉兩得。

三、解暑發汗法

本法適用於暑濕表證。夏季炎熱，人往往多食冷飲，導致寒濕邪氣蘊積在體內，而肌表又受暑熱邪氣侵襲，汗孔開合失司，體內蘊積的寒濕無法通過汗液排泄到體外，這就形成了以外熱內寒為特點的暑濕表證。其主要表現為發病於夏季、發熱惡寒、頭痛無汗、面赤口渴、胸脘痞悶、舌苔厚膩等。既然暑濕表證具有外熱內寒的特點，那麼治療時也需要根據這個特點來制定合適的汗法，「新加香薷飲」就是針對暑濕表證的特點而組成的有效方劑。

新加香薷飲由香薷、厚朴、銀花、連翹、扁豆花組成。其中香薷是一味治療暑濕表證的主藥，香薷味辛性溫，有很強的發汗解表作用，李時珍稱「香薷乃夏月解表之藥，猶冬月之用麻黃」。通過發汗作用，可以有效治療暑邪導致的汗孔閉塞、發熱無汗等症。此外，香薷還有良好的化濕醒脾作用，因此能有效去除蘊積在體內的寒濕邪氣，治療寒濕內蘊所導致的胸脘痞悶、納食不香、舌苔厚膩等。香薷的發汗解表和化濕醒脾這兩個特性決定了它在暑濕證的治療中不可或缺的地位。方中厚朴、扁豆花的主要功效是溫脾散寒除濕，輔助香薷去除體內的寒濕邪氣；銀花、連翹的主要功效是清熱解表，輔助香薷發散肌表的暑熱。這五味藥共同構成了一個以香薷為中心，既清暑發汗又化濕醒脾的整體，因而能有效針對暑濕表證的外熱內寒的特徵，並取得很好的效果。

上面講了三種不同表證的汗法，這些汗法都是針對人體正氣沒有虧損，僅是外邪侵襲肌表、擾亂人體正常的汗液排泄過程而引起的疾病。對這些表證的治療，只要通過合適的發汗方法，就能使外邪解散、汗液排泄恢復正常，所以上面所講的三種汗法，都屬於實證的汗法。但如果人體自身的正氣不足（也就是中醫稱的虛證），這時再受到外邪的侵襲，出現發熱惡寒等表證時，仍舊使用上述的汗法，就會因為發汗而使人體本來就虧損的正氣更加虛弱，不但無益於疾病的治療，甚至會加重疾病。那麼對這一類虛證的外感，又該如何來處理呢？這就需要用到中醫的扶正發汗的方法。

所謂「扶正」，就是扶持正氣的意思，前面我們提到，人體的基本物質有陰（元陰）、陽（元陽）、氣、血，正氣的虧損也就是這四種基本物質虧耗而導致的，所以「扶正發汗」就是根據患者體內基本物質虧損的種類和程度分別用藥物使虧損的物質得到補充和滋養，在這個基礎上再選擇合適的發汗方法，以發散人體肌表的邪氣，這樣才能達到既去除外邪又不損傷人體正氣的效果。人體陰、陽、氣、血四種物質虧損的臨床表現，在前面的章節中已經提到，這裡我們主要要來探討這四種物質虧損的同時又感受

42《溫病條辨》，為清代吳鞠通所撰。此書仿張仲景《傷寒論》體例，汲取明清溫病學家的學術經驗，繼承了葉天士「溫熱論」學術思想、辨證體系、治療大法和方藥，以簡要的文字，分篇分條論析溫病三焦辨證及治法，並自加小注，全書內容豐富、條理系統，流傳甚廣。

外邪而引起的疾病的治療。

一、滋陰發汗法

本法適用於陰虛外感。這是人體元陰虧耗，又感受風熱邪氣而引發的一類疾病，其特徵是在風熱表證的基礎上兼有陰虛症狀，常見的臨床表現有頭痛身熱，微惡風寒，無汗或有汗不多，乾咳無痰或痰中有血絲，痰少而黏、不易咯出，口渴咽乾，心煩不寐，舌紅少津，脈數而細等等。對待陰虛外感，如果單純使用辛涼發汗的方法，那就會因為陰液外出為汗而導致陰虛症狀加重，所以需要在補養陰液的基礎上再進行發汗，這樣才能避免因為發汗而導致陰液的損傷。「加減葳蕤湯」就是根據滋陰發汗的思路而制定的，其組成是生葳蕤（生玉竹）、蔥白、淡豆豉、桔梗、薄荷、白薇、炙甘草、大棗。方中生玉竹滋補人體虧損的陰液，又不滋膩，為君藥；蔥白、豆豉、桔梗、薄荷、白薇疏散風熱、去除肌表邪氣、解除汗孔的閉塞、恢復汗液的正常排泄，為臣藥；甘草、大棗調和諸藥，且可以資助玉竹的滋養陰液作用，共為佐使藥。整個方劑既能補充人體虧損的陰液，又能發散外來的風熱邪氣，同時避免了發汗藥對人體陰液的損傷，所以清朝名醫何秀山稱本方「為陰虛感冒風溫及冬溫咳嗽、咽乾痰結之良劑」，這就是陰虛外感的發汗法。

二、溫陽發汗法

本法適用於陽虛外感。這是人體元陽虧耗，又感受風寒邪氣而引發的一類疾病。它的特徵是在風寒表證的基礎上兼有陽虛表現，在臨床上常見的症狀有頭痛身熱、惡寒無汗、四肢冰涼、倦怠嗜臥、精神不振、面色蒼白、語聲低微、大便溏瀉、舌淡苔白、脈弱而無力等。人體的陽氣對汗液的生成和排泄有著重要的作用，陽氣虧耗一方面會因為對陰液的蒸騰作用下降而使汗液的正常生成、排泄過程發生障礙，出現無汗和少汗等症狀，另一方面也會因為陽氣對肌表的固攝作用下降而使汗孔的正常開合發生障礙，出現汗出不止甚至亡陽等症狀。因此，在治療陽虛外感證時，需要考慮兩個問題：一是要溫補人體的陽氣，使陽氣對陰液的蒸騰作用恢復正常，這樣才能使人體的汗液得以正常生成和排泄，並解除風寒邪氣所造成的汗孔閉塞、頭痛身熱等症狀；二是要選擇既能發散風寒又不過度開泄汗孔的藥物來驅除侵襲肌表的邪氣，這樣才不會因為發汗過度導致汗孔有開無合而加重對人體陽氣的損傷，甚至導致亡陽證的出現。基於這兩個原則，中醫發明了溫陽發汗的方法，晉朝名醫陶弘景制定的「再造散」就是治療這類陽虛外感的良方。

再造散由黃耆、人參、熟附子、細辛、桂枝、羌活、防風、川芎、煨生薑、炒芍藥、大棗、甘草等十二味藥組成。方中的黃耆、人參、熟附子、大棗、甘草溫補人體陽氣，羌活、防風、川芎、煨生薑、桂枝發散風寒，炒芍藥和營衛而防止發汗過度，全方共同構成一個溫陽發汗的整體。本方可以說是從張仲景《傷寒論》中的麻黃附子細辛湯和桂枝湯組合化裁而來，是陶弘景充分考慮了陽虛外感證的特點而對原有方劑的一種巧妙組合和全新改造，並在新的方劑中賦予了他治療這類疾病的獨特構思。從再造散這個方子中我們可以得到很多啟發，並對借鑑古方治病有很大的意義。下面先來看一下構成再造散的兩個原始方劑——麻黃附子細辛湯和桂枝湯——在構成和功效上有什麼特點。

麻黃附子細辛湯就是由麻黃、附子、細辛這三味藥組成，原書稱其用於治療「少陰病，始得之，反發熱，脈沉者」。少陰是腎經的歸屬，少陰病實質上就是腎中元陽不足，不能溫煦和護衛肌表，而外界邪氣趁機侵犯人體所導致的一種疾病。所以張仲景選擇附子來溫補元陽，麻黃來發散外邪，而細辛內可以助附子溫補，外可以助麻黃發散，從而起到一個由內至外的橋梁作用，整方藥味精練而意義深遠。

桂枝湯由桂枝、芍藥、生薑、甘草、大棗五味藥組成，原書稱其主治「太陽中風，陽浮而陰弱，陽浮者，熱自發，陰弱者，汗自出。嗇嗇惡寒，淅淅惡風，翕翕發熱，鼻鳴乾嘔者」。書中所稱的太陽中風證也稱為風寒表虛證，其實質是陽氣虛弱不能固護肌表，風寒邪氣趁虛侵入人體。我們已經了解，陽氣對肌表的固攝作用表現為防禦邪氣的入侵和防止人體物質過度外泄，當陽氣虧耗的時候，這兩方面的作用都會下降，外則邪氣易入，內則正氣不斂，從而形成上述證候。對這類疾病的治療，既要發散肌表的風寒，又不能過度發汗，以避免人體的正氣隨著汗液的排出而過多消耗，桂枝湯就是在這樣的指導思想下制定的。其中桂枝溫陽發汗，芍藥斂陰和營，以起到發汗而不過度、驅邪而不傷正的效果，正是治療陽氣虧損、肌表不固，又感受外邪所導致發熱惡寒、汗出惡風等症的妙方，所以後人讚桂枝湯「為仲景群方之首，乃滋陰和陽，調和營衛，解肌發汗之總方也」。

在再造散中，陶弘景用桂枝湯來代替麻黃，與附子、細辛相配合，不但增強了溫陽發汗的作用，同時也避免了麻黃發汗作用強烈、易於損傷人體正氣的不利影響，整個方劑對於陽虛外感證的治療更符合疾病的特點。

在這個基礎上，陶弘景還增加了黃耆、人參、防風、川芎四味藥。這四味藥可以看作是兩對，其中黃耆和防風是一對，而人參和川芎又是一對。先來看黃耆和防風這一對。黃耆益氣固表，防風祛風散邪，這兩味藥配合可以起到固表而不留邪、驅邪而不傷正的效果。中醫上治療氣虛自汗、易於感冒的著名方劑「玉屏風散」就是以黃耆和防風為主，再加入了一味白朮而構成的方劑。從「玉屏風」這個方名上就可以看出，黃耆和防風的搭配可以產生像屏風一樣的效果，使肌表既能有效對抗外來的邪氣，又能有效防止正氣的過度外泄，這就是黃耆和防風組合的妙用。再來看人參和川芎這一對藥物組合。人參的主要功效是大補元氣、溫補脾肺，川芎的主要功效是活血行氣、祛風止痛，這兩味藥配合可以起到補而不滯、補中有動、補中有散的效果，使人體陽氣得到補益、肌表氣血得到流通，從而讓風寒邪氣無法在體內立足，這就是人參和川芎組合的妙用。

最後，再造散中還有一味羌活，羌活的主要功效是祛風散寒除濕，能協助上述藥物發散肌表的風寒。此外，羌活還有一個特殊的性能，那就是能引諸藥入太陽經。「太陽」這個層面是人體抵禦外邪的最外一個層次，同時這個層面也是人體陽氣最集中的一個部位。當人體陽氣虧損的時候，「太陽」對外來邪氣的抵抗能力自然就會下降，這時風寒邪氣就容易趁虛侵入「太陽」，給人體造成疾病。羌活的這個引經作用對於本方無疑具有重要作用。

再造散除了藥物組合非常精妙外，所選藥物的炮製方法也值得注意。方中生薑用煨過的，芍藥用炒過的，這些細微之處，實際上體現了陶弘景制方的嚴謹。生薑煨過可以減少原來的發散性能，從而避免因為發散太過而損傷正氣；芍藥炒過可以減少原來的寒涼性能，從而避免寒涼藥物對人體原本不足的陽氣再度損傷。從中不難看出，再造散在維護人體陽氣上處處留心、匠心獨具。此方的制定使陽虛外感的患者免於因為過度發汗或多用寒涼而傷身殞命，功同再造，所以陶弘景將這個方劑命名為「再造散」。

三、益氣發汗法

本法適用於氣虛外感。人體的氣是抵禦外界邪氣入侵的主要力量，氣虛則人體的防禦力量就會下降，我們在講氣的時候有提到，氣虛的一個重要表現就是容易感冒，這就是人體防禦外邪能力下降的結果。氣虛外感的主要表現有發熱惡寒、無汗頭痛、肢體痠痛乏力、鼻塞聲重、咳嗽有痰、胃納不開、胸膈痞滿、神疲懶言、舌淡紅、苔薄白或白膩、脈象多浮而無力。對這類疾病的治療，需要補氣和驅邪共用。人體正氣和外來邪氣的爭鬥就好比兩軍交戰，如果自己的軍隊不夠強大，卻要和敵人死拚的話，最後只能失敗，只有使自己的軍隊變得強大，才能戰勝入侵的敵人。所以對於氣虛外感，首先就要補氣，氣足了，人體的抗邪能力才能逐漸增強，才能有效驅除侵入人體的外邪。「敗毒散」就是這樣一個補氣散邪的良方。敗毒散由人參、柴胡、前胡、川芎、枳殼、羌活、獨活、茯苓、桔梗、甘草等十味藥組成。其中人參補益元氣，使人體有足夠的力量祛除侵入人體的邪氣，同時又能有效抵禦外來的邪氣繼續侵襲人體；羌活、獨活、柴胡、川芎四藥可以發散風寒濕邪，並在人參補氣作用的支持下驅邪外出；枳殼、前胡、茯苓、桔梗四藥宣肺化痰、止咳嗽，去除外邪引發的肺的生理功能失調；最後甘草調和諸藥並可以協助人參補益元氣，使全方成為一個益氣散邪的整體。

四、養血發汗法

本法適用於血虛外感。血在人體中主要起到滋養作用，血液中含有的津液是汗液生成的物質基礎，所以中醫上有「汗血同源」的說法。正因為血液和汗液之間有如此密切的關係，所以《內經》中說「奪血者無汗」。「奪」是丟失、耗損的意思，「奪血」，也就是指失血。血液大量喪失，汗液失去的賴以生成的物質基礎，所以就會導致無汗或少汗的病理變化。根據這個原理，張仲景在《傷寒論》中提出了「亡血家不可發汗」、「衄家不可發汗」的發汗禁忌。血與汗的這種關係，也給治療帶來了難題，如果失血患者或是久病貧血的患者感受風寒邪氣，出現惡寒發熱、頭痛無汗、骨節疼痛、頸項不舒等症狀，非要發汗解表才能祛除肌表的風寒邪氣，這又該如何處理呢？這就需要採用補血發汗的方法，首先使血液得到補益和充足，這樣才能為發汗提供良好的物質基礎，不至於因為發汗而加重對人體陰血的損傷。中醫上有個「荊防四物湯」就是採用了這種發汗方法，用於治療婦人產後失血又感受風寒者。

荊防四物湯由荊芥、防風、熟地、白芍、當歸、川芎六味藥構成，它是由中醫上用於補血的代表方劑「四物湯」加入荊芥、防風兩味藥物構成。四物湯出自宋朝的《太平惠民和劑局方》，由熟地、當歸、白芍、川芎四味藥物組成，全方既補血又活血，有補而不滯、靜中有動的特點，是治療血虛證的良方。荊防四物湯以四物湯為基礎，把治療的重點放在滋養人體損耗的陰血上，然後再選擇荊芥、防風這兩味質地輕揚的解表散邪藥，這樣既不損傷人體的陰血，又能疏解肌表的風寒，共同構成一個養血發汗的方劑。而只有通過養血發汗的方法，才能既保證機體的陰血不在發汗過程中進一步受到傷害，又能有效解除風寒邪氣侵襲人體而造成的各種不適。

以上我們分別講解了陰虛、陽虛、氣虛、血虛四種虛證情況下感受外邪的發汗方法，歸根到柢，就是一個原則——祛邪勿傷正，扶正莫留邪，虛則補之，實則泄之。記住了這句話，則用藥必然無往而不利。

此外，在發汗的過程中，隨著汗液的外排，人體的氣、血、陰、陽等物質都會受到一定程度的影響，所以對待上述四種虛證，我們在運用汗法時應慎重，不可因為發汗而使本來就不足的物質更加虧耗，不然的話，就違背了治療疾病的初衷。而這些虛證中又有些特殊的類型更不可輕易使用汗法，如果貿然使用的話，就會帶來嚴重的後果，如上面提到的「亡血家」、「衄家」等。這些不可輕易使用汗法的病症，稱之為汗法的禁忌症。清朝名醫程鐘齡在他的《醫學心悟》[43]中總結了十一條不可發汗的病症，對臨床使用汗法有很大的參考意義。這些發汗的禁忌症分別是：

臍之左右上下有動氣者不可發汗；脈沉咽燥，病已入裡而大便不通者不可發汗；少陰症，但厥無汗者不可發汗；少陰中寒不可發汗；寸脈弱者不可發汗；尺脈弱者不可發汗；亡血家不可發汗；淋家不可發汗；瘡家不可發汗；傷寒病在少陽不可發汗；壞病、虛人及女人經水適來者不可發汗。

十一條發汗禁忌症，看起來很紛亂和繁雜，但如果對它們進行一些探究和歸納，我們不難發現，這

43《醫學心悟》，清代程國彭（字鐘齡）所撰，為綜合性醫書。全書語言精練，分類清楚，論述簡要，並有個人自擬方劑，對後世頗有影響。

十一條禁忌症其實不外乎兩個要點。第一，凡是正氣不足（如陰、陽、氣、血、津液等基本物質的虧耗）的患者都應該慎用汗法。如果非用汗法不可的，一定要在扶正的基礎上選擇發汗和緩的藥物，以免加重對正氣的損傷。對這類患者，如果汗法使用不當，往往會造成嚴重的後果。第二，汗法適用於病邪在表的疾病，如果病邪已經入裡或是進入到半表半裡的層次，那就不能再用汗法，否則無異於引狼入室、引邪深入，導致疾病加重或惡化。掌握了這兩個要點，對汗法的使用就有了明確的原則，什麼時候該用汗法，什麼時候不能用汗法，一切難題都可以迎刃而解。

【第二十二章】吐法的妙用

什麼是吐法？
吐法的適應證
吐法的運用實例
常用的催吐方劑
吐法的注意事項
吐後的調適

吐法是通過藥物以及外界刺激，使人體產生嘔吐以去除停留在咽喉、胸膈、胃脘等部位的痰涎、宿食或毒物的一種治療方法。在《內經》中就有「其高者，因而越之」這樣的論述。這句話的意思是，病邪侵入人體內部，如果所在的部位較高（胃脘以上），那就可以採用發越、湧吐的辦法來進行治療。這句話也大致指出了吐法的適應症，那就是當致病物質（如毒物、宿食等）或病理產物（如痰涎等）停留在人體胃脘以上部位而形成的各種病症，就可以使用吐法使這些致病物質或病理產物從口腔排出體外，從而減少或消除這些有害物質對人體的進一步傷害，並恢復人體原有的內在平衡。

中醫在治療疾病過程中形成的各種治法有一個重要的原則，那就是需要根據病邪所在的部位採取合適的驅邪措施。如病邪在肌表，就可以通過發汗的方法使肌表的邪氣隨汗而解；如病邪在內，又位於人體的下部（如腹部、下肢、腸道等部位），就可以使用通大便的方法使病邪通過腸道排出體外；如病邪在人體內部，又處於胃脘以上的部位，無法用通大便的方法來使其排出時，就需要選擇本章所要討論的吐法了。通過促進或造成患者的嘔吐，將積滯在人體胃脘以上部位的病邪排出體外，從而恢復人體的健康。因此，任何一種治法的選擇，實際上都是中醫「因勢利導」觀念的具體體現。但由於吐法在使用過程中會給病人帶來某些不適，不易為病人所接受，還有些病人對吐法存在恐懼心理，所以目前很少有醫生在臨床上使用吐法。事實上，吐法在對某些疾病的治療上有著其他方法無法取代的效果。例如說飲食積滯在上脘，引起胸膈飽脹、脹悶不適、噯腐吞酸、飲食不思等病症，時日較短者，如果用吐法使積滯在上脘的食物得以吐出，那患者立刻會感到明顯舒適和輕鬆感，這種效果是消食藥遠遠比不上的。再例如，誤食了某種毒物，如果立刻使用吐法，將毒物吐出，則可以使毒物帶來的危害降到最低限度等等。從這個意義上說，我們不應該將吐法束之高閣，而是應該重視它、研究它，並有效地使用它，讓這種簡單易行的方法發揮應有的作用。

在中醫歷代醫家中，能在治病過程中大膽使用吐法並使之成為治病的主要手段之一的，莫過於金元時期的著名醫家張從正了。張從正被後世稱為「攻下派」的創始人，他認為「病之一物，非人身素有之也，或自外而入，或由內而生，皆邪氣也。邪氣加諸身，速攻之可也，速去之可也，攬而留之可乎？雖愚夫愚婦，皆知其不可也」，所以對疾病的治療應該「先論其攻邪，邪去而元氣自復也」。而攻逐邪氣的方法，莫過於發汗、湧吐以及瀉下三種方法，而汗、吐、下這三法之內，實際又蘊涵有眾多手段。張從正在他的《儒門事親》[44]中就說：

引涎、漉涎、嚏氣、追淚，凡上行者，皆吐法也；灸、蒸、熏、渫、洗、熨、烙、針刺、砭射、導引、按摩，凡解表者，皆汗法也；催生下乳、磨積逐水、破經泄氣，凡下行者，皆下法也。

所以從實際含義上講，發汗、湧吐和瀉下三法的內涵是極其廣泛的。而吐法由於具有「上行」的特點，因此成為祛除人體上部邪氣的最佳辦法，特別是各種飲食、痰涎積滯在人體上部，用湯藥、針灸、燻洗等各種方法都消之不去、磨之不除，這個時候只有通過吐法才能有效地掃除這些積滯。下面我們就通過張從正的醫案具體來看看吐法所具有的特殊療效。

其一，張從正的一個舊交三年前的一個夏天喝了數升冷酒，在左脅下逐漸形成一個積塊，積塊越來越大，並感脹悶疼痛日益增加，針灸、按摩、湯藥，各種治療方法都試過了，可是都沒什麼效果，病情不斷加重。張從正診察了他的脈象，發現他的雙脈都沉實有力，於是認為是冷酒積滯在體內不化而造成，便給予獨聖散（瓜蒂為末，每用3至6克，用齏汁調服。齏汁指的是醃菜的汁水，味鹹苦，有湧吐作用）催吐。結果患者服藥後吐出兩、三升液體，顏色就和三年前喝下去的冷酒類似，甚至還有酒香。然後，張從正再給予和脾去濕的藥物，共調理了三、五天，治癒了纏綿三年的痼疾。

其二，一僧人每天四更後心頭發悶，而且自覺像有巨石壓在胸口一般，不能安臥，一定要到寺院中行走才能得到緩解，大家都不知道是什麼病。時間長了，這僧人也習以為常了。這天巧遇張從正，僧人知道張從正擅長治療各種疑難雜症，於是把自己的這個怪病講給張從正聽，張從正說，這是胸膈間有痰積，只要用吐法吐去痰積，病就會消失。果然，用湧吐藥後，那僧人吐出像黑礬水一樣的膠涎一、兩升，吐完就覺得胸中像搬去了一座大山，感到無比輕鬆，每天四更發作的怪病也就此治癒了。

其三，一婦人年輕時大哭後喝了大量的冷水，飲後又馬上睡覺，這樣便留下了一個疾病，自己感覺

44《儒門事親》，金代張從正（字子和）所撰，為綜合性醫書。書中詳細介紹汗、吐、下三法，而賅盡諸法的學術見解和各科多種病證的臨床實踐，對讀者多有啟發。

有水停留在心下（人體胸骨的劍突下方稱為「心下」，並不是在心臟的下方），並有脹悶疼痛，已經有二十多年了。這個期間針灸、湯藥用了不計其數，不但沒有好轉，疾病反而有加重的跡象，並且飲食日益減少、積水逐漸增加，疼痛每月要發作五、七次。每次發作的時候，心下以及腹部都堅硬如石，如果用手去按，則劇痛難忍，並有漉漉的水聲。張從正診脈後發現，病人的寸脈特別沉而且遲，這是因為胸中有痰，只有用吐法才能取效。於是用瓜蒂散（瓜蒂、赤小豆、人參、甘草）吐出膠痰五、七升。過了幾天，再用瓜蒂散吐出痰水將近一斗，再過了幾天，又用瓜蒂散吐出痰水數升。在吐的時候，患者全身汗出如洗，三次吐完，心腹的積水全部消失。然後張從正又給予健脾去濕的藥物調理了一個月左右，疾病基本治癒。

從這三個病例不難看出，吐法在治療飲食、痰涎等積滯在人體胃脘以上部位的疾病時，有著別的方法無法替代的作用，吐法如果運用得好，就具有起沉痾、癒重病的神奇效果。既然吐法有這麼大的作用，那麼用什麼藥來達到這個催吐的效果呢？

在上面的醫案中，已經提到兩個用於湧吐的方劑，一個是獨聖散，一個是瓜蒂散。對這兩個方劑進行比較後不難發現，這兩個方劑中的主藥都是瓜蒂。瓜蒂，味苦，性寒，有小毒，《神農本草經》記載本藥主治「咳逆上氣及食諸果，病在胸腹中，皆吐下之」。對於瓜蒂這味藥，清朝名醫柯琴認為：

瓜為甘果，而熟於長夏，清胃熱者也，其蒂，瓜之生氣所繫也，色青味苦，像東方甲木之化（青色屬木，在方位上對應東方，在四季中對應春季），得春升生發之機，故能提胃中之氣，除胸中實邪，為吐劑中第一品藥。

醫聖張仲景在他的《傷寒論》中就用瓜蒂為主藥和赤小豆、香豉配合成為一個催吐的方劑，命名為

「瓜蒂散」（張從正所用的瓜蒂散，正是從張仲景的方劑變化而來），用於治療痰涎宿食壅滯胸脘而導致的胸中痞硬、懊憹不安、氣上衝咽喉不得息、寸脈微浮者。瓜蒂散也成了後世湧吐劑的鼻祖。

張從正從張仲景的瓜蒂散中得到啟發，在臨床實踐中以瓜蒂為主藥研製出了一系列的湧吐方劑。根據藥物的多少，張從正將這些方劑分別命名為獨聖散、二仙散、三聖散。其中獨聖散就是由瓜蒂一味藥組成，將瓜蒂研末，每次用3至6克，齏汁調服。二仙散由瓜蒂和好茶兩味藥組成，為細末後，每次用6克，齏汁調下，空腹服用。三聖散由瓜蒂、防風、藜蘆三味藥組成，各為粗末，每次用15克左右，用齏汁二盞，煎三至五沸後將齏汁濾出，再在藥中加入齏汁一盞，煎三沸，將原先濾出的二盞齏汁重新倒入，一起煎二沸後過濾掉藥渣，放溫後慢慢服用，出現嘔吐就停止服用，不必將藥汁全部喝完。這三張用於湧吐的方劑，隨著藥物的增加，催吐作用依次增強，由於藥物搭配的不同，在主治功效上也有一定的差異。其中獨聖散催吐作用為三個方劑中最弱的，主要用於湧吐宿食；二仙散在獨聖散的基礎上加入了好茶，因此清熱作用增強了，可以用於痰熱、風熱蘊結在人體頭面、胸膈等部位的疾病；三聖散則通過瓜蒂和防風、藜蘆的配伍，不但大大增強了催吐效果，而且增強了祛風、化痰、通絡的效果，所以更適合於風痰上擾清竅所導致的中風閉證、癲癇、痰滯胸膈等症。

有了催吐的方劑，還需要有合適的輔助手段來幫助催吐。平時人們喝酒喝醉了或吃東西吃多了，胃很難受，既噁心但又吐不出來，這時往往會用手指探喉，通過咽反射而產生嘔吐。我們在使用湧吐劑來催吐時，也常在服藥後用手指或乾淨的翎毛輕探患者的咽喉，以增強藥物的湧吐效果，這個輔助手段和湧吐方劑一起構成了中醫上一個完整的吐法。

經過上面的講解，大家已經認識到吐法是治療人體上部積滯的一種有效方法，但吐法畢竟是一種違背人體正常生理規律的權宜之計[45]，所以在使用時一定要注意一個原則，那就是張仲景在《傷寒論》中提出的「凡用吐湯，中病便止，不必盡劑也」。這句話的意思就是，在使用湧吐劑的時候，只要病人服藥後出現嘔吐就可以停藥，不要過量服用，以免過度損傷人體的正氣。

除此之外，對於年老體衰或是久病體弱的患者，有飲食、痰涎等有形邪氣積滯在胸膈、胃脘等處，非用湧吐方法才能除去，而湧吐劑不免會加重對正氣的損傷，這時該如何處理呢？關於這個問題，我們可以從第三個醫案中得到啟發。那個婦人患痰水停積在胸中二十多年，體質日益衰退，而痰積日益增加，到張從正給她診治的時候，病情已經是正虛邪實，非常棘手了。按病來說，一定要湧吐才能去除停積在胸中的痰水，但患者的體質衰弱，又難以耐受湧吐劑對胃以及元氣的損傷。這個時候，張從正採用了一種扶正祛邪並用的方法，他將張仲景的瓜蒂散進行變化，去掉原方的香豉，以減弱原方的催吐、發散作用，再加入人參、甘草兩味大補元氣、健脾和胃的藥物，在催吐的同時起到和養胃氣的作用，從而避免湧吐藥對人體正氣的過度損傷。這細微的變化足以看出張從正在治療時的匠心獨運和制方用藥上的高超造詣。從這個醫案中我們不難看出，張從正在運用汗、吐、下等攻邪手段時，時時以人體正氣為念、處處以虛實為要，不是蠻攻蠻瀉之輩，無愧為一代宗師。

在明白了注意事項之後，我們對吐法也已經有了一個大致的了解，最後再來談談吐後的調適問題。由於吐法對人體的胃氣和元氣都有一定的損傷，所以吐後需要讓患者臥床靜養、避風寒，以防止吐後正氣不足而感受外邪，同時也需要注意調理脾胃。因吐後往往脾胃功能下降，所以不能多食油膩或是不易消化的食物，以免加重脾胃的負擔。一般來講，吐後最好進食稀粥，一則易於消化，二則有健脾益氣的功效，有利於脾胃功能及人體元氣的迅速恢復，這是通常情況下使用吐法治療後的調養方法。如果患者使用湧吐藥後嘔吐不止，那就需要用藥物來進行解救，通常服用少許薑汁即能起到止嘔的作用。如果服用薑汁後嘔吐仍不止的，那就需要根據患者所服用的催吐藥物來選擇不同的止嘔法。如服用瓜蒂散而嘔吐不止的，可服用麝香0.03至0.06克或丁香0.3至0.6克；如服用三聖散而嘔吐不止的，可以用蔥白煎濃湯來治療等等。

張從正在他的《儒門事親》中還提出了八條「不可吐」的禁忌症，可以供臨床參考，現摘錄如下：

性行剛暴，好怒喜淫之人不可吐；左右多嘈雜之言不可吐；病人頗讀醫書，實非深解者不可吐；主病者不能辨邪正之說不可吐；病人無正性，妄言妄從，反覆不定者不可吐；病勢巇危，老弱氣衰者不可吐；自吐不止，亡陽血虛者不可吐；諸吐血、嘔血、咯血、衄血、嗽血、崩血、失血者，皆不可吐。

關於吐法的運用，張從正提出不但注意對於體虛患者要慎用，而且對於對吐法沒有足夠信任的患者也要盡量避免使用，以免因此帶來不必要的麻煩。張從正對醫患關係的重視尤其值得現代的醫生注意。

45 人體的生理特點是以順為常，也就是飲食進入人體，正常的途徑是由上而下，從口腔進入人體，再從肛門排出體外，而吐法則是要使積滯在體內的飲食或痰涎逆向運行，從口腔排出體外，這個倒行的過程是違背人體正常的生理狀態的，所以不可避免地會對人體造成一定的影響。

【第二十三章】下法的選擇

下法的概念
下法的用途
下法的種類
寒下和溫下
逐水與逐瘀
急下和緩下
攻補兼施法

下法通俗地講就是通大便。下法就是通過通大便這種方式，使停留在人體下部的宿食、燥屎、冷積、瘀血、結痰、水飲等病理物質從下竅排出，達到祛邪除病目的的一種治療方法。它與前面講述的汗法、吐法一起成為祛邪的三大主要手段，主要用於治療各種原因引起的大便祕結、乾燥難解等疾病。在這個基礎上，下法又被運用於各種有形的積滯（如痰飲、瘀血、食積等）停留在人體下部而引起的各類疾病的治療，通過瀉大便的方法使這些有形的積滯從肛門排出體外，從而消除這些積滯對人體內在平衡所造成的破壞。

人體內積滯的形成往往有兩方面的原因：一是外界邪氣侵入人體臟腑，干擾臟腑功能，從而導致痰、濕、膿以及燥屎等有形的病理物質在體內蓄積；二是人體臟腑功能失調、氣血運行失暢，導致腸中糟粕停留或是產生瘀血、水濕、痰濁等有形的病理物質。這些積滯形成後又會對人體內在的動態平衡以及臟腑的功能狀態造成新的影響和破壞，導致疾病的加重和惡化。所以對這類疾病的治療，當務之急是去除停積在體內的有形物質，使人體臟腑功能得以盡快地恢復，而去除這些有形的病理物質的最佳方法就是下法。

體內積滯的形成，常有以下幾種類型：

熱積。這是熱邪侵入腸腑與腸中糟粕物質互相結合而形成的一種有形積滯，積滯堵塞腸道，使大腸腑氣不通，而產生大便祕結、頻轉矢氣、脘腹痞滿、腹痛拒按、日晡潮熱（下午三至五點出現潮熱）、手足汗出、舌苔黃燥起刺或焦黑燥裂、脈象沉實有力等症狀。這在中醫上也稱為「陽明腑實證」。

寒積。寒積和熱積正好相反，是寒邪侵入人體和腸中的糟粕物質相結合而成為一種有形的積滯。寒結的形成和寒邪凝固、收引的特性有著密切關係。如水受寒會凝結成冰，就是寒邪凝固、收引特性的突出表現。所以當寒邪侵犯腸道，就會使腸中的糟粕物質凝結，從而出現大便祕結、脘腹脹痛、腹痛拒按、得溫痛減、遇寒痛增、四肢厥冷、舌苔紫黯、脈象沉緊等症狀。

水積。由於外邪侵犯或人體臟腑功能失調導致水液的運輸、排泄過程發生障礙，過多的水液積聚在體內就形成水積。水積的部位不同會引起不同的症狀。如水積在胸脅，就會導致咳嗽氣急、胸脅引痛、心下痞硬、乾嘔短氣等症狀；水積在腹部，就會導致腹脹如鼓、大小便不通、氣喘口渴、呼吸急迫等症狀；水積在四肢，就會導致四肢水腫、按之凹陷、小便不利等症狀。

血積。跌打損傷或外邪侵襲，導致血液瘀積在下焦，造成少腹急結、小便自利、譫語煩渴、至夜發熱，甚至其人如狂等症狀。

燥積。人體精血陰液虧耗，不能滋潤腸道或是邪熱耗損人體津液，導致腸道過於乾燥，腸中的糟粕物質乾結而形成積滯。燥積多見於老年人中的習慣性便祕或是熱病後期大便不通者。

根據以上不同的積滯類型，可以將下法分為寒下法、熱下法、逐水法、逐瘀法以及潤下法五種主要類型。

一、寒下法

利用苦寒攻下的藥物來達到蕩滌體內熱積的下法稱為寒下法，其代表方劑為「大承氣湯」。大承氣湯出自張仲景的《傷寒論》，由大黃、芒硝、枳實、厚朴四味藥物組成，主要用於治療「陽明腑實證」。在臟腑和經絡的絡屬關係中，胃和大腸都屬於陽明經，所以陽明的意義，就是指疾病的病位在胃和大腸這兩個臟器。在前面我們講過，胃的生理功能是對食物進行初加工並將磨碎的食物向小腸傳遞，而大腸的生理功能主要是傳導食物糟粕，形成糞便排出體外。這兩個臟器在食物的傳遞過程中具有由上至下的特點，這個特點在中醫上被稱為「通降」。而胃和大腸要實現通降，就離不開津液的滋養和潤滑，否則胃和大腸就無法構成一個能使食物或其殘渣順滑通過的通道環境。所以當各種因素（如熱邪侵犯人體、過度發汗或利尿等）引起胃及大腸中的津液虧耗時，食物或其殘渣就會在胃及大腸等部位形成積滯。這些積滯一方面會導致大便不通、腹痛腹滿、疼痛拒按、腹部堅硬等症狀，另一方面也會因為邪熱在體內蓄積、無處釋放而導致高熱神昏、狂躁不安等症狀，這兩者結合在一起，就構成了陽明病的主要特點。這也不難看出，陽明病的主要病機就在於積滯在胃和大腸的燥屎，如果積滯得以排除，那麼所有的症狀也都會迎刃而解。而要去除胃與大腸的燥屎，最好的辦法就是瀉下通便，這就是張仲景制定大承氣湯的主導思想。

我們先來解釋一下方名，為什麼要叫「承氣」？它承的又是什麼氣？「承」在古文中有「順」的意思，「承氣」也就是「順氣」的意思。陽明病的關鍵就在於燥屎內結，導致胃和大腸的氣機不能正常通降，那「順氣」自然就是「順胃和大腸的通降之氣」，這就是承氣湯的方意。

再來看它的藥物配伍。大黃味苦性寒，為通大便第一要藥，無論是現在講的寒下法，還是後面要講的溫下、逐水、逐瘀、潤下諸法，都可以見到大黃這味藥的身影，可以說它是下法中運用最為廣泛的一味重要藥物。《神農本草經》中稱本藥有「下瘀血血閉，寒熱，破癥瘕積聚，留飲宿食，蕩滌腸胃，推陳致新，通利水穀，調中化食，安和五臟」的功效。從這段描述中可以看出，大黃對積滯在體內的水飲、宿食、瘀血、癥瘕、積聚等病理物質都有很好的蕩除作用，它表現出來的「蕩滌腸胃，推陳致新」的功效特點，就像是一位在戰場上英勇善戰、平定戰亂的將軍，所以大黃別名「將軍」。正因為大黃在蕩滌積滯上所具有的特殊作用，所以張仲景用它做大承氣湯的君藥。

芒硝味鹹性寒，前面講過，鹹味藥物往往具有軟堅散結的特性，因此大承氣湯選擇芒硝和大黃作搭配具有重要意義。陽明病的關鍵就是燥屎內結，芒硝的軟堅散結作用可以使內結的燥屎軟化，從而協助大黃取得更好、更徹底的蕩滌效果。積滯一去，就好比是釜底抽薪，邪熱就無法在體內為非作歹了。因此對於大便祕結不通而又有高熱的患者來說，中醫使用大承氣湯來治療，退熱的效果明顯要好於使用抗生素。

最後來看枳實和厚朴這兩味藥。枳實、厚朴的主要功效是行氣散結、消痞除滿。陽明病表現出來的脘腹痞滿脹痛，其根源就在於燥屎內結、胃腸氣機不能順降，所以枳實和厚朴這兩味藥不但可以協助大黃、芒硝對積滯的蕩滌，也可以協助胃和大腸阻塞的氣機重新通降。這樣大黃、芒硝、枳實、厚朴四味藥物構成了一個蕩滌積滯、順暢氣機的方劑，為治療熱積及陽明病的良方。

二、溫下法

溫下法是利用瀉下通便的藥物和溫熱藥相配合，治療因寒邪凝固而導致的大便閉塞等疾病。瀉下通便的主藥大黃性味苦寒，對於熱積是非常對證的藥物，但如果遇到因為寒邪凝固而導致的冷積，那麼大黃的寒性就會影響它攻逐積滯的效果。因此對於對冷積的治療首先要通過溫熱藥散除蘊結在體內的陰寒，然後再通過瀉下通便的藥物攻逐體內積滯。張仲景在《金匱要略》中的「大黃附子湯」就是在這種思路下制定出來的方劑。

大黃附子湯由大黃、附子和細辛三味藥構成，附子性大熱而為祛寒的要藥，細辛味辛而能散寒開結，這兩味藥搭配在一起，能產生溫陽散寒、開閉散結的功效，為治療陰寒邪氣凝結在體內的最佳組合。我們在汗法中也提到過這個組合。張仲景在治療陰寒邪氣侵入少陰層次而引起的少陰病時，就通過附子、細辛這個組合和發散風寒的麻黃相搭配，構成「麻黃附子細辛湯」，在這裡，又將附子、細辛和大黃相搭配，用於治療陰寒凝結、大便不通的證候。前者是通過發表而祛除無形的陰寒，後者則是通過攻下而祛除有形的積滯，藥物只差一味，而其中的深義和奧妙卻值得我們探討和學習。

三、逐水法

侵犯人體的外界邪氣除了會和腸中的糟粕物質相結合形成積滯引起大便不通外，也會引起人體水液的運輸、排泄過程發生障礙，使水液在體內異常積聚而導致水腫脹滿、小便不利、大便祕結等症狀。這個時候，就需要使用攻逐水飲的辦法使異常積聚在體內的水液能通過大小便而排出體外。下面我們來介紹幾種常用的攻逐水飲的藥物。

甘遂。味苦性寒，有毒，主要功效是攻逐水飲。前人認為本藥能「直達水氣所結之處，乃泄水之聖藥」。

大戟。味苦性寒，有小毒，主要功效是攻逐水飲、消腫去濕。它和甘遂作用類似，但側重點略有不同，李時珍認為「大戟能泄臟腑之水濕」，而「甘遂能行經隧之水濕」。這兩藥常一起使用，使人體臟腑經絡中留著停積的水汽得以一併掃除。有一個方劑叫「控涎丹」，就是以甘遂、大戟和白芥子組成的，用於治療臟腑經絡中痰濕水飲停聚而導致的胸背、頸項、腰胯疼痛，痰唾黏稠，多流痰涎等症。

芫花。味辛性溫，有小毒，主要功效是瀉水除濕，滌痰逐飲。《神農本草經》記載本藥主治「咳逆上氣，喉鳴喘，咽腫短氣」，由此看出，芫花側重於攻逐人體上焦（特別是胸脅部位）停積的水飲。

在張仲景的《傷寒論》中，就用芫花和甘遂、大戟搭配組成一個治療「懸飲」（是指水飲停積在胸脅部位而形成的一種疾病，主要表現為咳嗽氣急、胸痛背痛、腹部脹滿、脈弦。可參見第十一章中的有關內容）的方劑「十棗湯」。李時珍認為，這三味藥合用能攻逐人體全身的水飲，並能「直達水飲窠囊隱僻之處」，從而取得一般利水滲濕藥物無法達到的逐水效果。上述三味攻逐水飲的藥物都有一個共同的特點，那就是逐水力大，但它們都有一定的毒性，而且都會損傷人體的正氣，所以在使用時要非常注意和慎重，一般最好是用在丸劑中，這樣能使峻烈的藥性得到一定的緩和，從而減少藥物毒性帶來的副作用，另一方面也可以減少對人體正氣的損傷。

對水積的治療，除了使用上述逐水藥外，通利大便也是一種有效的方法。通過瀉大便能使體內停積的水飲通過大便這個途徑排出體外，因此中醫往往用攻逐大便的藥物（如大黃）和上述攻逐水飲的藥物一起構成逐水效果更為顯著的方劑。「舟車丸」就是這樣一個方劑。舟車丸為金元時期的名醫劉完素制定的一個方劑，其藥物組成是黑丑（黑牽牛子）120克，甘遂、芫花、大戟各30克，大黃60克，青皮、陳皮、木香、檳榔各15克，輕粉3克。上藥共為末，水糊丸如小豆大，空心溫水服下（「空心」指空腹服用，「溫水」指用溫水送服。即用溫水在空腹時送服的意思），初服五丸（約3克左右），每日三次，以大便快利為度。用於治療水熱內壅、氣機阻滯而引起的水腫水脹、口渴氣粗、腹部堅滿、大小便祕、脈象沉數有力者。整個方劑通過通利大、小二便的方法，使積聚在體內的水汽能從二便分消，因為它在逐水上的效果就像是「順水之舟、下坡之車」，有勢不可擋的功效，故叫「舟車丸」。這個方劑採用了大量的攻逐藥物，所以對人體正氣會有較大的損傷，不能長服，應該中病即止。另外，服用本藥還要忌鹽百日，以防水腫復發。

四、逐瘀法

當外界邪氣侵襲人體，下焦血行受阻結為瘀滯或是跌打損傷導致血脈破損，血液瘀積在下焦者，就應該用活血化瘀和攻下通便的藥物相配合來組成逐瘀的方劑，使蓄積在人體下部的瘀血能通過大便這個途徑排出體外。這種方法，我們稱之為攻下逐瘀。

那麼根據什麼來判斷下焦有瘀積呢？張仲景在《傷寒論》中提出以下幾個主要的鑑別點：一是「少腹硬」或「急結」，二是「小便自利」，三是「其人如狂」。

「少腹硬」指的是少腹部（腹的兩側部位稱少腹）摸上去不柔軟，甚至比較堅硬，就像按在石塊上。「急結」則是指患者自己感覺少腹部有拘急不舒的感覺。這兩個症狀的出現有什麼意義呢？少腹部是人體肝經的走行部位，而肝是人體儲藏血液的主要場所（詳細參見第七章），所以人體血液瘀滯成積往往就會在少腹部表現出「硬」或「急結」等症狀。

「小便自利」指的就是小便通利，沒有阻塞或不暢的感覺。這個症狀表明人體腎與膀胱對水液的排泄功能是正常的，這就排除了因為腎與膀胱功能失調引起水分在膀胱的過度積聚而造成少腹硬或急結的可能性。所以「小便自利」可用來進一步鑑別「少腹硬」或「急結」的原因是「血積」還是「水積」。如果患者「小便自利」，那就更加明確了前面「少腹硬」或「急結」的病因是瘀血積滯，如果患者「小便不利」，那我們就要考慮是膀胱排水障礙而導致的水液積聚了。如果是水液積聚，就要採用上面講的逐水法而不能採用攻下逐瘀的方法來治療。

「其人如狂」是診斷是否有血積的重要因素。「其人如狂」的意思是指患者在情緒上表現為煩躁不安，就像要發狂一樣。為什麼說這個表現對血積的診斷非常有意義呢？人體中血和神志變化有密切關係。在溫熱病中我們也講過，外界熱邪到了「營分」和「血分」這兩個層次，患者往往就會表現出某些神志異常的症狀，這也說明了血的病變往往會導致人體神志的異常。所以在「少腹硬」或「急結」和「小便自利」這兩個症狀基礎上再出現「其人如狂」的神志改變，我們就可以非常肯定地下結論了——下焦存在著血液的瘀積！這種瘀積，中醫上也稱為「下焦蓄血」。

張仲景提出的這三條主要症狀雖然字數不多，但是將下焦蓄血證的病位、主症、特點、鑑別都作了交代，可謂是要言不煩的典範。對於這種下焦蓄血證，張仲景提出了兩個方劑來治療，一個是「桃核承氣湯」，另一個是「抵當湯」。下面我們就來分析一下這兩個方劑的配伍規律和它們之間的異同點。

桃核承氣湯的主要成分為桃核、大黃、桂枝、甘草、芒硝。這個方子可以看作兩部分。第一部分由桃核（即桃仁）、桂枝兩味藥組成。桃仁的功效，中醫稱它能「破血行瘀、潤腸通便」。我們要注意一下「破血」這個詞的含義，「破血」和一般「活血」的概念是不同的，「活血」僅僅指增強血液的流動性，使血液能通暢地在血管中運行，而「破血」則是指「破除血液的積滯」。從這個「破」字上可以體會到一種融化積塊、消除堅結的含義。除了「破血」，桃仁還有潤腸通便的作用，這就能起到將破除的血積通過大便排出體外的效果。桃仁的這兩方面特性，使它成為治療下焦蓄血證的最佳藥物，所以張仲景在桃核承氣湯和抵當湯中都將桃仁作為一味重要藥物來使用。桂枝的功效主要是溫通經絡，血液作為一種液態物質，一般遇冷凝固，遇熱流動加快。所以對於血液瘀滯形成積塊的下焦蓄血證來說，桂枝的溫熱、疏通的特性就能協助桃仁破血除積作用的發揮。第二部分由大黃、芒硝、甘草三味藥組成。這三味藥在中醫上是一個通便的方劑，叫「調胃承氣湯」，作用類似於大承氣湯，但瀉下作用要比大承氣湯緩和。張仲景用這個方劑和桃仁、桂枝配伍，是根據下焦蓄血證的病機特點決定的。下焦蓄血證的關鍵在於下焦血液的瘀積而不是胃腸燥屎的停積，所以在治療時應該以破血為主、通便為輔。這就是張仲景選擇瀉下作用比較緩和的調胃承氣湯來和桃仁、桂枝搭配的道理所在。

抵當湯由虻蟲、水蛭、桃仁、大黃四味藥物組成。桃仁和大黃的功效我們已經講過，這裡主要來看虻蟲和水蛭這兩味藥。張仲景選擇這兩味藥來治療下焦蓄血非常有意思，虻蟲主要以吸食牛的血液為生，水蛭以吸食人或動物的血液為生，所以這兩味藥物都有「入血破血」的自然特性。除此之外，虻蟲是在天上飛的動物，水蛭是在水中游的動物，具有一上一下的特點。清朝名醫葉天士稱此為「飛者升，走者降」，意思就是空中飛的動物具有上升的特性，地上走的動物具有下降的特性，所以虻蟲和水蛭的搭配，還能起到升降氣血的作用。通過升降氣血，人體的氣血通暢地流動起來，而血液的瘀積就能得到有效消除。

比較抵當湯和桃核承氣湯，前者的破血作用更強，所以適用於下焦蓄血證中血液瘀積較重者，而桃核承氣湯的通便作用較強，所以適用於下焦蓄血證中血液瘀積較輕但大便不通較明顯者。

五、潤下法

寒下、溫下、逐水、逐瘀四種攻下的方法都適合於體質壯實又受到外邪影響而導致屎、水、瘀等有形積滯蓄積在體內而產生的疾病。如果是年老體衰或久病體虛而導致腸道缺乏滋潤，引起大便不通等症狀，這時就不能使用上述峻烈的攻下方法，而是要採用一種緩和的下法，這就需要用到潤下的方法。

潤下，就是通過補益人體精血、滋潤腸道的方法使燥結在體內的大便能順暢地排出體外的一種下法。在這種方法中，中醫常使用植物的果仁為主要藥物來構成方劑。植物的果仁往往有兩個特性：一是植物果仁中常含有大量的植物脂肪，能起到滋潤腸道、順暢大便的功效；二是植物果仁中常含有植物生長、繁殖的初始物質，可以說是植物的「精氣」聚集的地方，所以能起到補益人體精氣的作用。這兩方面的特性也使果仁類藥物成為潤下法的最佳選擇。在中醫上常用的果仁藥物有核桃仁、芝麻仁、桃仁、杏仁、郁李仁、松子仁、柏子仁、火麻仁等。如主要治療老年人因為精血虧耗、腸道失於滋潤而形成便祕的「五仁丸」就是用桃仁、杏仁、郁李仁、松子仁、柏子仁、陳皮組成的潤腸通便方劑。

治療這類便祕還有一個常用的成藥「麻仁丸」，其組方原則與「五仁丸」基本類似。麻仁丸出自張仲景的《傷寒論》，由麻子仁、芍藥、枳實、大黃、厚朴、杏仁等六味藥物組成，研末後用蜂蜜和成丸。對於這個方劑，有幾點需要注意。

第一，對於本方的主藥——麻子仁，現在的方劑書都解釋為火麻仁，我認為解釋為芝麻仁更為符合張仲景的制方原意。火麻仁的主要功效就是潤腸通便，不具有滋養作用，而芝麻仁在潤腸通便的同時還有補益人體精血的作用，對於治療精血虧耗所引起的便祕來說更為貼切。張仲景在另一個方子中也用到了「麻子仁」，這就是治療「心動悸，脈結代」的「炙甘草湯」。所謂「心動悸，脈結代」，就是指患者出現心慌心悸、脈象結代這一類病症，類似於現在的心律失常疾病。中醫認為本病主要是由人體精血虧耗、心臟功能失調而引起。對於這樣一個疾病的治療，如果把「炙甘草湯」中的麻子仁解釋為只有潤腸通便作用的火麻仁，會顯得很牽強，而解釋為能滋補人體精血的芝麻仁就非常貼切和容易理解了。

第二，本方採用丸劑的劑型，就是利用了「丸以緩之」的特性，使藥物的通便作用能緩慢而持久地發揮，更符合潤下、緩下的要求。

第三，本方中杏仁的使用也值得我們玩味。杏仁除了具有潤腸通便的作用之外，還有止咳平喘的作用。《神農本草經》稱杏仁能「主咳逆上氣雷鳴」，並有「下氣」的功效，因此，杏仁有很好的肅降肺氣的作用。我們前面講到，人體五臟和六腑借助經絡的絡屬，互相之間存在著密切的聯繫，其中肺和大腸就是互為表裡的特殊關係，肺功能的改變往往會對大腸的功能狀態起到一定的影響。因此，杏仁降肺氣的作用就可以協助並增強大腸向下傳導、排泄糟粕物質的能力，這就是麻仁丸中使用杏仁的另一層面上的意義。

在臨床上需要使用下法的疾病中，還有一種非常特殊的類型，那就是熱邪在體內停留時間過久，大量耗損人體津液，導致腸道乾涸，糟粕物質無法順利排出，從而閉塞腸道而引起便祕不通、脘腹脹悶等症狀。這種病狀的特點是既有嚴重的津液虧損，又有急需改善的大便閉塞，中醫把這種病症稱為「無水舟停」。這就好比是久旱之後河道乾涸了，船當然就不能正常地順流而下。這個時候想要讓船行駛起來，最好的辦法就是盡快使河道中的水充足起來，水滿了，船也自然能動了。否則，想通過外力來拉動船，一則很難拉動，二則在拉的過程中勢必要損傷到船體和河道。所以對這類「無水舟停」證的治療，如果單純使用「攻下」的方法，那就好比是用外力去拉船（停積在腸中的大便），不但不能使船動起來，反而會損傷到河道（腸道），這時最好的方法就是補充人體津液（也就相當於使河道中的水滿起來）。津液充足了，我們再稍稍用點外力（通大便），燥屎自然就能排出來了，這個方法，中醫上稱為「增液行舟」法。這個方法的代表方劑該屬吳鞠通在《溫病條辨》中提出的「增液承氣湯」。增液承氣湯由玄參、麥冬、生地、大黃、芒硝五味藥構成。其中玄參、麥冬、生地三味藥又稱「增液湯」，從方名中我們就可以看出這三味藥組合在一起所起到的作用就是增補人體的津液，使腸道得到足夠的水分滋潤，再配合大黃、芒硝這兩味軟堅散結、攻下通便的藥物，共同起到攻補兼施的效果。

我曾經治療過一例患者，七十餘歲，因為服用「尪痺沖劑」（一種治療類風濕或慢性骨關節疾病的中成藥，主要作用是溫補腎陽、祛風除濕，藥性偏於溫燥）而導致大便不通、小腹脹悶疼痛、舌苔乾而黃燥、脈象虛大。當時我給予大承氣湯一劑：大黃10克（後下），芒硝10克（沖服），枳實10克，厚朴10克。第二天，患者前來複診說，服藥後大便仍未解，腹部脹痛比昨天更厲害了。我考慮到這個溫燥藥物對人體津液的損傷，加上患者年事已高，體內精血肯定有不同程度的虧損，於是改用增液承氣湯：大黃12克（後下），芒硝10克，生地30克，麥冬10克，玄參30克，仍給予一劑。患者再次前來複診時面有喜色，說，昨天的藥服完後過了約兩小時就開始解大便，共解了三次，解完人馬上就輕鬆了，腹脹腹痛也都消失了。根據這個情況，我又給開了一劑滋養陰液的方劑以善後：生地12克，麥冬10克，玄參15克，石斛10克，桑葉6克，甘草6克。服後患者漸安。

常用的下法就討論到這裡。在使用時，我們需要根據引起體內積滯的類型和性質來選用不同的下法，如寒下與溫下、逐水與逐瘀、急下與緩下以及「增水行舟」等。這些下法如果運用正確，往往能起到立竿見影、藥到病除的效果。但如果運用不當，也會耗損正氣、加重病情，甚至導致病人死亡，所以在選擇使用時一定要慎重，從中醫望、聞、問、切的辨證觀點出發，辨清疾病的虛實寒熱、輕重緩急，從而根據疾病的特點制定出最為恰當和適宜的下法。「人命至重，貴於千金」，任何的馬虎和大意對醫生來說都是要不得的，這是我們在使用汗、吐、下這些祛邪方法時尤其要留心的地方。

【第二十四章】

排憂解難之和法

什麼是和法？
和法的適應症
和解外邪法
調和臟腑法

和法，顧名思義，就是通過和解、調和的手段來治療疾病的一種方法。它不像汗、吐、下三法這樣以祛邪為特性，而是通過改變人體正氣與外界邪氣的對比關係，或是調整人體各臟腑之間功能強弱的對比關係來達到治療某些疾病的目的。因此，和法就像是排憂解難的和事佬，能使人體在正邪對抗以及臟腑運轉中獲得一個安定而協調的整體環境，從而維護機體的健康。

和法的特點就是一個「和」字，它既不重在祛邪，也不重在扶正，而是重在調和。通過和法的調和作用，使人體正氣和外界邪氣之間取得某種和平，也使人體各個臟腑在功能運轉上達到某種和諧，所以和法的主要功效歸納起來不外乎兩點：一是和解外邪，二是調和臟腑。我們可以把人體的正氣和外界的邪氣看作是交戰的雙方，雙方力量的對比往往決定了戰爭的結果，因此要根據正氣的衰弱程度來決定扶正與祛邪的輕重關係。但如果人體正氣和外界邪氣的力量對比處在一種互相膠著、不相上下的情況，正邪雙方誰都無法戰勝對方，但大家又不肯就此罷休，如此僵持下去，到最後免不了兩敗俱傷。這個時候如果祛邪就會損傷正氣，扶正又容易引邪深入，那該如何來對付呢？對這種疾病的治療，中醫想出了一個很好的方法，那就是「和解」。通過和解，使正邪雙方能夠罷戰休兵，從而消除因為正邪爭鬥而引起的各種不適。

那麼如何來實現和解這個治療原則呢？張仲景的「小柴胡湯」就是和解外邪的著名方劑。小柴胡湯載於《傷寒論》，用於治療少陽病出現「往來寒熱，胸脅苦滿，嘿嘿（默默的意思）不欲飲食，心煩喜嘔」諸症者。少陽是位於人體肌表和內部臟腑之間的一個層次，在它之外是太陽層次，在它之內是陽明層次，少陽正是界於太陽之表與陽明之裡，所以在中醫上又把少陽這個層次稱為「半表半裡」，少陽病就是指邪氣侵入少陽這個層次而導致的疾病。少陽病的發生首先意味著人體正氣不足，所以在太陽這個層次不能有效地抵禦外邪，導致邪氣進入到少陽這個層次。同時這也意味著人體正氣並沒有衰弱到一點抵抗力也沒有，邪氣也沒有旺盛到能夠戰勝人體正氣的程度，所以邪氣無法再深入到人體內部的陽明層次，只能在少陽這個層次和人體的正氣對峙。由於邪正雙方都沒有足夠的力量戰勝對方，這就導致了少陽病的獨特症狀——寒熱往來。寒熱往來指的是怕冷和發熱症狀交替出現，為什麼會出現這種現象呢？前面我們講過，少陽發病的原因是正氣衰弱、邪氣輕微，這兩個因素使得正邪雙方都無法在爭鬥時取得明顯的勝利。所以正與邪之間每交戰一次，結果往往是不分勝負、互有傷亡，誰都無法戰勝對方，這時雙方都只能暫時休整，以積蓄力量準備下一次戰爭。等雙方力量都積蓄到一定程度，又會發生新一輪的爭鬥。就這樣循環往復，不休不止。當正邪發生爭鬥，人體就會出現發熱的症狀，戰後正與邪互有損傷，那麼人體又會出現怕冷的症狀，這就導致了少陽病的寒熱往來的特徵性表現。

我們再來看少陽病的另外幾個症狀：胸脅苦滿、默默不欲飲食和心煩喜嘔。在中醫的經絡學說中，少陽經的主要走行部位就是在四肢的側面以及胸脅，當邪氣侵入少陽這個層次，勢必導致少陽經氣血運行受阻，從而出現胸脅苦滿的症狀。那麼心煩喜嘔、默默不欲飲食這兩個症狀又是怎樣形成的？這兩個症狀很明顯是心、脾、胃三臟功能異常所導致，心煩是心火亢盛的表現，喜嘔（時時欲嘔的意思）則是胃的和降功能失調的表現，默默不欲飲食又是脾的運化水穀功能下降的表現。少陽病為什麼會對這三個臟器產生影響？心屬火，脾胃屬土，木能生火，木能剋土，這就意味著屬木的臟腑對屬火的臟腑有促進作用，而對屬土的臟腑則具有抑制作用。在人體中哪個臟腑屬木？是肝和膽。膽和人體哪條經絡發生聯繫？是少陽經！講到這裡，我們就明白了，邪氣侵入到少陽這個層次，通過經絡的聯絡關係往往會對膽的正常運轉造成影響，而膽的功能失調又進一步會導致心與脾胃功能異常。膽和心之間存在促進關係，所以在邪氣的干擾下心臟功能亢進，這就是出現心煩等心神不寧症狀的原因；膽和脾胃之間存在抑制關係，所以在邪氣的干擾下脾胃功能減退，這就是出現喜嘔及默默不欲飲食等症狀的原因。

從上面的分析中不難看出，少陽病邪氣侵入少陽這個層次，除了對膽造成影響外，通過臟腑之間的相互關係又會對心、脾、胃這三個臟腑也產生一定的影響，所以在治療時，既要考慮通過和解的辦法使邪氣從少陽層次退出，又要使心、脾、胃三個臟腑的功能恢復正常。這就是張仲景制定小柴胡湯的主導思想所在。

小柴胡湯由柴胡、黃芩、人參、半夏、生薑、大棗、甘草七味藥組成，方中的主藥就是柴胡。柴胡為和解外邪的第一妙藥，它能有效改變少陽病狀態下外界邪氣和人體正氣之間的爭鬥關係：一方面它可以引邪外出，引導侵入少陽的邪氣向外（肌表）撤退，並最終解散；另一方面又可以扶正固表，引導人體的正氣，防止邪氣再次侵襲人體。通過柴胡這兩方面的斡旋達到「和解」的目的，因為柴胡是整個方劑的靈魂所在，所以張仲景把整個方劑命名為「小柴胡湯」。下面再來看其他幾味藥物的作用和功效。

黃芩性寒味苦，擅長清上焦的熱邪，可以用來清除殘留在膽腑的邪熱，並可以抑制興奮的心臟機能，改善心煩等症狀。半夏、生薑這兩味藥性溫味辛，合在一起使用具有很好的降胃逆、止嘔吐作用，古人稱為「嘔家聖藥」，可以用來平復胃氣，改善時時欲嘔等症狀。人參、大棗這兩味藥性溫味甘，擅長補益元氣、健脾助運，補益元氣可以改善正氣不足、抗邪無力的狀況，而健脾助運則可以改善不欲飲食等症狀。最後一味甘草能調和諸藥，使藥性合和。甘草別名「國老」，這說明了甘草也有著很強的和解作用，用它來和柴胡搭配，大大增強了整個方劑和解外邪的功效。

人體就像是一個國家，要保證國家的安定和繁榮，除了要應付外邪的入侵，還需要維護內在的平衡。人體內的各個臟腑就像是國家的各個職能機構，只有這些職能機構團結、協調地運轉，國家才能不斷發展和進步，如果這些職能機構各自為政，那國家就無法正常運轉。對人體來說也是這樣，只有各個臟腑之間處在一種協調統一的工作狀態下，人體才能完成各種複雜的生命活動。例如說心主血脈這個功能的實現要建立在肝藏血和脾統血這兩個臟器功能的基礎之上；膀胱儲藏和排泄尿液功能的實現要建立在肺通調水道和腎主水液的功能之上等等。

前面我們講過，人體臟腑之間因五行屬性的不同而產生了相互之間的聯繫和制約，這種聯繫和制約保證人體的各個臟腑能夠緊密結合為一個整體，使人體能進行各種複雜有序的生命活動。中醫非常強調整體觀念，對疾病的認識也不局限於某一個臟腑，而是從整體出發，從臟腑之間的聯繫和制約出發來分析和判斷疾病的根源以及疾病所牽涉的臟腑。例如說胃脘脹痛，病變部位在胃，但中醫根據肝對胃的剋制作用（木剋土），在很多情況下會採用疏肝的方法來進行治療；再例如說胃脘隱痛、喜揉喜按、得溫痛減，這時病變部位也在胃，但中醫根據心對胃的促進作用（火生土），常採用補心火的方法來進行治療。上述兩種胃痛，中醫雖然採用了不同的治法，但其宗旨是相同的，那就是從整體平衡的角度出發，使人體內在各臟腑恢復到一種協調統一的工作狀態。

正因為人體各臟腑之間存在著一種互相聯繫和制約的動態關係，所以當某一臟腑的功能出現異常時，往往也會對它所聯繫、制約的其他臟腑產生影響，從而造成臟腑之間無法協調統一地運轉，這種情況我們也稱為「臟腑失和」。臟腑失和就好比是一個國家的將相失和，因此在治療時，最好的辦法就是調和，使失和的臟腑重新「和好」，從而恢復原先的協調運轉。下面我們就來看幾種常見的臟腑失和的類型，並探討一下如何使用「和法」來調和這些失和的臟腑。

在臟腑失和的類型中，最常見的該屬「肝脾失和」了。為什麼「肝脾失和」最容易出現？中醫把肝稱為「將軍之官」，它的特點就是暴戾和強悍，我們平時把生氣形容為「動肝火」，這就反映了肝具有的暴戾本性。再來看「肝」字的構成，「干」有干預、干涉的意思，這也不難看出肝臟具有喜歡干預其他臟腑的特點。而脾在中醫上稱「倉廩之官」，主要職責是為人體提供各種營養物質。脾屬土，肝屬木，木能剋土，肝對脾在生理功能上就存在著一種抑制關係，加上肝本身的暴戾以及好干預的特性，所以當肝遇到情志刺激或其他因素導致自身無法舒暢條達的時候，就會把「怨氣」發泄到脾的身上，從而導致肝脾不和的發生。肝脾不和的結果就是肝、脾兩個臟器都不能正常實現自己的生理功能。其中肝氣不能條達、氣鬱於內就會導致脅肋、脘腹部的脹悶疼痛；而脾不主運化，飲食無法轉化為精微物質，直接從腸道排出，就會導致腸鳴腹瀉。所以肝脾失和的主要症狀就是腹痛腹瀉，腹痛一陣就腹瀉一次，每每遇到情緒鬱怒而誘發，腹瀉後腹痛可能有輕度減輕，也可能沒有變化。

在肝脾失和這個類型中，主要矛盾是肝對脾的過度壓制，所以在採取調和措施時，首先要解決的就是肝的剛暴的特性，通過「以柔制剛」的手段來緩和肝的暴戾之性，從而緩解肝對脾的壓制。其次，我們還需要通過補養的手段使受到壓制的脾臟能得到安撫，從而促進脾臟盡快恢復自身的運化職能。通過這兩方面的藥物就實現了對肝脾兩臟的調和，「白朮芍藥散」（也稱「痛瀉要方」）就是這樣一個調和肝脾的方劑。

白朮芍藥散由白芍、土炒白朮、陳皮、防風四味藥組成，白芍的主要特性就是能「柔肝」。「柔肝」就是緩和肝的剛暴之性。白芍為什麼會具有柔肝的特性呢？我們知道，肝是人體藏血的器官，而白芍正是一味養血補血的藥物。通過養血補血，肝在物質上得到了補益，其剛暴的本性自然就能得到緩和了。肝的剛暴得到了緩和，我們還需要對被壓制的脾土進行安撫，所以白朮芍藥散中又使用了土炒白朮這味藥。白朮的主要功效是健脾助運，在晉朝醫家、煉丹家葛洪的著作《抱朴子・內篇》中有這樣一段記載：

南陽文氏，漢末逃難壺山中，飢困欲死，有人教之食朮，遂不飢。數十年乃還鄉里，顏色更少，氣力轉勝。

從這段文字中可以看出白朮對脾胃的補益作用是非常好的，除了能充飢，還能使人「顏色更少，氣力轉勝」，本方中的白朮又用黃土炒過，所以對屬土的脾臟能起到更好的補益效果。通過白朮對脾的補益，脾原先因為受到肝的壓制而不能正常行使的運化職能也就能逐步恢復。這樣，在白芍和土炒白朮這兩味藥的作用下，就初步實現了對肝脾兩臟的調和。

防風和陳皮這兩味藥在這個方劑中有著雙重的意義，對它們進行分析後我們就會發現其中的精妙和雋永。從「防風」這個藥名上我們也能大致猜出它的功效，那就是祛除風邪。防風能起到祛除風邪的作用，主要是依賴它自身的升散特性，而這個特性正好符合肝主條達、疏泄的生理特點，所以防風可以協助白芍進一步緩和肝對脾的壓制。另一方面，防風升散的特性又符合脾主升清的生理特點，所以可以協助白朮促進脾運化功能的恢復（可以參看第七章中的有關內容）。被後世尊為「補土（脾胃）派」宗師的李東垣曾說「若補脾胃，非此引用不能行」，足可見防風對補益脾胃具有一定的促進作用。通過防風對肝的疏導和對脾的補益，肝脾之間的矛盾得到了進一步的緩解。陳皮的主要作用是理氣。理氣作用一方面可以促進胃腸道蠕動，增強脾胃的消化能力，另一方面也可以協助疏理鬱滯的肝氣，使肝氣得到舒展和條達。所以，在陳皮的作用下，肝脾兩臟又得到了調和，兩個臟器之間的不和自然也就煙消雲散了。這就是白朮芍藥散調和肝脾的機理所在。

下面再來看一個內臟失和的類型——心腎失和。心屬火，火的特性是灼熱和活躍，而腎屬水，水的特性是滋潤和沉靜，在生理狀態下，心火和腎水之間存在一種互相制約、互相交融的關係。心火在腎水的滋養下不至於過度亢奮，而腎水在心火的溫煦下也不至於過度沉寂，從而使人體既能在白天維持旺盛的活動性，又能在夜間保持一定的休眠性，這種情況也稱為「水火既濟」。如果心腎之間不能互相交融，那麼心火就會因為沒有腎水的滋養而顯得亢奮，出現口舌生瘡、心煩失眠、心悸多夢等症狀；而腎水也會因為缺少了心火的溫煦而顯得過於陰寒，從而出現下肢萎軟無力、腰膝痠軟、手足不溫、大便滑瀉、陽痿早泄等症狀。這種心火和腎水不能很好交融的狀況，中醫上也稱為「水火不濟」或「心腎不交」。這時就需要使用調和心腎的方法來進行治療，使心火與腎水能重新恢復到互相交融的狀態。「交泰丸」就是針對「心腎不交」而制定出來的著名方劑。

交泰丸由黃連、肉桂兩味藥組成，藥味雖然少，但組方嚴謹、選藥精當，可以說是調和心腎的妙方。黃連性味苦寒，在中醫上常被用作清心火的要藥，能抑制亢奮的心臟機能；肉桂性味辛熱，為溫煦腎水的要藥，能鼓舞氣血生長、振奮腎臟功能。這兩味藥搭配在一起，一寒一熱，一陰一陽，一降一升——黃連陰寒而降，既抑制心火的亢奮，又使心火能下溫腎水；肉桂溫熱而升，既解除腎水的陰寒，又使腎水上濟心火，使心腎二臟重新和好交歡，復歸安泰，所以方名「交泰丸」。

從肝脾不和與心腎不和這兩個例子中不難看出，對於臟腑不和的治療，中心思想離不開一個「平」字。什麼叫「平」？不熱不寒、不亢不卑、不盛不衰、不塞不流，這就是「平」。掌握了這個「平」字，也就掌握了「和法」的關鍵和要領，強者抑之，弱者扶之，寒者溫之，熱者涼之，使臟腑重新回復協調與團結，這就是和法的真諦所在。

【第二十五章】溫法和清法

什麼是溫法？
什麼是清法？
溫裡散寒法
溫經散寒法
實熱的清法
虛熱的成因
虛熱的清法

溫法和清法是兩種完全相反的治法。溫是溫熱的意思，而清則是清涼的意思。溫法當然就是用來治療寒證的，而清法就是用來治療熱證的了。

寒證指寒邪侵犯人體或人體自身陽氣衰弱而產生的以畏寒喜暖、臟腑機能衰退為主要症狀的一類疾病。根據疾病部位的不同，寒證又可以分為表寒證和裡寒證。其中表寒證多因寒邪侵犯肌表引起，需要用辛溫發汗法來治療，而裡寒證多由人體陽氣衰退（也就是我們前面「內生五邪」中講過的內寒，因為是陽氣衰退導致體內陰寒相對過盛，所以又稱「裡虛寒證」）或寒邪深入到臟腑（又稱「裡實寒證」）所導致，這時就需要用溫法來治療。熱證正好和寒證相反，是指熱邪侵犯人體或人體陽盛陰虛而產生以發熱喜冷、臟腑機能亢進為主要症狀的一類疾病。其中對於由熱邪侵犯人體而造成的熱證（又稱為「外感熱證」），需要根據熱邪對人體內在平衡所造成的破壞情況來判斷疾病的衛、氣、營、血等不同層次，分別給予解表發汗、清氣涼營或是涼血散血等不同治療，這在第十八章中已經作過詳細的探討，這裡就不再重複。而由人體陽盛陰虛所導致的熱證，根據性質可以分為實熱證和虛熱證，這就需要使用清法來進行治療。

所謂溫法，就是利用性能溫熱的藥物來改善人體「裡寒」症狀的一種治療方法。裡寒又稱內寒，是由寒邪侵入臟腑、經絡，或是人體陽氣衰微，不能溫煦臟腑，導致陰寒內盛而產生的一類疾病。其中寒邪侵犯臟腑、經絡而導致的稱「裡實寒證」，因為寒邪的特性是凝固和收引，所以常常會使人體血液瘀阻，產生各種冷痛症狀。如寒邪犯胃就會導致胃脘冷痛、疼痛拒按、得溫痛減、嘔吐清水、痰涎、脈象弦緊等症狀；寒邪犯肝就會導致脅肋疼痛、少腹牽引睪丸墜脹冷痛（少腹和睪丸部位屬肝經的走行位置）、脈象弦或遲等症狀；寒邪犯心就會導致心胸憋悶、胸痛徹背、心悸心痛等症狀；寒邪犯肺就會導致咳嗽咯痰、痰色稀白或多泡沫、畏寒肢冷、舌苔厚膩等症狀；寒邪侵犯經絡則又會導致肢體厥冷，以及腰、股、腿、足、上肢、頸項部位的疼痛等症狀。對這些「裡實寒證」的治療，主要原則就是一個「溫」字。通過溫熱的藥物祛除影響人體的寒邪，使臟腑功能恢復正常、氣血運行恢復暢通，就好比陽光普照則堅冰自融。而由於人體陽氣衰微，不能溫煦肢體、臟腑而引起的裡寒證則稱為「裡虛寒證」。陽氣是人體生命活動的原動力所在，所以「裡虛寒證」的主要特點就是臟腑機能的衰退，常表現為畏寒肢冷、倦怠嗜臥、胃脘隱痛、小便清長、大便稀溏等。對這類疾病的治療，就不能單單使用「溫」來治療，而是要以補益陽氣為主，只有人體陽氣旺盛了，才能有效解除體內的陰寒和臟腑機能的衰退。這就是中醫稱的「益火之源，以消陰翳」，就好比陽光普照萬物才能生機勃勃。這種補益陽氣的方法在第十七章中已經介紹過了，本章重點來講述如何使用溫法治療「裡實寒證」。

一、溫胃散寒法

溫胃散寒法適用於寒邪犯胃證。寒邪犯胃這個病症有兩個特點：一是寒邪的入侵，這是疾病的外因，也是本病的主要因素；二是胃土的虛弱，這是疾病的內在因素。俗話說「蒼蠅不叮無縫的蛋」，首先肯定是胃自身存在著薄弱之處，這樣寒邪才能趁虛入侵。所以對寒邪犯胃的治療，在選用溫胃散寒的藥物的同時還要輔以和胃補虛的藥物，這樣才能標本同治，既祛除了外來的寒邪，又彌補了胃土的不足，不給寒邪可乘之機。張仲景的「大建中湯」就是其中的代表方，由乾薑、花椒、人參、飴糖四味藥物組成。其中乾薑、花椒既能溫胃散寒，又能和胃止嘔，可以有效去除寒邪引起的胃脘冷痛、嘔吐清水等症狀；人參、飴糖味甘而能補益胃土，從而增強胃對寒邪的抵抗能力。通過這四味藥物的組合，既達到了祛除寒邪的目的，又起到了補養胃土的作用，對寒邪犯胃有著很好的療效。

除了藥物的配伍，張仲景在注意事項中還提出，服藥後需要「一日食糜粥」，意思是吃一天糜粥。糜粥指的是煮得很爛的粥，這就提醒我們，用藥後胃中的寒邪雖然得到散除，但是胃的功能並未完全復原，所以需要通過糜粥來養胃。糜粥有什麼好處呢？一是容易消化，有利於減輕胃的負擔；二是易於吸收，能起到補養胃氣、促進胃部功能恢復的作用。所以服藥後用糜粥調養可以使前面的藥物治療獲得事半功倍的效果。這種食糜粥的方法，非常值得我們在治療脾胃病時借鑑和使用。除了「食糜粥」外，張仲景還提出服藥後需要「溫覆之」，意思就是要注意保暖。寒邪犯胃的主要病機就是胃土虛弱，寒邪趁虛入侵，服藥後入侵的寒邪雖然已經解除了，但胃的抵抗能力還比較弱，如果這個時候不注意保暖，那麼外界的寒邪有可能再次侵入胃部，從而導致病情的反覆，所以服藥之後還要注意患者的保暖，以利於患者盡快康復。從這些微小之處也不難看出，張仲景對疾病的治療不但注重辨證選藥，還非常重視藥物的服用方法以及疾病的飲食、起居的宜忌，事實上形成了一個對疾病全方位的、綜合的、立體的治療體系，無怪乎他被後人稱為「醫聖」。

二、暖肝散寒法

暖肝散寒法適用於寒邪犯肝證。肝為藏血的臟器，所以寒邪侵犯肝臟必然會導致肝中血液凝滯、運行失暢，從而引起肝經分布的區域疼痛，如少腹牽引睪丸疼痛、疝氣疼痛等，脈象多表現為沉弦而緊。對此就需要選擇暖肝散寒兼能活血通滯的藥物，這樣才能既祛除寒邪，又疏通肝經氣血，從而有效治療寒邪犯肝所造成的各種不適。明朝醫家張景岳制定的「暖肝煎」就是這樣一個方劑，由當歸、小茴香、肉桂、烏藥、沉香、茯苓、枸杞、生薑八味藥組成。其中小茴香、肉桂、烏藥、生薑暖肝散寒、溫通經絡，可以散除肝臟和肝經中的寒邪；沉香行氣，當歸活血，使被寒邪凝滯的氣血重新恢復暢通，解除因為氣血瘀滯而造成的各種疼痛；枸杞溫補肝虛，使寒邪無法再次侵入；茯苓健中補脾，防止疾病向脾臟傳變。在正常的生理條件下，肝臟對脾臟起到制約、約束的作用，當外界的邪氣侵犯肝臟引起疾病的時候，邪氣也會利用肝對脾的制約作用，進一步侵犯脾臟，從而導致脾臟疾病。中醫上有「見肝之病，知肝傳脾，當先實脾」的說法，意思是肝臟疾病容易向脾臟傳變，在遇到肝病時要重視補益脾土、增強脾臟的功能，以防止邪氣通過肝和脾之間的特殊關係而侵犯脾臟。這是中醫「未病先防」的具體體現。

三、溫通心陽法

溫通心陽法適用於寒邪犯心證。心的主要功能是主血脈，寒邪犯心則往往導致心脈的痺阻，心臟又位於胸腔之內，所以臨床常表現出心胸憋悶疼痛、胸痛徹背等症狀。根據症狀所在的部位及病機的特點，中醫又把這種寒邪犯心的疾病稱為「胸痺」。張仲景的「瓜蔞薤白白酒湯」就是一個治療胸痺的妙方。方中的瓜蔞藥性偏於寒涼，本來不太適用於寒邪引起的疾病，但瓜蔞有著很好的寬胸散結作用，這個功效可以有效解除心胸憋悶疼痛、胸痛徹背等症狀。如何使瓜蔞既發揮它自身的特性，又能減少它自身的寒性對疾病帶來的負面影響呢？我們來看張仲景是如何解決這個難題的。他用薤白來和瓜蔞配伍，同時又用白酒來煎藥，這樣配伍有什麼效果呢？薤白味辛性溫，是一味通陽散結的要藥，能有效解除寒邪導致的心脈痺阻，暢通心胸氣血；白酒更是味辛性熱，能有效擴張血管、增強心臟的搏動、加快血液循環，用它來煎藥，可以有效去除瓜蔞原有的寒性。這樣一來，整個方劑就成為了一張溫通心陽、開痺散結的好方。

四、溫肺散寒法

溫肺散寒法適用於寒邪犯肺證。肺和人體其他臟器不同，它在人體臟腑中位置最高，又通過氣管和外界空氣直接相通，是人體中最表淺的臟器，這使得寒邪對肺的侵犯也就更為容易和多見。寒邪犯肺一般有兩個特點：一是由於肺的部位表淺，因此寒邪犯肺常常兼有風寒表證的症狀，如惡寒發熱、無汗等；二是風寒導致肺的宣發肅降功能失調，出現咳嗽氣喘、痰色稀白等症狀。根據寒邪犯肺的這兩個特點，治療時就需要使用辛溫發汗和溫化寒痰相結合的方法。辛溫發汗可以解除肺和肌表的風寒，而溫化寒痰則可以恢復肺臟正常的宣發和肅降。張仲景的「小青龍湯」就是這樣一個兼顧表裡的方劑。本方由麻黃、芍藥、細辛、乾薑、甘草、桂枝、半夏、五味子八味藥組成。其中麻黃、桂枝的配伍我們在汗法中已經詳細介紹過了，通過它們產生辛溫發汗效果，可以有效地解除肌表的風寒。細辛、五味子這兩味藥一散一收，重點在於恢復肺臟正常的宣發和肅降功能。其中細辛辛溫發散，可以協助肺的宣發；五味子酸溫收斂，可以協助肺的肅降，從而改善肺的宣發肅降失常而引起的咳嗽、氣喘等症狀，可以說是妙用無窮。乾薑、半夏主要溫化寒痰，有效去除寒邪侵犯而形成的寒痰，進一步促進肺臟功能的恢復。甘草、芍藥益氣和血，既能防止辛溫發散過度，又能調和諸藥。全方配伍嚴謹，絲絲入扣，如果運用得當自然效果顯著。這種寒邪犯肺的情況在很多老年慢性支氣管炎患者中尤為多見。因為老年人陽氣衰微，所以肺臟更容易受到風寒的侵襲，從而引起咳嗽咳痰、痰色稀白或咯泡沫樣痰等症狀，對待這種患者，我經常把小青龍湯和三子養親湯（蘇子、萊菔子、白芥子）一起使用，效果非常好，可以供大家參考。

五、溫經通絡法

溫經通絡法適用於寒犯經絡證。經絡是人體氣血運行的一個主要通道，如果人體自身氣血旺盛，寒邪一般是無法侵入人體經絡的。但如果人體氣血虧損，經絡則容易被寒邪所侵犯，導致經絡氣血凝滯，產生各種腰、膝、腿、足、上肢、頸項等肢體部位疼痛。寒邪侵犯經絡引起的肢體疼痛往往有四個特點。一是疼痛劇烈，呈針刺樣或刀割樣，這是由氣血凝滯所造成的。二是往往有拘急感或牽掣感，這是由寒邪的收引特性決定的。三是肢體疼痛遇暖可以減輕，遇冷或氣候變化時疼痛會加重，夜間往往會因為疼痛而無法安睡。四是脈象表現為細澀或弦緊。如果經絡氣血不足，又受寒邪凝滯的，脈象往往表現為細澀；如果氣血旺盛而感受寒邪的，則脈象往往表現為弦緊。對這類疾病的治療，一方面要祛除經絡中的寒邪，另一方面還要適當補益經絡中的氣血。

鑑於上述認識，我在臨床中制定了一個溫通經絡的方子，藥物組成為黃耆、當歸、川烏、草烏、桂枝、細辛、麻黃、赤芍。黃耆、當歸這兩味藥的配伍在中醫上又稱「當歸補血湯」，出自李東垣的《內外傷辨惑論》。黃耆補氣而兼能祛風，當歸補血而兼能活血，兩者合在一起則能補益經絡氣血，又兼有疏通經絡、抵禦外邪入侵的效果，用於「治療寒犯經絡」，可謂有「一石三鳥」之妙。川烏、草烏、細辛、麻黃的配伍從張仲景的麻黃附子細辛湯化裁而來，麻黃附子細辛湯在前面的汗法中已經介紹過了，它有著由內至外層層逐寒外出的效果。川烏、草烏和附子來源於同科植物，作用相近，它們的主要作用都是散寒通痺、補陽益火。但附子重在補陽益火，而川烏、草烏則重在散寒通痺，所以我採用川烏、草烏來代替附子，以增強發散風寒、溫通經絡的效果，使它更適合於「寒犯經絡」的病機特點。桂枝和赤芍這兩味藥是張仲景桂枝湯的主藥，桂枝溫通經絡，赤芍養血散血，兩藥合用可以起到調和營衛氣血的作用，和前面的黃耆、當歸相配合，更是能對經絡起到補養和疏通的效果。另外，赤芍的涼性也可以監制其他的溫熱藥物，防止辛溫發散過度造成對人體正氣的損傷。

我在臨床上遇到「寒犯經絡」的患者，採用自擬的方子治療效果都非常好。如我曾治過一個呂姓女患者，四十餘歲，右側頸肩、上肢疼痛半年餘，頸部核磁共振檢查發現有頸椎間盤向右側突出，西醫建議手術治療。患者由於懼怕手術而轉求中醫治療，並配合推拿、物理治療，可治療至今近三個月效果都不明顯，晚上疼痛劇烈，常常需要服用鎮痛藥才能勉強入睡，後經人介紹來我這裡求診。我看患者面色蒼白，診脈時發現患者雙手冰涼，脈象沉細而澀，再綜合其他的一些表現，我判斷為「寒犯經絡」，給予：黃耆45克，當歸12克，麻黃6克，川烏9克，草烏9克，細辛6克，桂枝15克，赤芍15克，桑枝10克。患者服完七帖藥後來複診說，疼痛有了明顯減輕，晚上無須服用鎮痛藥就能入睡，白天的疼痛也不像以前那樣難以忍受了。於是我再給予原方七帖，這次藥服完疼痛就基本消失了。後我又用補養氣血的藥給她調理了七天，至今未見復發。

清法正好和溫法相反，是利用性能寒涼的藥物來治療內熱的一種方法。內熱也稱為「內火」或是「火熱內生」，是人體產熱過剩而導致的一種以臟腑機能亢進為特點的疾病，根據產熱的絕對過剩或是相對過剩又可分為「實熱」和「虛熱」兩種類型。其中「實熱」根據所在的臟腑不同又有不同的表現，下面就來看看如何運用清法來治療常見的臟腑實熱。

一、清心瀉火法

本法適用於心火亢盛證。心火亢盛以心臟機能亢進為特徵，常表現為心胸煩熱、口渴面赤、心煩失眠、喜飲冷水、口舌生瘡、尿道灼熱、小便赤澀等。其中最後兩個症狀很有意思，明明是尿路症狀，為什麼和心火亢盛聯繫在一起呢？心和小腸之間是互為表裡的關係，也就是說，心和小腸在功能上存在著密切的聯繫，心火亢盛自然會影響到小腸。中醫認為小腸有「分清泌濁」的功能。「分清」就是將飲食中的精微物質吸收利用，給人體提供營養；「泌濁」就是把飲食中的穢濁物質輸送到腎，進而形成小便，通過膀胱排出體外。所以小腸的「分清泌濁」功能對小便的形成有著重要的作用，如果心火影響到小腸，使小腸分清泌濁功能失調，那麼就會導致小便的異常，出現尿道灼熱、小便赤澀等症狀，中醫上稱之為「心熱下移小腸」。治療這種病症，在中醫上有個方劑叫「導赤散」，主要由生地、木通、甘草梢、淡竹葉四味藥組成。其中淡竹葉清火除煩、平抑心火，生地滋腎養陰、補水制火，兩藥配合可以有效改善心火亢盛而引起的心煩失眠、口渴喜冷、口舌生瘡等症狀。木通、甘草相配合可以起到清熱利尿、引導心火下行的作用，從而有效改善小腸的「分清泌濁」功能，解除小便赤澀、尿道灼熱等症狀。因為整個方子具有「引導亢盛的心火歸於平復」的效果，而且心屬火，在五色中屬赤色，所以叫「導赤散」。

二、清肝瀉火法

本法適用於肝火亢盛證。「肝火」是人體「內火」中最為常見的一種類型，肝具有剛暴、強悍的特性，肝臟的機能失調往往以功能亢進為多見。我們平常稱發怒為「大動肝火」，事實上就是借用了中醫對肝的一些認識。中醫認為，肝具有舒暢情緒的作用，當舒暢作用不足，人體就會表現出情緒抑鬱的症狀；而舒暢作用過於亢進、強烈，那人體就會表現出激動、急躁、易怒等症狀，這種情況在中醫上就稱為「肝火」。肝開竅於目，肝經分布在軀體兩側的脅肋部，所以「肝火亢盛」往往還會出現目赤腫痛、脅肋疼痛、耳聾耳鳴、頭痛口苦等症狀。對「肝火」的治療，主要原則就是「清肝瀉火」。什麼藥具有這樣的特性呢？在「清肝火」方面最具代表性的藥物就是龍膽草和山梔子。龍膽草和山梔子都是味苦性寒的藥物，在藥物歸經上都能入肝經，所以能有效地清瀉肝火，達到治療「肝火亢盛」的目的。中醫上有兩個很有名的清肝火的方子，一個是「龍膽瀉肝湯」，另一個則是「瀉青丸」，這兩個方子都是以龍膽草和山梔子作為主藥而組合成的。

在治療「肝火亢盛」的時候，還有一點值得注意，那就是肝臟既然具有剛暴和強悍的特性，如果純粹使用清肝火的藥物對肝臟亢盛的功能進行壓制，勢必會遭到肝臟的抵制和反抗，這樣一來反而會使「肝火」更加難以壓制。所以在治療「肝火」時還必須配合一定的養肝、柔肝的藥物（如白芍、當歸等），以防止肝臟的反抗，通過這樣「恩威並重」的方法，才能有效和迅速地平熄肝火。

三、清胃瀉火法

本法適用於脾胃火旺證。脾胃火旺的主要症狀有多食易飢、形體消瘦、口乾口臭、牙齦腫痛、口腔潰瘍、喜飲冷水、舌苔黃燥、脈象數而有力等。脾胃是人體的「倉廩之官」，主要負責飲食的消化和吸收，脾胃火旺就會導致脾胃功能亢進、胃部蠕動加快而引起多食易飢的症狀。脾胃產熱過多耗損津液，所以出現口乾、消瘦、喜喝冷水等症狀；胃部溫度過高，其中的飲食在高溫環境下容易發酵和腐爛，所以出現口臭的症狀；脾開竅於口，胃經又分布於牙齦，所以脾胃火旺往往會出現牙齦腫痛、口腔潰瘍等症狀。治療脾胃火旺也有兩味非常重要的藥物，那就是生石膏和黃連。這兩味藥的主要功效都是清脾胃之火，但各自又有著不同的「清火」方式。生石膏味辛而甘，性大寒，味辛能發散，味甘能滋養，所以生石膏的清火作用主要來自於兩個方面，一是將脾胃之火向外發散，通過肌表而得以解除，二是通過生石膏甘寒的特性，起到雨露灌溉的效果，從而消除脾胃之火。張仲景在治療外界熱邪侵入胃腑（但尚未和腸中的糟粕物質結合成燥屎）導致高熱、大汗、口渴喜冷飲、脈象洪大等症狀時所使用的方劑「白虎湯」（生石膏、知母、生甘草、粳米）就是利用了生石膏的這兩個特性。黃連則和生石膏完全不同，黃連味苦性寒，味苦則能瀉，所以它的清火作用是通過「瀉」的方式來實現的。什麼叫「瀉」呢？例如說一個火堆，火要燃燒得旺，就需要下面有足夠的柴，如果將柴抽掉一些，那火勢就會減弱，「釜底抽薪」講的就是這個道理。中醫的「瀉火」也是通過藥物苦寒的特性來抑制臟腑功能活動、減少能量生成，從而達到清除「內火」的目的。

以上是幾種常見的臟腑實熱證的表現和治療方法，這些實熱證的本質，大多是臟腑自身功能過度亢進。在「內熱」中還有一種類型，就是臟腑自身功能並不亢進，但由於人體物質虧損或臟腑機能衰退，導致人體陰陽平衡關係被破壞，而在某一時段（常為午後或夜間）或某一狀態下（如勞累後）出現發熱的症狀，中醫稱之為「虛熱」。因為這種熱的產生往往和人體精血的虧耗有關，又會在勞累後加重，所以也稱為「勞熱」。如我們在前面講過的陰虛發熱、氣虛發熱、血虛發熱等就屬於這種虛熱。

在虛熱中有一種非常特殊的類型在中醫上稱為「骨蒸熱」。為什麼叫「骨蒸熱」呢？就是指患者在午後或夜間出現定時發熱，發熱時患者感覺熱是從骨內散發出來的，就好比是在蒸籠中一樣，常伴有五心（手足心和心窩）煩熱。骨蒸熱的成因，絕大多數的中醫書上都認為是「陰虛火旺」所導致，但從骨蒸熱的症狀特徵、有效方劑中的藥物組成以及我自身的臨床實踐來看，我認為把這種骨蒸熱看作是「陰虛」所引起的不是非常正確。

從症狀來看，骨蒸熱常出現在午後和夜間，而人體內的陰氣和陽氣的盛衰是與自然界相一致的。那就是早晨陽氣生發，中午達最旺盛，然後又逐漸衰退，午夜時達到最低點。陰氣則正好相反，中午陽氣最旺盛時陰氣開始生發，午夜時達到最旺盛，然後又逐漸開始衰退。因此，在人體的陰陽盛衰變化中，午後到夜間是人體陰氣從弱到強的時間段，特別是夜間，是人體陰氣相對旺盛的時候，陰虛類的疾病應該在這個時候症狀得到減輕，而不應該是加重。所以從人體的陰陽盛衰規律來看，我們無法對出現在午後及夜間的骨蒸熱作出滿意的解釋。

再者，留心一下歷代流傳下來治療這類骨蒸熱的有效方劑，例如說「清骨散」（銀柴胡、胡黃連、秦艽、鱉甲、地骨皮、青蒿、知母、甘草）、「當歸六黃湯」（當歸、黃耆、生地黃、熟地黃、黃芩、黃連、黃柏）、「秦艽鱉甲散」（秦艽、鱉甲、柴胡、地骨皮、知母、當歸、青蒿、烏梅）等，這些方劑在臨床上治療骨蒸熱很有效，但這些方劑中幾乎沒有補陰藥，即使有也只有象徵性的一、兩味。既然認為是陰虛，為什麼又不用補陰的方法來治療呢？理論和實踐上的矛盾似乎也暗示著認為骨蒸熱是由陰虛引起的這種看法不恰當。

既然如此，對骨蒸熱有沒有一個更好、更合理的解釋呢？我認為有！我們可以從「虛熱」的特殊症狀來進行一些設想。前面講過，人體的元陰和元陽在一天中會隨著自然界的變化而產生有規律的盛衰更替。骨蒸熱出現的時間以午後和夜間為主。從時間段來看，午後和夜間應該是陰氣開始旺盛的時候，所以基本上可以排除「陰虛」的可能性。因為如果是「陰虛」所導致的發熱，那麼應該在人體陰氣最弱的時候症狀最為明顯，而一天之中人體陰氣最弱的時候，當屬午時（也就是上午十一點至下午一點），這顯然和「虛熱」的特點不相符合。既然「陰虛」的假設被推翻了，這個「虛熱」又是由什麼原因引起的呢？從骨蒸熱的發生時間來看，它是隨著陰氣的旺盛而逐漸加重的，而當陽氣旺盛的時候，骨蒸熱又往往表現不明顯。那麼是否有一種致熱物質潛伏在人體的某一個層面，這種致熱物質會隨著陰氣的盛衰而出現週期性的變化，當陰氣衰弱時，這種物質就潛藏在人體內部，當陰氣旺盛時，它就外出而引起發熱。這種致熱物質潛伏在人體哪個層面才能和陰氣發生如此密切的關係呢？陰氣是藏在腎臟，那這種致熱物質是否也藏在腎臟呢？這樣一來，它就能非常方便地和人體陰氣發生聯繫，當陰氣內收時，這種致熱物質也隨著藏入腎臟，當陰氣外出時，它也隨著外出而引起發熱，這樣，關於骨蒸熱的發作時間就非常好理解和解釋了。

再來看看骨蒸熱的第二個特徵。「骨蒸」這種熱象指的是患者自覺有熱從骨內向外透發，就像是蒸籠的熱從最裡面向外面散發一樣。為什麼骨蒸熱會有這種表現？人體的什麼臟器和骨有密切的關係？經過分析，我們發現腎主骨，所以「骨蒸」的出現，只有用致熱物質潛伏在腎臟來解釋才會讓人覺得最合理、最無可辯駁。

現在可以下結論了，骨蒸熱的產生，其本質因素是某種致熱物質潛伏在腎臟。現在擺在我們面前的就只有一個問題了，那就是這個致熱物質到底是什麼？弄清楚了這個問題，我們也就完全揭開了骨蒸熱的奧祕。

首先可以肯定一點，那就是引起「骨蒸熱」的致熱物質並非來自於外感，而是人體臟腑機能失調的產物，有了這個前提，我們便可以從臟腑角度來考慮致熱物質的來源。骨蒸熱既然是虛熱的一種類型，那自然和實熱有著本質的差異，它沒有實熱這樣的臟腑機能亢進症狀，相反會表現出某些機能衰退的症狀，如神疲乏力、肢軟無力、精神不振等，這就說明骨蒸熱的產生還是有一定「虛」的因素在裡面。因此，我們可以認為這種致熱物質是人體某一臟腑功能衰退後形成的。這種致熱物質到底是哪個臟器形成的呢？從骨蒸熱的特徵性症中我們可以發現一些蛛絲馬跡，這就是五心煩熱。人體的兩個手心、兩個腳心，再加上一個心窩，合在一起中醫上稱為「五心」。五心和人體哪個臟器有關？脾主四肢，所以手足心當然是在脾的管轄範圍之內。心窩是人的胸骨劍突下方的部位，這個位置正好是胃的所在地，胃和脾同屬土，又有表裡的聯絡關係，所以還是和脾有關。既然五心歸脾所統轄，那麼五心煩熱的產生自然和脾有密切關係了。我們知道，脾的主要功能是運化，既運化食物，也運化水飲，如果脾的功能衰退，那麼對飲食的運化功能也就會減弱，這時水濕就會在體內過多地積聚起來，積聚時間久了就會產生熱量，這就形成了濕熱。濕熱侵犯到脾所管轄的五心，自然就產生了「五心煩熱」的症狀。

而且脾屬土，腎屬水，土能剋水，脾和腎是一種制約和抑制的關係！既然脾虛而產生了濕熱，而脾與腎又存在著剋制關係，那麼濕熱由此侵犯腎臟，並潛伏在腎臟而形成了一種引起骨蒸熱的致熱物質。經過層層地抽絲剝繭，我們終於找到了骨蒸熱的根源。原來是脾虛形成了濕熱，濕熱通過脾對腎的剋制而潛伏到腎臟，並隨著人體陰氣的盛衰變化而產生週期性的活動，這樣最終造成了骨蒸熱。這讓我想起了當初看李東垣的《脾胃論》[46]時無法理解的兩句話，這是李東垣論述「陰火」時說的，他說：「腎間受脾胃下流之濕氣，閉塞其下，致陰火上衝。」還有一句是「脾胃氣虛，則下流於腎，陰火得以乘其土位」。現在看來，竟然和我們推斷的結果驚人地一致，只是眾多的醫家理解錯了，把「陰火」想當然地認為是「陰虛火旺」，這才形成了現在這種錯以陰虛作為骨蒸熱根源的局面。

弄清楚了骨蒸熱的根源，我們才能更好地理解和使用清虛熱的方劑，如前面提到的清骨散、當歸六黃湯、秦艽鱉甲散等，這些方子中大量使用的苦寒藥物如銀柴胡、胡黃連、黃芩、黃連、黃柏正是用於清除潛伏在腎臟的濕熱，從而去虛熱之源。苦寒藥物往往傷陰，如果真是陰虛，那避之唯恐不及，何況大量使用呢。

46《脾胃論》，為金代李杲（號東垣老人）所撰。李東垣據《內經》「人以水穀為本」的觀點，強調補益脾胃的重要，全書以此為主題，結合內科雜病的辨證論治，加以闡析。

【第二十六章】消法探幽

消法的概念
消食化積法
消瘀化癥法
消痞化滯法

消，就是消除的意思，人體內什麼東西需要通過消法來消除呢？對此，清朝醫家程鐘齡有這麼一段解釋，他說：

消者，去其壅也，臟腑經絡之間，本無此物，而忽有之，必有消散，乃得其平。

這句話的意思是：消法是去除人體內部病理積滯的一種治療方法，當人體臟腑、經絡之間出現了某些病理物質（如痰飲、瘀血、食積、膿瘍等）時，就需要使用「消」的方法來治療，只有去除了臟腑或經絡之間異常積聚的病理物質，臟腑功能才能逐漸恢復正常。消法和汗、吐、下這三種方法一樣，也是一種祛除邪氣（異常積聚的病理物質）的治療手段，但它和汗、吐、下法又有很大的差別。汗、吐、下這三種祛邪手段都是通過「驅逐」的手段將侵入人體的邪氣排出體外，而消法則是通過「消」的手段使邪氣在體內得到「瓦解」，並最終消化於無形，這也就是消法的最終目的。從上面的討論中我們也可以看出，消法在臨床中的應用範圍還是相當廣泛的，只要是氣、血、痰、濕、食等在體內異常壅滯而形成的結塊，都可以使用消法來進行治療。下面就幾種臨床常見的壅滯類型來探討一下消法的使用。

一、消法對食積的治療

前面講吐法和下法時都提到對食積的治療，其中飲食停積在上脘時可以使用吐法來治療，而飲食停積在下脘時可以使用下法來治療。總之一個原則，那就是「因勢利導」，使停積在體內的飲食積滯能通過最便利、最方便的途徑排出體外。但吐、下這些方法都會損傷人體的正氣，所以常常為治療飲食停聚的應急之法，適用於暴飲暴食導致的急性飲食停滯的治療。但如果飲食停積的位置在於人體的中脘，用吐法吐不出，用下法又瀉不出，這個時候該怎麼辦？這就需要採取消導的方式使停聚在中脘部位的飲食得以消除。此外，由於人體自身脾胃功能衰退，不能正常運化飲食而導致的食積，如果使用吐、下等攻逐手段則會加重對脾胃的損傷，這時也需要使用消法進行消導，通過消食導滯的方式消除體內的食積。

飲食積滯在胃脘主要會產生胸脘痞悶、腹脹腹痛、噁心吞酸、惡食納呆、大便中夾雜酸腐物質、大便瀉泄等症狀。這些症狀的產生大多是因為飲食積滯妨礙了胃的通降功能及脾的運化功能。在運用消法來治療這種食積的時候，需要注意以下幾個要點。

第一，飲食積滯的形成，除了飲食不當、暴飲暴食之外，大多數都源於脾胃消化能力衰弱，所以在治療時要適當注意對脾胃功能的調整。例如說中醫上有個方劑叫「枳朮丸」，就是通過補脾助運的白朮和消食導滯的枳實配伍來達到補脾消積、治療食積的目的。

第二，在中藥的消食藥中，不同的藥物對食積的作用也是不同的。例如山楂擅長消肉積或是油脂類的食物積滯；神麴擅長消酒積；麥芽、穀芽則擅長消米、麵類的積滯；萊菔子擅長消麵食；麝香、肉桂擅長消瓜果積等等。我們在治療食積時需要根據積滯的類型選擇針對性強的藥物，這樣才能發揮出最佳的消食效果。

第三，飲食積滯常伴有脾胃功能的失調。胃的功能失調往往表現為不能正常通降導致胃氣鬱滯，甚至胃氣上逆，從而產生胃脘飽脹、噁心嘔逆、噯腐吞酸等症狀。而脾的功能失調又往往表現為不能正常運化，導致水濕內停、痰濁內生，從而產生大便瀉泄、瀉下酸腐等症狀。所以在使用消法治療食積的時候還要照顧到脾胃功能失調後產生的病理變化，在消食藥中適當加入降胃氣、化脾濕的藥物。如中醫上用於治療傷食症的名方「保和丸」，就是在山楂、神麴、萊菔子等消食藥的基礎上使用了陳皮、半夏這兩味藥。其中陳皮理氣和胃，半夏消痰燥濕，兩藥配合可以有效改善人體脾胃功能失調後產生的胃氣不降以及痰濕內生的病理現象。

在保和丸中有一味藥值得我們注意，那就是連翹。連翹在中醫上是一味清熱瀉火的藥物，為什麼在消食的方劑中要使用它呢？這是使用消法治療食積的第四個要點，中醫稱之為「痞堅之處，必有伏陽」。這是什麼意思呢？從字面上進行理解，「痞」有堵塞不通的意思；「堅」，是堅硬牢固的意思；「伏陽」，就是指隱藏、蘊積的熱量。整句話的意思就是：在堆積嚴實又閉塞不通的物體內部往往會有熱量蓄積。冬天裡如果翻動一堆堆得很高的垃圾，我們就會看到蒸騰出來的熱氣。這就是「痞堅之處，必有伏陽」的生動寫照。飲食積滯在胃脘就好比是堆積起來的垃圾，在體內停留時間長了，也勢必會因為食物的腐爛而產生熱量。所以，我們需要使用少量的清熱藥來去除「伏陽」，保和丸的連翹就是起到了這個作用。

二、消法在治療癥瘕上的應用

癥瘕是中醫對人體各種積塊的總稱。我們知道氣和血是人體兩種非常重要的基本物質，在氣的推動作用下，血和氣一起周流全身，為全身各個組織器官提供營養和能量。如果在外界因素的影響下（如寒邪侵襲、跌打損傷、思慮過度等）氣血的運行受到阻礙，那麼氣血就會因為瘀滯而逐漸形成積塊。其中血是一種有形物質，所以血液瘀積而成的積塊往往具有位置固定不移、按之堅硬、推之不動的特點，這種積塊中醫就稱為「癥」。而氣是一種無形的物質，所以氣機停滯而形成的積塊往往具有時聚時散、聚時有形、散時無蹤、按之空虛、位置不定的特點，這種積塊中醫上稱為「瘕」。癥瘕的實質是氣血瘀滯而形成的兩種不同性質的積塊，也就是「血積」和「氣積」。對這兩種積塊的治療，也需要使用消法，但由於癥和瘕形成的病理機制不同，所以在消的時候，也需要有不同的方法。

癥是血液瘀積而形成的一種積塊。瘀積早期往往只是表現為血液流動緩慢、積塊尚未形成或是成而未堅，這個時候我們可以使用活血化瘀的藥物來消。常用的活血化瘀藥有桃仁、紅花、丹參、川芎、乳香、沒藥、穿山甲、當歸等。近代名醫張錫純有個方劑叫「活絡效靈丹」，就是由當歸、丹參、乳香、沒藥各15克構成的，用於治療早期的血液瘀積性疾病，如跌打損傷、心腹疼痛、腿痛臂痛、積塊成而未堅者。瘀積後期，血液凝固、積塊堅硬，這個時候就一定要使用破血消癥的藥物。常用的破血消癥藥有三稜、莪朮、鱉甲、龜板、水蛭、地鱉蟲等。

這裡我特別要指出的是鱉甲、龜板這兩味藥。現在的中藥學都把滋陰潛陽、平肝熄風作為這兩味藥的主要功效，實際上，鱉甲和龜板有一個更為重要的作用，那就是「消癥瘕」。在《神農本草經》上有這樣兩段記載，認為鱉甲能「主心腹癥瘕堅積、寒熱，去痞息肉、陰蝕、痔、惡肉」，而龜板能「主漏下赤白，破癥瘕、痎瘧、五痔、陰蝕」。從這兩段記載中不難看出，鱉甲和龜板所主治的各種疾病，如癥瘕、痔瘡、惡肉等都和血液瘀積有著密切關係。這就是說，龜、鱉都具有消除血液瘀積的作用。中醫認為龜、鱉平時以吃水底瘀泥中的腐爛物質為生，而人體血液的瘀積，也正像是瘀積在河底的腐敗物質，所以龜板和鱉甲能有效地清除它。這種通過藥物的自然特性來認識藥物功效的方法在中醫上是很常見的。例如說穿山甲擅長鑽洞，所以中醫認為它有通經絡的作用；水蛭能吸人血，所以中醫認為它有破血積的作用；雞的胃能消化砂石，所以中醫認為雞內金能健脾胃、化瘀滯等等。這些都是中醫從自然現象中認識到的藥物功效，而且禁得起臨床和時間的檢驗。

每種生物要在自然界中繁衍生息，勢必要不斷地和自然界相適應、相對抗，在這個過程中，生物體內就會產生某些特殊物質，這些物質就決定了生物的自然特性。利用生物的自然特性實際上就是利用生物體內的這些特殊物質。疾病正是人體在適應自然、對抗自然的過程中出現的各種障礙，所以這些特性物質就成為治療疾病的最佳藥物。

現代醫學其實也有這樣的方法。例如說現在對愛滋病的研究，國外有專家認為黑猩猩雖然攜帶愛滋病毒，但往往並不發病，所以希望通過對黑猩猩進行研究來發現和找到對付愛滋病病毒的抗體，這種思路與方法和中醫在幾千年前認識與發現藥物的方法是何等的相似。「自然之理即人身之理」，用它來看我們的身體、疾病，就會對生命和疾病產生一種全新的認識，而這正是中醫所要告訴我們的。

上面講到，活血化瘀和破血消癥是治療血積的兩種常用方法，除此之外，對血積的治療還需要重視對氣的調理。道理很簡單，氣是血的動力所在，如果氣不足或是氣不暢，都會導致血運行的動力下降，那就容易瘀滯而形成血積（癥）。

我曾治療過一例患者。患者因為胃脘和兩側脅肋脹痛而到醫院檢查，結果胃鏡下發現胃底部有息肉樣隆起，病理檢查顯示胃（底、賁門下）深層纖維平滑肌樣組織局限性增生，西醫診斷為胃平滑肌瘤，並建議手術治療。患者由於對手術存在懼怕心理，通過我一位朋友的介紹到我這裡來診治。患者的主要症狀就是胃脘和兩脅脹痛、口苦明顯，自己感覺吃東西不容易消化，容易疲乏，大小便尚正常，胃口也比較好，舌苔無明顯異常，脈象左手沉弦而數，右手沉數。兩脅脹痛、口苦、脈弦是典型的肝氣鬱結症狀。我們前面多次提到，肝氣一旦鬱結，最容易影響的就是脾胃，而氣又是血液運行的動力所在，當肝氣鬱結不通的時候，胃部的血行也會發生瘀滯，時間長了，就形成了胃部的積塊（平滑肌瘤）。對這個疾病來說，最後的結果屬於血積（癥），但成因又是氣鬱，所以治療時不但要消癥塊，還需要疏肝氣。

根據以上考慮，我給患者開了這麼一張方子：柴胡10克，炒白芍12克，川楝子10克，八月札10克，茯苓12克，三稜10克，莪朮10克，薑半夏10克，生山楂10克，炙雞金10克，當歸10克，陳皮10克，蒲公英15克，潞黨參30克。其中柴胡、白芍、川楝子、八月札疏肝解鬱，通暢氣機，氣通則血方能行；三稜、莪朮、炙雞金破血消癥、除瘀磨積，使胃部積塊得以消除；當歸活血，陳皮理氣，使氣運血行，預防再次瘀積成塊；半夏祛痰、山楂消食。這兩味藥的使用主要考慮胃部有積塊勢必會影響脾胃對飲食的運化作用，從而引起痰飲、食物殘渣在體內過多積聚，通過半夏和山楂的化痰消食作用可以進一步去除胃部積滯，有利於胃部氣血的暢通。黨參補氣健脾，氣足則推動血液運行的力量就大，有利於活血、行氣、消癥藥物的作用發揮；蒲公英清熱解毒、消癰散結。前面提到「痞堅之處，必有伏陽」，所以我在方中使用蒲公英來清除積塊中的鬱熱，而且蒲公英能入胃經，兼有散結的功效，可以引藥直達病所，輔助其他藥物對積塊的消除。我希望通過這樣一個綜合的「整治」，從而達到使患者胃部氣血通暢、積塊消除的目的。這個方劑患者堅持服用了兩個月左右，治療過程中，患者自覺胃脘及兩脅的脹痛不斷減輕並最終消失，消化功能也逐漸好轉。最後患者欣喜地打電話來告訴我，在當地複查胃鏡顯示，胃部平滑肌瘤竟然完全消失了。

氣積和血積不同，血是一種有形物質，而氣是一種無形的物質，所以氣積形成的積塊的特點就是時而聚集成形、時而散無形跡，攻竄作痛，發無定處，觀之有形但按之無物。對氣積的治療相對來說比血積要容易一些，主要就是通過疏通氣機的手段來解除氣機的鬱滯。氣機鬱滯的形成往往有兩個原因，一是氣虛動力不足，二是氣流阻塞。我們在治療氣積時需要分清虛、實而分別給予不同的治療。

氣虛所導致的鬱滯往往表現為脘腹脹悶，痛時喜按喜揉，脅腹有時會出現痞塊，位置不定，按之空虛，飲食減退，神疲乏力，語聲低微，大便不實，脈象細弱等等。對這類虛證氣積的治療，應該以補氣健脾為主，人體元氣旺盛，自然能暢通無阻。「枳實消痞丸」就是治療這種氣積的方劑。本方由人參、白朮、乾薑、茯苓、炙甘草、半夏麴、麥芽麴、枳實、厚朴、黃連組成。其中人參、白朮、乾薑、茯苓、炙甘草健脾補氣，增強氣的動力；半夏麴、麥芽麴、枳實、厚朴消食行氣化積，去除氣的積滯；黃連清鬱熱，解除積塊中的蘊熱。諸藥相合，能起到補氣消痞的效果。

實證氣積則往往由氣鬱不舒造成，常表現為胸脅脘腹攻竄作痛、疼痛拒按、心下痞硬、脈象弦而有力等。對待這種氣積就需要使用疏通氣機的藥物來進行治療。在中醫上根據藥物疏理氣機的作用強弱而把此類藥物分為兩大類，其中作用較弱的稱「行氣藥」。「行」就是通行的意思，而「行氣」則是「使氣機通暢」的意思。這類藥適用於氣機鬱滯較輕的患者，常用的行氣藥有陳皮、木香、香附、檀香、佛手、厚朴等。另外一類疏理氣機作用較強的稱「破氣藥」，「破氣」指的就是破除氣積。這類藥適用於氣機鬱滯較重的患者，常和行氣藥一起使用，以增強藥物的破積作用。常用的破氣藥有青皮、枳實、川楝子、延胡索、荔枝核等。在臨床上我們要根據患者氣積的輕重程度來選擇相應的藥物進行治療。

綜上所述，我們可以看出，消法的最終目的就是消除人體異常積聚的病理物質，恢復人體正常的臟腑功能和內在平衡。所以古人總結消法的作用是「去其所本無，還其所固有」，掌握了這個原則，我們也就掌握了消法。

【第二十七章】補法概要

補法的概念
虛則補其母
培土生金法
金水相生法
滋水涵木法

補法是用於治療人體氣、血、陰、陽等基本物質虧損或是臟腑功能衰退的一種方法。其中氣、血、陰、陽等基本物質虧損所表現出來的臨床特徵和對應的滋補方法，我們在第十七章中已經作了詳細的探討，這裡就不再重複了，本章主要探討中醫上幾種特殊的補法。

我們在前面已經提到，人體臟腑功能的強弱主要由氣、血、陰、陽等基本物質的充足與否來決定。打個比方來說，臟腑就像是一輛汽車的發動機，而氣、血、陰、陽等基本物質就好比是油箱中的汽油，只有汽油充足，發動機才能發揮作用。由於不同的物質分別儲藏在不同的臟腑之中，所以不同的物質虧損也相應地會造成不同臟器的功能衰退。如氣主要儲藏在脾，如果氣虧損就會導致脾的功能低下，出現飲食不化、食少納呆、大便稀溏等症狀；元陰和元陽主要儲藏在腎，如果元陰、元陽虧損就會導致腎的功能低下，出現腰膝痠軟、陽痿早泄、不孕不育、生長遲緩、發育不良等症狀；血主要儲藏在肝，如果血虧損就會導致肝的功能低下，出現眼睛乾澀、視物不清、情志抑鬱、頭暈目眩等症狀。對待這些由於人體物質虧損而導致的臟腑功能衰退，需要根據患者表現出來的症狀特徵來判斷是哪一類物質的虧損，並給予相應的治療。

此外，五臟各自有自己的五行屬性，其中肝屬木，心屬火，脾屬土，肺屬金，腎屬水。根據五行的相生規律，臟腑之間也就建立了肝生心（木生火）、心生脾（火生土）、脾生肺（土生金）、肺生腎（金生水）、腎生肝（水生木）這樣的相互關係，中醫上又把這種相生關係稱為「母子」關係。例如說肝生心，其中肝就是「母」，而心則是「子」。五臟之間的這種「母子」相生的關係，決定了「母臟」對「子臟」具有重要的促進作用，當「母臟」功能不足或低下時，勢必也會影響到「子臟」，從而導致「子臟」功能的衰退。這個時候，我們就需要通過補益「母臟」的方法來使「子臟」功能得到恢復，這也成為中醫補法上的一個重要原則，即「虛則補其母」。通過這種思路，中醫創造了培土生金、金水相生、滋水涵木等特殊的補法，下面就重點來討論這三種「補母生子」的特殊補法。

一、培土生金法

土指的是脾，而金指的是肺，所以培土生金的實際含義就是指通過補益脾土的方法來改善肺的功能，適用於脾虛而導致肺臟功能低下的一類疾病。在臨床上常可以見到這樣的情況，在久病或重病之後，人體一方面會出現精神萎軟、飲食減退、食少納呆等脾的運化功能不足的表現，另一方面會出現語音低微甚至瘖啞失音、呼吸無力、咳嗽咯痰等肺部功能低下的表現，這就是母（脾）虛不能生子（肺）的結果。這種脾虛而導致肺臟功能不足的病症，在中醫上也被稱為「土不生金」。

我曾治療過一例這樣的患者。患者感冒以後咳嗽一直不癒，已經有一個月左右了，之前的治療效果不明顯。該患者體質較差，容易感冒，平素自覺乏力感明顯，胃口偏差，大便經常不成形，有時還會夾雜有不消化的菜葉，這次感冒後更是食欲不振，整日感覺人昏沉沉的，咳嗽聲音沉悶，吐痰無力，語音低微，舌苔淡白，脈象細弱。根據這些症狀，我認為是脾土虛弱不能正常生養肺金，從而導致肺的宣發肅降功能失常。而前面治療都是側重於抗菌消炎、清熱化痰，這些方法無疑都沒有抓住疾病的關鍵。就本病來說，疾病的根源在於脾土的虛弱，正是由於脾土功能的低下，這才造成了咳嗽長期不癒的病症，所以在治療時需要以脾虛為重點，通過增強脾土的功能才能最終實現改善肺部功能的目的。於是我給患者開了一張補脾的方子：黨參30克，炒白朮12克，茯苓10克，甘草6克，陳皮10克，半夏10克，乾薑10克，砂仁6克，廣木香6克，桔梗6克。服用了五帖後，患者就感覺咳嗽明顯減少，人也感覺比以前有精神了。原方又服用了五帖後，咳嗽就完全好了。這就是補土生金法的具體運用。

二、金水相生法

金指的是肺，水指的是腎，金水相生，就是指通過補益肺臟的方法來治療腎中精氣虧損的疾病。我們知道，腎中所儲藏的精氣主要是元陰和元陽，而元陰和元陽又是生命的原物質，它們之間相互作用而產生的效能是人體生長、發育的原動力所在。隨著年齡的增長，元陰和元陽會在生命活動過程中逐漸消耗，從而導致人體逐漸走向衰老和死亡。因此，在中醫上常常通過補腎的方法來治療各種生長發育遲緩的疾病（如小兒囟門不合、佝僂病、鬚髮早白、骨折後骨不連等）、性功能障礙性疾病（如陽痿、早泄、性冷感等）以及衰老性疾病（退化性骨關節炎、腰腿痛等）。所謂的「補腎」，實際上就是補腎中的精氣（也就是元陰和元陽），那如何來補腎呢？除了前面介紹的補陰和補陽的方法之外，我們還可以通過金水相生的方法來達到補腎的目的。

我們很熟悉的一個保健品「青春寶」就是運用金水相生的思路而制定出來的一個有效方劑，通過金水相生這種方法，使腎中的精氣得到補益，從而達到「抗衰老」的目的。青春寶的配方來自於中醫的古方「三才湯」，藥物組成為天冬、人參、熟地，由於三味藥物分別含有天、地、人這三才，所以稱「三才湯」。其中熟地的主要功效是滋補腎精，天冬的主要功效是補養肺津，這兩味藥的配合正是取「金水相生」之意。最後還有一味人參，主要功效是補氣健脾。上面我們講過，土能生金，所以補脾就能起到益肺的作用，而肺臟越旺，自然對腎的相生作用也就越強，這樣腎中的精氣也就越充足。此外，人參性能溫熱，天冬和熟地性能寒涼，三藥相配又有陰陽共濟、陰陽雙補之妙，在這三味藥物的配合運用下，腎中的精氣能得到源源不斷的補充，自然就能逐漸充足，從而益壽延年了。

三、滋水涵木法

「滋水」就是補益腎水的意思，「涵木」就是滋養肝木的意思，「滋水涵木」就是指通過補益腎水的方法來使肝木得到滋養。為什麼對肝木的滋養作用要稱為「涵」呢？「涵」有兩個含義，其中滋養的意思很好理解，此外還有包容、忍讓的意思。我們常說一個人「有涵養」，這個「涵」就是具有包容、收斂的含義。肝的本性剛暴而強悍，只有在血的滋養下才能維持平和、舒暢的生理功能。如果其中所藏的血發生虧損，肝臟得不到充分的滋養，那麼肝的剛暴和強悍的本性就會顯露出來，這時人體就會出現急躁易怒、頭暈頭痛、四肢震顫、耳鳴耳聾，甚至昏仆倒地、四肢癱瘓、口角歪斜等症狀（這就是我們前面提到的「肝風內動」）。而通過滋補腎水的方法使肝臟得到充分的補養後，肝臟剛暴、強悍的本性也會收斂，就好像一個脾氣暴躁的人在得到物質上的好處後，就會收斂起原來的本性而顯得有「涵養」起來。

正因為腎對肝的滋養作用可以使肝剛暴、強悍的本性得以收斂，所以滋水涵木的方法常被用於治療肝陽上亢或是肝風內動的疾病，如前面提到過的張錫純的「鎮肝熄風湯」就是在這種思路下制定出來的有效方劑。鎮肝熄風湯由白芍、天冬、玄參、龜板、代赭石、茵陳、龍骨、牡蠣、麥芽、淮牛膝、甘草、川楝子等藥物組成。其中玄參、龜板、天冬補益腎水，腎水充足自然能涵養肝木；白芍、茵陳、麥

結語

有關治病八法的內容我們基本上講完了。汗、吐、下、和、溫、清、消、補這八種治法雖然是分別介紹的，但由於人體的疾病是千變萬化、錯綜複雜的，所以在使用這些治法時，往往並不是單一地使用某法，而是根據疾病的需要，在一個方子中綜合多種治法。例如體虛外感時就需要將補法和汗法綜合在一起使用；體虛便祕時需要將補法和下法一起使用；治療既有外感表證又有燥屎內結的裡證又需要將汗法和下法結合在一起使用；治療上熱下寒又需要將清法和溫法結合在一起使用；如此等等，不一而足。但不管疾病如何變化，始終逃不出兩類，一是邪氣盛，二是正氣虛，所以治療方法雖多，實際上也逃不出兩法，一是扶正，二是祛邪。

再進一步看，正虛和邪盛之所以會導致疾病，其最終的原因就是人體內在的動態平衡被破壞，而治療所採取的扶正和祛邪的方法，其最終的目的也就是為了恢復人體原有的動態平衡！回過頭看看本書前面所談到的所有內容，實際上都是圍繞著「動態平衡」來展開的，理解了「動態平衡」，你就真正理解了中醫，理解了「動態平衡」，你就發現了一條探索生命和疾病的全新之路。

例如說一個地方洪澇災害頻發，我們想要改變這種狀況該怎麼做？通過一些局部的調查，往往會發現存在著河道淤塞、堤岸不牢等現象，於是我們就對河道進行疏通，對堤岸進行加固，通過這些治理，河道抗洪水的能力增強了，甚至我們可以對外宣稱，目前河道、堤岸已經具有抵禦五十年甚至百年一遇的洪災的能力了。問題從表面上看似乎被解決了，但實際的效果如何呢？這樣做是可以抵禦百年一遇的洪災，可是如果遇到兩百年一遇甚至更大的洪災呢？這也提醒我們，對河道局部的整治只能起到一個被芽、川楝子養血柔肝，並疏理肝氣，使肝的本性得到緩和；代赭石、龍骨、牡蠣質地重墜，因此能壓制上亢的肝陽、平息動搖的肝風，使氣血不再上湧於腦部；甘草調和諸藥。這樣通過既滋養又壓制的方法，使肝的暴躁本性充分的緩和，那麼各種「肝風內動」的症狀自然也就隨之消散了。

我們講中醫在疾病的認識上具有高度的科學性，就因為中醫對疾病的認識是建立在「整體」上的。那就是把人體各個臟腑看成是一個互相聯繫、互相制約的整體，把單一的臟腑功能放到人體的動態平衡的整體中，把單個的人體放到廣袤的宇宙和自然中去探討、去研究，這就是中醫的整體觀！也只有這樣，我們才能真正正確、全面地認識疾病，才能真正從本質和根源上把握疾病，才能真正迅速、有效地治療疾病。如果拋棄了這種整體觀，那我們就拋棄了中醫的精髓，也就無法獲得好的療效。

雜有不消化的菜葉，這次感冒後更是食欲不振，整日感覺人昏沉沉的，咳嗽聲音沉悶，吐痰無力，語音低微，舌苔淡白，脈象細弱。根據這些症狀，我認為是脾土虛弱不能正常生養肺金，從而導致肺的宣發肅降功能失常。而前面治療都是側重於抗菌消炎、清熱化痰，這些方法無疑都沒有抓住疾病的關鍵。就本病來說，疾病的根源在於脾土的虛弱，正是由於脾土功能的低下，這才造成了咳嗽長期不癒的病症，所以在治療時需要以脾虛為重點，通過增強脾土的功能才能最終實現改善肺部功能的目的。於是我給患者開了一張補脾的方子：黨參30克，炒白朮12克，茯苓10克，甘草6克，陳皮10克，半夏10克，乾薑10克，砂仁6克，廣木香6克，桔梗6克。服用了五帖後，患者就感覺咳嗽明顯減少，人也感覺比以前有精神了。原方又服用了五帖後，咳嗽就完全好了。這就是補土生金法的具體運用。

二、金水相生法

金指的是肺，水指的是腎，金水相生，就是指通過補益肺臟的方法來治療腎中精氣虧損的疾病。我們知道，腎中所儲藏的精氣主要是元陰和元陽，而元陰和元陽又是生命的原物質，它們之間相互作用而產生的效能是人體生長、發育的原動力所在。隨著年齡的增長，元陰和元陽會在生命活動過程中逐漸消耗，從而導致人體逐漸走向衰老和死亡。因此，在中醫上常常通過補腎的方法來治療各種生長發育遲緩的疾病（如小兒囟門不合、佝僂病、鬚髮早白、骨折後骨不連等）、性功能障礙性疾病（如陽痿、早泄、性冷感等）以及衰老性疾病（退化性骨關節炎、腰腿痛等）。所謂的「補腎」，實際上就是補腎中的精氣（也就是元陰和元陽），那如何來補腎呢？除了前面介紹的補陰和補陽的方法之外，我們還可以通過金水相生的方法來達到補腎的目的。

我們很熟悉的一個保健品「青春寶」就是運用金水相生的思路而制定出來的一個有效方劑，通過金水相生這種方法，使腎中的精氣得到補益，從而達到「抗衰老」的目的。青春寶的配方來自於中醫的古方「三才湯」，藥物組成為天冬、人參、熟地，由於三味藥物分別含有天、地、人這三才，所以稱「三才湯」。其中熟地的主要功效是滋補腎精，天冬的主要功效是補養肺津，這兩味藥的配合正是取「金水相生」之意。最後還有一味人參，主要功效是補氣健脾。上面我們講過，土能生金，所以補脾就能起到益肺的作用，而肺臟越旺，自然對腎的相生作用也就越強，這樣腎中的精氣也就越充足。此外，人參性能溫熱，天冬和熟地性能寒涼，三藥相配又有陰陽共濟、陰陽雙補之妙，在這三味藥物的配合運用下，腎中的精氣能得到源源不斷的補充，自然就能逐漸充足，從而益壽延年了。

三、滋水涵木法

「滋水」就是補益腎水的意思，「涵木」就是滋養肝木的意思，「滋水涵木」就是指通過補益腎水的方法來使肝木得到滋養。為什麼對肝木的滋養作用要稱為「涵」呢？「涵」有兩個含義，其中滋養的意思很好理解，此外還有包容、忍讓的意思。我們常說一個人「有涵養」，這個「涵」就是具有包容、收斂的含義。肝的本性剛暴而強悍，只有在血的滋養下才能維持平和、舒暢的生理功能。如果其中所藏的血發生虧損，肝臟得不到充分的滋養，那麼肝的剛暴和強悍的本性就會顯露出來，這時人體就會出現急躁易怒、頭暈頭痛、四肢震顫、耳鳴耳聾，甚至昏仆倒地、四肢癱瘓、口角歪斜等症狀（這就是我們前面提到的「肝風內動」）。而通過滋補腎水的方法使肝臟得到充分的補養後，肝臟剛暴、強悍的本性也會收斂，就好像一個脾氣暴躁的人在得到物質上的好處後，就會收斂起原來的本性而顯得有「涵養」起來。

正因為腎對肝的滋養作用可以使肝剛暴、強悍的本性得以收斂，所以滋水涵木的方法常被用於治療肝陽上亢或是肝風內動的疾病，如前面提到過的張錫純的「鎮肝熄風湯」就是在這種思路下制定出來的有效方劑。鎮肝熄風湯由白芍、天冬、玄參、龜板、代赭石、茵陳、龍骨、牡蠣、麥芽、淮牛膝、甘草、川楝子等藥物組成。其中玄參、龜板、天冬補益腎水，腎水充足自然能涵養肝木；白芍、茵陳、麥動防禦的效果，至於洪水的大小、頻率，那只有聽天由命了，如果上天不保佑，來一個特大洪災，那就不是我們力所能及的了。這就是河道局部治理的局限性。由於它對洪災的認識只是局限在眼前的河道上，沒有從洪災形成的根源上去研究和探索，所以只能通過被動的方式去抵禦洪災而無法主動地去改變洪災，只能視洪災為猛獸，不能化洪災於無形。

如果把目光放得更遠，把洪災放到自然法則、宇宙法則中去探討，我們會發現，洪災的產生，其根源在於地面水量調節能力的下降。地面通過什麼來調節水量？是湖泊和河道，這些湖泊就像是天然的蓄水池，河道就是天然的輸水管。下雨了，地面的水量增加了，水就通過河道運輸到湖泊中儲存起來；乾旱時湖泊中又會向四周的河道供水，從而緩解旱情。從這個過程我們不難看出，湖泊就是一個天然的水量調節器，如果把這些湖泊給填了，把河道給占了，那一下雨，水沒有地方可去了，這不就成了洪水了？站在自然的高度，我們很清楚地看到了洪水產生的根源，也容易找到治理的辦法，那就是擴大現有的湖泊面積、增加現有的河流數量。這樣一來，水有了排泄和儲存的地方，洪水自然就不會氾濫成災，我們再也無須對洪水嚴防死守，我們完全可以坦然面對洪水，從而真正制伏洪水。

我們再來看對疾病的治療。例如胃痛，在胃鏡下發現有炎症，有潰瘍、幽門螺旋桿菌，如果把胃放到人體這個大環境中去探討，把人體的疾病放到自然法則中去探討，從整體的高度再來看胃痛，我們就會清楚地發現，原來胃部的這些炎症、細菌、潰瘍都源於胃部動態環境的破壞。這和死水會變黑發臭不就是同一個道理嗎？胃部動態環境的破壞有哪些類型？不外乎飲食的積滯、氣血的瘀滯、胃蠕動能力的衰退、胃部受到的滋養不足等，這才是治理的關鍵所在！恢復了胃部的動態環境，細菌也就失去了生存的條件和環境，我們不需要去殺細菌，細菌也自然會死亡，我們不需要去抑制胃酸，胃潰瘍也會自動修復，這就是站在整體的高度認識和治療疾病的效果。

古人說：「不識廬山真面目，只緣身在此山中。」這就告訴我們，要認識疾病的全貌，要認識疾病的真相，應該採用整體、宏觀的探索思路，只有這樣才能正確地認識和治療疾病。

我們可以再來看一個例子。例如對於各種微生物感染人體造成疾病，目前西醫的治療往往是先來化驗一下，看看是什麼微生物造成的感染，然後再做個培養，用各種抗生素去試驗出一種比較敏感的，最後就是使用這個抗生素進行殺菌治療。用這種方法來治療感染性疾病，就像修築堤岸來預防洪水一樣，我們永遠是跟在疾病後面跑。不要說遇到不認識的微生物時，我們就會束手無策，就是遇到認識的微生物，如果這種微生物對現有的抗生素不敏感的話，我們也還是一籌莫展。因為這種思路方法決定了治療永遠是一種被動的防禦，所以永遠無法真正找到對付微生物的良方。如果換個角度，站在整體這個高度來看這一類的疾病，我們就會發現，雖然微生物層出不窮、變化莫測，但是它們所引起的疾病的本質都是對人體動態平衡被破壞的結果，而人體平衡是有證可辨、有據可查的，所以只要根據疾病表現出來的症狀特徵，我們就可以判斷人體平衡被破壞的環節和程度，從而找到治療的方法。所以中醫無須研究微生物的種類，只要去恢復被破壞的人體平衡，就能迅速地治癒疾病。

你說中醫科不科學？我們講臟腑、講生理、講病理、講診斷、講用藥、講治法，最終講了些什麼？就是人體的動態平衡！疾病雖多，根源無非是一個，那就是人體動態平衡被破壞；治法雖繁，目的也只有一個，那就是恢復人體被破壞的動態平衡。所以清朝名醫程鐘齡說：「病變雖多，而法歸於一。」這個法就是人體的動態平衡，就是生命之法，也是自然宇宙之法！理解了這個「法」，你就真正走進了中醫，理解了這個「法」，你就觸摸到了生命的奧祕，這就是我們從中醫中得到的收穫！

後記

中醫，對於我們大多數人來說是一個既熟悉又陌生的名詞。說它熟悉，是因為我們在治病求醫的過程中常會接觸到它，很多人都看過中醫，服用過中藥；說它陌生，是因為我們大多數人對中醫的認識僅僅是停留在陰陽五行等概念上，不知道中醫治病的真正道理，也不知道中醫用藥的依據。那麼到底什麼是中醫？中醫看病治病的依據何在？中醫理論的科學性何在？只有真正弄清楚了這些問題，我們才能辨別中醫的真偽，才能理直氣壯地說中醫是科學的，才有理由把自己的生命和健康交付到中醫的手中，而只有這樣中醫才能真正得到發展和進步。

在學習和實踐中醫的十多年時間中，我始終在思考一個問題，那就是中醫的實質到底是什麼？西醫有解剖、有生理、有病理、有藥理、有實驗、有儀器，中醫有什麼？雖然沒有先進的醫療設備，但古人研究出的中醫學在今天仍能發揮出顯著的療效。是憑著古人的「意會」？顯然不是。在中醫中一定蘊涵著某種深刻的道理，這個道理將是我們理解中醫的關鍵，也是中醫真正的實質所在。我不敢說我已經發現了這個奧祕，但我願意將我的所思所想明明白白地記錄下來，讓更多的人來認識中醫、了解中醫，從而判斷中醫的科學性，這就是我寫這本書的原因之一。

去年上半年，在網路上認識了很多有志於中醫的同道，在他們的鼓勵下，我開始嘗試將自己對中醫的認識和體會寫成文字，並在《中醫論壇》上連載發表。也許是機緣，這些文字最終成了我與出版社合作的一個橋梁，這也使得我第一次真正靜下心來整理自己的思路和想法。我也希望作這樣一個嘗試，那就是通過我的文字實現對中醫通俗、客觀、生動而又不失深度的闡述，既能讓不懂中醫的人了解、認識和信任中醫，又能讓中醫工作者、中醫愛好者從中獲得啟發，我更希望我的文字能讓更多的人在關愛健康和治療疾病的同時，關注中醫這種更符合生命科學的方法。古人說「胸中有萬卷書，筆底無半點塵」才可以著書，我不敢說自己做到了這一點，但我也相信，我所寫的文字能帶給大家一種對生命與疾病的思索，帶給大家一種對中醫的真實認識，而這也正是我所想要的。

「藐焉俯仰地天中，遭際嶙峋百慮空，獨有拳拳消未盡，同胞痌瘝繫私衷。慘淡經營幾度年，此生非不愛逃禪，為求後世堪持贈，長作千秋未了緣。」書是寫完了，但中醫要走的路還很長，我不奢望我的書能徹底改變目前中醫的狀況，但我會把中醫作為畢生的事業，也會把中醫理論作為畢生的堅持。

感謝所有關心我這本書的朋友、同事和家人，也感謝出版社給我這個機會，能使我這些對中醫的想法和認識能最終出版，故以此為記。

唐　雲
二〇〇四年三月一日於杭州

國家圖書館出版品預行編目（CIP）資料

走近中醫 / 唐雲著. -- 四版. -- 臺北市 : 積木文化, 城邦文化事業股份有限公司出版 : 英屬蓋曼群島商家庭傳媒股份有限公司城邦分公司發行, 2025.02
面； 公分
ISBN 978-986-459-645-4(平裝)

1.CST: 中醫

413.1　　113019456

VW0002X

走近中醫（探索健康20週年暢銷紀念版）

本書改版自《走近中醫（健康升級版）》

作　　者／唐雲
出　　版／積木文化
總 編 輯／江家華
責任編輯／關天林
版權行政／沈家心
行銷業務／陳紫晴、羅伃伶
發 行 人／何飛鵬
事業群總經理／謝至平
城邦文化出版事業股份有限公司
台北市南港區昆陽街 16 號 4 樓
電話：886-2-2500-0888 傳真：886-2-2500-1951
發　　行／英屬蓋曼群島商家庭傳媒股份有限公司城邦分公司
台北市南港區昆陽街 16 號 8 樓
客服專線：02-25007718；02-25007719
24 小時傳真專線：02-25001990；02-25001991
服務時間：週一至週五上午 09:30-12:00；下午 13:30-17:00
劃撥帳號：19863813 戶名：書虫股份有限公司
讀者服務信箱：service@readingclub.com.tw
城邦網址：http://www.cite.com.tw
香港發行所／城邦（香港）出版集團有限公司
香港九龍土瓜灣土瓜灣道 86 號順聯工業大廈 6 樓 A 室
電話：852-25086231 傳真：852-25789337
電子信箱：hkcite@biznetvigator.com
馬新發行所／城邦（馬新）出版集團 Cite (M) Sdn Bhd
41, Jalan Radin Anum, Bandar Baru Sri Petaling, 57000 Kuala Lumpur, Malaysia.
電話：603-90563833 傳真：603-90576622
電子信箱：services@cite.my

封面設計／黃祺芸
內頁編排／劉靜薏
製版印刷／上晴彩色印刷製版有限公司

【印刷版】
2004 年 12 月 10 日 初版
2025 年 2 月 4 日 四版一刷
售價／420 元
ISBN 978-986-459-645-4
Printed in Taiwan.

【電子版】
2025 年 2 月
ISBN 978-986-459-648-5 (EPUB)

走近中醫

走近中醫